U0216951

塑身与塑心

近代中国都市女性
乳房观念的变迁

Body and Mind Shaping:
Urban Women's Vicissitudes of
Breast Cognition in Modern China

王凤先———

著

厦门大学出版社
国家一级出版社
XIAMEN UNIVERSITY PRESS 全国百佳图书出版单位

图书在版编目（CIP）数据

塑身与塑心：近代中国都市女性乳房观念的变迁 /
王风先著. -- 厦门：厦门大学出版社，2022.12
　ISBN 978-7-5615-8485-9

Ⅰ. ①塑… Ⅱ. ①王… Ⅲ. ①乳房－文化社会学－文
化史－研究－中国－近代 Ⅳ. ①R323.2②K250.3

中国版本图书馆CIP数据核字(2021)第275784号

出 版 人	郑文礼
责任编辑	韩轲轲
封面设计	李夏凌
技术编辑	朱 楷

出版发行　厦门大学出版社

社　　址	厦门市软件园二期望海路 39 号
邮政编码	361008
总　　机	0592-2181111　0592-2181406(传真)
营销中心	0592-2184458　0592-2181365
网　　址	http://www.xmupress.com
邮　　箱	xmup@xmupress.com
印　　刷	厦门市竞成印刷有限公司

开本	889 mm×1 194 mm　1/32
印张	12.5
字数	302 千字
版次	2022 年 12 月第 1 版
印次	2022 年 12 月第 1 次印刷
定价	88.00 元

本书如有印装质量问题请直接寄承印厂调换

厦门大学出版社
微信二维码

厦门大学出版社
微博二维码

序

  自 20 世纪七八十年代开始,身体研究逐渐成为西方哲学社会科学领域的一个学术热点。而此前西方学界对"身体"的关注,已经历了从笛卡儿强调人具有"身"与"心"的二元性,到福柯将身体与权力进行关联考察,再到社会学家布尔迪厄、特纳等反思身体与社会、文化之间的复杂互动过程。众多哲人的深刻思考和理论探讨使得人的"身体"不再是过往单纯医学层面的自然存在,而是成为承载社会、文化、经济与政治的客体,①从而拓宽且加深了哲学社会科学研究的广度和深度。其中,法国历史哲学家米歇尔·福柯的研究不仅推动了西方史学研究的变革,也成为当今身体史研究的起点。② 1999 年,英国历史学家彼得·伯克来华讲学时更将身体史与物质文化史、语言社会史等归结

① [英]布莱恩·特纳著,马新良、赵国新译《身体与社会》,沈阳:春风文艺出版社,2000 年;杜丽红《西方身体史研究述评》,《史学理论研究》,2009 年第 3 期,第 123~133 页。

② [法]米歇尔·福柯著,刘北成、杨远婴译《规训与惩罚》,北京:生活·读书·新知三联书店,2012 年,第 241~242 页;此外,还有[法]米歇尔·福柯著,刘北成、杨远婴译《疯癫与文明》,北京:生活·读书·新知三联书店,2012 年;[法]米歇尔·福柯著,刘北成译《临床医学的诞生》,南京:译林出版社,2001 年;[法]米歇尔·福柯著,佘碧平译《性经验史》,上海:上海人民出版社,2005 年。

为新社会文化史七类研究范畴之一①,进一步确定了其作为一门新兴学科的地位。

受此影响,西方一些热心于中国问题的学者也开始关注中国身体史的研究,并率先以性别研究的引入为主导,例如美国学者费侠莉的《繁盛之阴:中国医学史中的性(960—1655)》②、高彦颐的《缠足:"金莲崇拜"盛极而衰的演变》③、白馥兰的《技术与性别:晚期帝制中国的权力经纬》④等,基本上都是以女性身体研究为主的学术论著。

与西方学界"身体史"研究的兴起相呼应,中国港台地区的学者也在此研究领域中,将"身体"与性别、历史、社会、文化等结合起来考察,取得了一系列研究成果,例如台湾地区学者黄金麟的《历史、身体、国家——近代中国的身体形成(1895—1937)》⑤、香港学者梁其姿的《麻风:一种疾病的医疗社会史》⑥、台湾地区学者游鉴明的《超越性别身体:近代华东地区的女子体

---

① [英]彼得·伯克著,刘华译,李宏图校:《西方新社会文化史》,《历史教学问题》,2000年第4期,第25~29页。

② [美]费侠莉著,甄橙译:《繁盛之阴:中国医学史中的性(960—1655)》,南京:江苏人民出版社,2006年。

③ 高彦颐著,苗延威译:《缠足:"金莲崇拜"盛极而衰的演变》,南京:江苏人民出版社,2009年。

④ [美]白馥兰著,江湄、邓京力译:《技术与性别:晚期帝制中国的权力经纬》,南京:江苏人民出版社,2010年。

⑤ 黄金麟:《历史、身体、国家:近代中国的身体形成(1895—1937)》,上海:新星出版社,2006年。黄金麟另有著作《政体与身体:苏维埃的革命与身体,1928—1937》(台北:联经出版事业股份有限公司,2005年),集中探讨苏维埃革命与身体发展的关系问题,分析革命如何和为何因为身体的存在和抗拒,而产生策略性的动员和计算。

⑥ 梁其姿著,朱慧颖译:《麻风:一种疾病的医疗社会史》,北京:商务印书馆,2013年。

育(1895—1937)》①等,其中黄金麟着重论述"身体"在近代中国社会变动背景下被形塑和建构的历程,将之概括为"身体的国家化""身体的法权化""身体的时间化""身体的空间化"等四种形式。可以说,黄金麟关于近代中国身体史的研究极富启发意义。

中国境内学者关于身体史的研究虽然起步较晚,但是经过十数年的努力,也积累了丰富的研究成果。总体来看,大陆学者的研究主要聚焦于以下几个方面:一是对身体器官、生理及其与社会、文化互动关系的研究,目前主要是包括对头发、缠足、胡须、皮肤等的变迁所折射出的社会、文化与政治意涵的探讨。例如杨兴梅、樊学庆、姚霏等关于缠足、"剪发易服"与清季社会变革的研究等。② 二是由"身体"延伸出的医疗史、疾病史、社会福利救济史、药物史等的研究,例如余新忠的《追寻生命的历史》《清代的江南的瘟疫与社会:一项医疗社会史的研究》③等。三是探讨"身体"与政治、权力结构的关系的研究,例如杨念群的

---

① 游鉴明:《超越性别身体:近代华东地区的女子体育(1895—1937)》,北京:北京大学出版社,2012年。

② 杨兴梅:《身体之争:近代中国反缠足的历程》,北京:社会科学文献出版社,2012年。作者有关缠足的论文还有:《从劝导到禁罚:清季四川反缠足努力述略》,《历史研究》,2000年第6期,第80～95页;《观念与社会:女子小脚的美丑与近代中国的两个世界》,《近代史研究》,2000年第4期,第53～86页;《晚清关于缠足影响国家富强的争论》,《四川大学学报(哲学社会科学版)》,2010年第2期,第19～28页;等等。另见江绍原、高彦颐、杨兴梅、樊学庆:《辫服风云:剪发易服与清季社会变革》,北京:生活·读书·新知三联书店,2014年;姚霏:《近代女子剪发运动初探(1903—1927)——以"身体"为视角的分析》,《史林》,2009年第2期,第52～61页。

③ 余新忠:《追寻生命的历史》,北京:北京师范大学出版社,2021年。另外,余新忠还著有《清代的江南的瘟疫与社会:一项医疗社会史的研究》(北京:中国人民大学出版社,2003年),主编《清以来的疾病、医疗和卫生:以社会文化史为视角的探索》(北京:生活·读书·新知三联书店,2009年)。

《再造"病人"：中西医冲突下的空间政治（1832—1985）》①等。这些著述显示中国身体史研究业已取得了一些可喜的进展，并逐渐成为历史学研究中的一个新兴领域。

《塑身与塑心：近代中国都市女性乳房观念的变迁》一书是作者王风先在博士学位论文的基础上经数年的修改而成的，从内容上看属于上述身体史研究的第一个方面，即考察近代中国身体器官、生理与社会、文化、政治之间复杂的互动关系。我们知道，近代医学视乳房隆起为女性最明显的第二性征，它不仅与生育、性爱、健康、商业、审美等有现实的联系，而且与社会变迁、政治文化、思想观念、传统意识等也有着密切的关联。在近代中国救亡图存思潮方兴未艾的时代背景下，人们对女性乳房的关注除了哺乳、审美等外在的功能之外，还赋予其"国民之母"对"小国民"的哺乳，以达成"强国强种"目标的内在的政治意义。我想，这种在国家和民族危机形势下对"身体"（包括女性乳房）的政治化建构和诠释，应该就是哲学社会科学领域中"身体史"研究的意义所在吧！在本书中，作者一方面从社会与性别的视角审视近代中国都市女性乳房的历史，探索女性乳房观念与形态在近代中国所发生的变化，将近代乳房观的形塑归纳为"科学的乳房"、"政治的乳房"和"商业的乳房"，认为其时社会对女性乳房的基本认识，事实上是近代国家行政力量、性别权力、民族主义、科学主义及消费主义意识形态等共同塑造的结果。另一方面，作者从近代中国妇女运动史的角度，结合近代婚姻制度的变革、女子教育的初步普及，社会对近代女性身体观念的改造等，揭示乳房观变化背后"国族话语"、"消费主义"和"男权陷阱"等社会舆论的规训及其对近代女性身体的左右，指出近代女性

---

① 杨念群：《再造"病人"：中西医冲突下的空间政治（1832—1985）》，北京：中国人民大学出版社，2006年。

在"身体"解放中面临的困境,以进一步反思这种观念变化对于女性自身、他人、社会和国家的意义。

值得一提的是,这本书的研究对象是女性身体的独特部位——乳房。作为女性最明显的第二性征,以它为议题似乎显得较为敏感,但作为一本严肃的学术著作,它的特点却是新颖而不花哨,行文活泼而不失庄重。王风先学习非常用功,对学术的追求也相当执着,从硕士学习阶段起,她就开始关注近代中国妇女运动的研究,尤其是近代女性解放问题,并一直为此查阅、搜集了大量的近代笔记、文集、小说、报纸、杂志等文献资料,形成一些很好且独到的问题意识。当她最终希望以近代女性乳房观念研究作为自己博士学位论文的选题时,作为对这一研究领域并不熟悉的指导老师,我予以全力支持并由此也促进我借阅学习了一些相关研究领域的主要论著,以尽力履行自己的指导责任和义务。通常都说"教学相长",实际上在与学生们一起研究学习的过程中,对我而言,常常还有许多"学教相长"的经验和收获。现在风先这本以博士学位论文为基础的学术专著正式付梓,我的确为此感到很高兴!

故上述所言,是我对这一新研究领域的一点粗浅认识和对风先新著出版的祝贺。不揣简陋,权当为序。

黄顺力
2022 年 11 月 17 日写于偶得斋

目 录

第一章 绪 论

第一节 选题缘起

粉红色的吴少奶奶,苹果绿色的一位女郎,淡黄色的又一女郎,都在那里疯狂地跳,跳!她们身上的轻绡掩不住全身肌肉的轮廓,高耸的乳峰,嫩红的乳头,腋下的细毛!无数的高耸的乳峰,颤动着,颤动着的乳峰,在满屋子里飞舞了!而夹在这乳峰的舞阵中间的,是苏甫的多疤的方脸,以及满是邪魔的阿萱的眼光。突然吴老太爷又看见这一切颤动着飞舞着的乳房像乱箭一般射到他胸前,堆积起来,堆积起来,重压着,重压着,压在他胸脯上,压在那部摆在他膝头的《太上感应篇》上,于是他又听得狂荡的艳笑,房屋摇摇欲倒。①

---

① 茅盾:《子夜》,北京:人民文学出版社,2004 年,第 15～16 页。小说创作于 1931—1932 年,初版于 1933 年,上海开明书店出版。

这是茅盾的长篇小说《子夜》开篇的一个片段。小说主人公吴荪甫的父亲吴老太爷因逃避战乱被接到现代大都市——上海,刚在灯火辉煌的大客厅坐定便在吴家女眷们"乳房"的刺激下而一命呜呼了。故事的写作背景是 1930 年初夏的上海,面对蜂拥而上的女眷们,"乡下来的"吴老太爷视线一直停留在她们的乳房上,年轻的少妇与少女们薄而透的夏装将其身形轮廓完全显现出来,没有任何遮掩与支撑的乳房不仅随身体跳跃而颤动,甚至"嫩红色的乳头"也显露无遗。面对这一景象,吴老太爷产生了幻觉,颤动的乳峰开始在满屋子里飞舞,最后像乱箭般射向他的胸前,不堪重压的他,最终猝死。

小说开篇对吴老太爷死亡的描述一般被解释为传统旧制度行将崩溃的象征。本书无意就这种解释提出异议或认同,笔者感兴趣的是此处的乳房描写。要刻画 1930 年代的上海与吴老太爷原来所在的双桥镇之间的城乡差别或新旧冲突,可以有很多角度,作者为何独独选择了女性的乳房,让吴老太爷死于乳房的刺激之下?由此,我们有必要对 1930 年代前后的时代背景进行一番梳理。

20 世纪二三十年代的中国,随着都市的兴起,女性群体迅速走向公共空间,其身体也成为公共窥视的猎物。商业广告、月份牌、报章杂志以及绘画、摄影作品等大众传媒工具中开始频见女性形象。然而,人们很快发现了平胸的中国女性与"蜂其腰而鼓其乳"①的西洋女子不同。加之近代女子体育的发展,关于束胸妨害体育以及不利于哺乳的言论开始频繁出现在报章杂志上,其中朱家骅的言论影响巨大。1927 年 7 月初,时任广东省

---

① 金天翮著,陈雁编校:《女界钟》,上海:上海古籍出版社,2003 年,第 16 页。

代理民政厅长的朱家骅向国民党广东省政府委员会第 33 次会议递交了《禁止妇女束胸的提案》,他在提案中认为:缠足、束胸是摧残女子身体的两大陋俗,缠足的现象经过二十余年的努力已基本解决,但束胸的坏处更甚于缠足。束胸不但阻碍心肺舒展,胃部消化,更会使胎儿蒙受影响,不利哺乳,"母体愈羸,遗种愈弱"。他希望三个月内做到使全省妇女解除束胸,然后推行至全国。在朱家骅看来,解除束胸不仅是为女界的幸福,更是为了强种强国的目标。① 当月 7 日,会议通过了该提案,次日《广州民国日报》更是全文刊登了该提案。② 自此,大众传媒与政教界联合,开始对中国传统女性的束胸进行犹如二三十年前针对缠足的批判,兴起了一场包括医疗、审美、国族话语在内的"天乳运动"。"乳房"开始超越缠足,成为近代中国女体讨论的主题词。传统的瘦削、平胸美学逐渐被乳房丰满的曲线美替代。至茅盾写作《子夜》的 1930 年代初,距查禁束胸政令的颁布不过三四年的时间,即便是在大都市中,也还是束胸与天乳并存,而茅盾笔下这些民族资产阶级家庭的女性,显然是较早把握社会风尚的人群,全将束胸的内衣脱了去。

本书的问题即从这里开始。

众所周知,传统中国社会特别注重男女之大防,在有关女性行为规范的典籍中,女性的活动范围总是被限制在家内,不仅要尽量用衣服将全身包裹起来,还要远离一般的非亲眷男性。③

---

① 《民政厅提议严禁女子束胸案》,《广东省政府周报》,第 1 期,1927 年,第 11～12 页。

② 《朱家骅提议禁革妇女束胸》,《广州民国日报》,1927 年 7 月 8 日,第 5 版。

③ 参见传统的女范文本《女戒》《女论语》等对女性的规训。

就身体审美而言,过去野史笔记中偶有对似"鸡头米"般的乳房的夸赞,历代文人也偶有将娇小的乳房喻为葡萄或菽发的诗词。[①] 但是在传统中国,对乳房的审美在女性身体审美中并不占有特别重要的地位。尤其是宋至晚清以来,小脚一直是女性身体审美的关键,古有"梳好头,荫好面;缠美足,荫美身"之谚。直到清末废缠足运动兴起,才建构出一套缠足是丑陋、污秽、有碍健康的话语,逐渐打破了这一审美习俗。但是,在对小脚审美转变初期,社会并未出现一个新的身体美学来替代它,及至 1920 年代对女性身体的审美才出现一种新的阐释。丰满的乳房开始被认为是身体审美的关键,判断女体美的标准开始从"三寸金莲"转为乳房的丰满与挺拔。

基于以上的认识,笔者提出以下问题:对身体的规范与讨论自古有之,但近代社会对女性身体的集体关注反映了什么深层的问题? 又是哪些人或组织在试图改变女性身体? 1920 年代的乳房审美观念是如何出现的? 又是通过何种方式形成一种集体审美的? 近代以前,中医对女性乳房疾病与哺乳有一套完整的解释体系,但是随着西医的传入,我们对于乳房疾病及哺乳方法等问题的认识发生了怎样的变化? 女性的乳房在近代被建构成提供视觉享受的器官,月份牌、广告画以及用以售卖的摄影、绘画作品充斥着女性的乳房形象,在在显示近代中国社会大众热衷于消费女性身体的情况。而反束胸讨论中大量有关束胸导致"母

---

① 唐代歌妓兼文人赵鸾鸾的一首关于女人沐浴的诗歌较为著名,诗云:"粉香汗湿瑶琴轸,春逗酥融白凤膏。浴罢檀郎扪弄处,露华凉沁紫葡萄。"明代王偁《酥乳》依然传承唐代赵鸾鸾将乳房喻为葡萄的意象。其诗云:"一双明月贴胸前,紫禁葡萄碧玉园。夫婿调酥绮窗下,金茎几点露珠悬。"[明]詹詹外史辑:《情史》(上),沈阳:春风文艺出版社,1986 年,第 367 页。

体愈羸,遗种愈弱"的话语,同样证明晚清以来强种、强身的意识形态也作用于"天乳运动"中的女性身体。换句话说,近代消费主义和国族主义共同重塑着女性的乳房,那么两者之间的关系是怎样的呢? 再则,近代中国对女性身体的集体关注始于反缠足运动,但是在反缠足运动中,我们很少看到女性自身的声音,缠足女性在印刷出来的文献中处于一种严重的"失语"状态①。但进入 1920 年代以后,女性已经开始在都市公共空间中占据一定的位置,那么较之"缠足运动",她们在"天乳运动"中的处境是否发生了变化? 是否体现出女性身体的自觉? 女性如何在这一过程中展现自我,又如何在当时的话语权势下展现其主体性?

事实上,女性的乳房不仅与服饰、医疗、情色、身体美学、女性身体自觉等有着密切的关系,近代社会对女性乳房的关注又使它与性别权力关系、消费主义、国族主义相联系。故而,笔者认为研究近代中国女性乳房观念的形成,具有重要的史学价值和现实意义。迄今为止,就笔者掌握的资料来看,学界尚没有相关的学术专著问世。带着以上的问题,笔者开始翻阅查找近代以来有关女性乳房的材料。报章杂志中关于束胸健康与否的讨论和乳房的审美话语是本书的主要史料来源,同时笔者也将近代新兴的摄影、绘画等艺术作品以及广告资料纳入本书的考察范围之内。本书将从性别的视角入手,对近代女性乳房观念的变化过程进行梳理,并理清近代乳房观念发生变化的原因及其对近代社会的影响。

---

① 罗志田:《新旧之间:近代中国的多个世界及"失语"群体》,《四川大学学报(哲学社会科学版)》,1999 年第 6 期,第 80 页。杨兴梅的《观念与社会:女子小脚的美丑与近代中国的两个世界》(《近代史研究》,2000 年第 4 期,第 53~86 页)基本上采用罗志田关于"失语"群体的观点研究缠足运动。

第二节　学术史回顾

梳理与研习先行的研究成果是新的学术研究的前提，唯有在此基础上才能把握前进的方向。本书聚焦于近代中国女性的乳房，在生物学解释上它是女性明显的第二性征之一，随着科学技术的进步，我们对于生物意义上的乳房认识已越来越细致、精确。但 20 世纪七八十年代以来社会科学领域对身体研究的关注告诉我们：身体不仅仅是生物医学领域客观的研究对象，它与政治、宗教、文化、性别等传统社会科学议题有着复杂的联系。本书试图以社会学、文化学的视角，通过对女性乳房的讨论来研究近代女性的身体与国家、社会文化及性别权力之间的关系。因此，笔者将本书的研究定位为身体史的研究。那么，过去这方面的研究理论与成果，都将是本课题研究的基础，在此以本书选题为基点，以政治、医疗、文化及性别等问题为脉络，把相关研究略做回顾，并将其作为笔者个人研究进步的阶梯。

就笔者所见，与本书相关的研究约可分为五个方面：一、身体史的研究；二、妇女史的研究；三、乳房与"天乳运动"的研究；四、医疗史的研究；五、有关近代服饰史的研究。

一、身体史研究

由于本书讨论的主要对象是女性的身体，因此过去以身体为研究对象的著作是笔者参考的重点。自 20 世纪七八十年代以来，基于哲学与社会理论研究的突破及历史研究的转向，身体史成为西方历史学研究的新兴领域,国内尽管起步较晚,但也取得了一定的成果。① 其中,黄金麟的《历史、身体、国家:近代中国的身体形成(1895—1937)》②,从"身体的生成"和社会史的角度入手,运用韦伯与福柯有关身体的"理性计算"和"规训"的理论③,对近代中国人身体发展的过程进行分析探讨。与以往身心二分的研究不同,作者将肉体的活动与心灵意志的开发同时作为研究对象,认为近代中国人身体的生成是一个非常政治性的过程和结果,并归结出近代身体的四个特点:国家化、法权化、空间化与时间化。黄著特别强调的是身体的国家化问题,认为另外三种身体生成的特点都受国家化的影响。应该说,在近代中国社会转型的历史大背景下,这种泛国家化的论述的确有其

① 20世纪七八十年代以来国内外身体史研究的理论与成果颇丰,一些学者已经对过去身体史研究的起源、内涵、国内外研究的现状等问题进行了细致的回顾总结,如李贞德:《从医疗史到身体文化的研究——从"健与美的历史"研讨会谈起》,台湾《新史学》,1999年第4期,第117~128页;[美]费侠莉著,蒋竹山译:《再现与感知——身体史研究的两种取向》,台湾《新史学》,1999年第4期,第129~144页;侯杰、姜海龙:《身体史研究刍议》,《文史哲》,2005年第2期,第5~10页;杜丽红:《西方身体史研究述评》,《史学理论研究》,2009年第3期,第123~133页;刘宗灵:《身体之史:历史的再认识——近年来国内外身体史研究综述》,复旦大学历史学系、复旦大学中外现代化进程研究中心编:《近代中国研究集刊4·新文化史与中国近代史研究》,上海:上海古籍出版社,2009年,第287~322页。

② 黄金麟:《历史、身体、国家:近代中国的身体形成(1895—1937)》,北京:新星出版社,2006年。黄金麟另有著作《政体与身体:苏维埃的革命与身体,1928—1937》(台北:联经出版事业股份有限公司,2005年),集中探讨苏维埃革命与身体发展的关系问题,分析革命如何和为何因为身体的存在和抗拒,而产生策略性的动员和计算。

③ [法]米歇尔·福柯著,刘北成、杨远婴译:《规训与惩罚》,北京:生活·读书·新知三联书店,2012年。

合理性,但也引起学界不少的反思。落实到本书关于乳房的讨论,笔者的思考是:"国家"的概念是否处处主导着女性的身体?即在实践上,女性在解除束胸衣的时候,是否始终以"国家"为考虑对象?此外,我们不能忽视,1980 年代后期身体史研究的兴起与同一时期女性主义对父权社会和身体结构的批评与质疑有很大的关系,如果在这一研究中引入性别,我们的认识可能会更加丰富。除却黄著提出的四个特点以外,近代女性的身体经历着更多的变化,这也是笔者试图通过女性乳房观念的转变进行讨论的。

葛红兵、郭玉红合著的论文《病重的中国——"五四"新文化革命中的"身体"隐喻》①对鲁迅作品中的"身体"意象进行分析,将近代中国人的"身体"置入近代中国政治场域及文化诊断中,发现五四时期社会的身体认识充斥着各种"病态"的话语。在这些表述中,国人的衰弱不是生物学的问题而是政治、文化的问题,唯有通过政治革命的形式才能改变身体的这种病态。杨瑞松的论文《想象民族耻辱:近代中国思想文化史上的"东亚病夫"》②

---

① 葛红兵、郭玉红:《病重的中国——"五四"新文化革命中的"身体"隐喻》,《西北师大学报(社会科学版)》,2007 年第 2 期,第 11~16 页。

② 杨瑞松:《想象民族耻辱:近代中国思想文化史上的"东亚病夫"》,台湾《政治大学历史学报》,第 23 期,2005 年 5 月,第 1~44 页;作者另有论文《身体、国家与侠——浅论近代中国民族主义的身体观和英雄崇拜》(台湾《中国文哲研究通讯》,2000 年第 3 期,第 87~97 页)讨论近代中国社会民族主义的身体观。此外,黄鹤在对意大利文艺复兴时期的女性形象进行研究时,对福柯规训概念的运用及图像材料的解读对本书的写作也很有借鉴意义,参见黄鹤:《被扭曲的身体:意大利文艺复兴时期女性形象规训与形塑》,北京:中国社会科学出版社,2011 年。另,可参考王金玲、林维红主编:《性别视角:生活与身体》,北京:社会科学文献出版社,2009 年。

也是讨论近代中国人病态的身体认识,与葛著不同,杨瑞松是在近代思想文化史的脉络中梳理近代这一身体认识的现象。他认为近代中国人"东亚病夫"的形象是国人自己建构的。作者通过翔实的史料告诉我们,由于甲午战争中国战败于日本,西方观察者用"东亚病夫"喻指当时的清政府,而不是指称中国人身体上的衰弱。晚清的改革者也沿用这一比喻来强调政府改革的迫切性与必要性。但是,社会达尔文主义在中国的传播以及强国必先强种的思维使得国人对身体素质的检讨成为关键。康有为、梁启超在"病夫"一词从指称政府到指称国民的转化上起重要的作用(康有为关于缠足弱国弱种的言论以及梁启超有关女性作为"食利者"的话语都属于"弱化"国人身体素质的言论)。而民族主义的高涨又使"病夫"渐具"外来性质",被认为是西方国家强加给中国人的语言暴力。作者认为,国人的这一建构与近代西方的两种形象有关。一方面西方人被认为是具备"完美身形"的人种,强者代表的文明使反观自身的近代中国知识分子无比羞愧;另一方面是侵略性的西方被视为"魔鬼"。对民族主义者而言,认为"东亚病夫"的话语是西方强加给国人的这一指控或许不实,但近代以来西方针对中国的语言暴力一直存在却是事实,这也是国人"东亚病夫"想象长期存在的原因。杨瑞松的这一思考对笔者在写作中如何处理近代"天乳运动"的"西方参照"问题大有帮助。①

冯客的《个人身体与群体命运——近代中国之人种繁衍与

---

① 关于"病夫"形象的讨论,还可参考[美]韩瑞著,栾志超译:《图像的来世:关于"病夫"刻板印象的中西传译》,北京:生活·读书·新知三联书店,2020年。

群体纪律》①讨论的是近代中国个人生育问题与群体前途之间的关系。作者以西方优生学概念在近代中国的传播以及知识分子如何借助政治话语左右个人的生育权利作为叙述重点。但与以往学者将近代中国人身体的泛国家化论述不同，冯客认为，尽管近代优生观念在晚清已传入中国，1920 年代后，有关人口控制理论的论述也已相当丰富，但国家控制的力度十分有限，优生学在近代中国仅处于论述的阶段。

高彦颐有关缠足史的著作是近年有关女性身体研究的反思之作。② 她对 20 世纪各种以反缠足为基点的研究框架和态度进行总结与修正，认为这种研究陷入了五四史观、进步史观及男女二元对立的论述漩涡中，根本无法让我们认识到历史上女性缠足的事实。高著与以往缠足史研究最大的不同是，不再以过去各种反缠足的话语为材料，而是将历史上女性"缠足的身体"作为研究中心，在论述上十分注重妇女在生活世界中展现的主体性与能动性，以及体现女性主体位置的身体性和物质性。高著是关于缠足对于女性自身的"累与用"的反思，启发笔者在分析近代女性乳房所经历的历史变化时不仅要关注作为改造对象的女性身体，更要关注女性自身如何应对这种新观念及改造行为，同时也应注意到当社会消费女性的乳房时，女性如何利用自己的身体。

---

① ［荷］冯客：《个人身体与群体命运——近代中国之人种繁衍与群体纪律》，黄克武、张哲嘉主编：《公与私：近代中国个体与群体之重建》，台北："中央研究院"近代史研究所，2000 年，第 203～222 页。

② ［美］高彦颐著，苗延威译：《缠足："金莲崇拜"盛极而衰的演变》，南京：江苏人民出版社，2009 年。另外，高彦颐的论文《痛史与疼痛的历史——试论女性身体、个体与主体性》也是通过女性缠足的疼痛经验来探讨近代女性自主性，见黄克武、张哲嘉主编：《公与私：近代中国个体与群体之重建》，台北："中央研究院"近代史研究所，2000 年，第 177～199 页。

杨兴梅研究缠足的一系列成果①,对本书的写作也有诸多可借鉴之处。其中有关近代女性小脚美丑在观念层面上的变化与近代性别权力关系变化的研究,对反缠足过程中作为失语群体的女性的关注,近代女性服饰变化与放足的关系以及缠足与女性身份地位的关系等问题的看法,都一再提醒笔者在反思近代束胸、放乳过程中,要特别注重女性的个体生命经验,以及与身体变化相关联的国家角色、性别权力关系等问题。另外,杨兴梅由博士论文改编出版的著作《身体之争:近代中国反缠足的历程》②是对近代中国反缠足观念以及社会与政府反缠足努力的整体性研究。与以往的近代缠足史过于侧重反缠足的研究不同,她将缠足的反对者与坚持者双方同等看待,以时间顺序梳理了近代反缠足观念和政府从劝到禁的反缠足方式及取得的成效。此外,杨念群关于缠足的研究也十分重要③。他对国家如

---

① 杨兴梅:《小脚美丑与男权女权》,《读书》,1999 年第 10 期,第 15～20 页;《观念与社会:女子小脚的美丑与近代中国的两个世界》,《近代史研究》,2000 年第 4 期,第 53～86 页;《被忽视的历史:近代缠足女性对于放足的服饰困惑与选择》,《社会科学研究》,2005 年第 2 期,第 127～153 页;《贵贱有别:晚清反缠足运动的内在紧张》,《社会科学战线》,2013 年第 2 期,第 94～98 页。

② 杨兴梅:《身体之争:近代中国反缠足的历程》,北京:社会科学文献出版社,2012 年。作者有关缠足的论文还有:《从劝导到禁罚:清季四川反缠足努力述略》,《历史研究》,2000 年第 6 期,第 80～95 页;《晚清关于缠足影响国家富强的争论》,《四川大学学报(哲学社会科学版)》,2010 年第 2 期,第 19～28 页;《缠足的野蛮化:博览会刺激下的观念转变》,《四川大学学报(哲学社会科学版)》,2012 年第 6 期,第 82～90 页。

③ 杨念群:《从科学话语到国家控制:对女子缠足由美变丑历史进程的多元分析》,汪民安主编:《身体的文化政治学》,开封:河南大学出版社,2004 年,第 1～50 页。

何借助科学话语改变女性身体的历史进程进行分析，认为缠足本被视为旧风俗，对其改造属于社会秩序的改造，但是国家种族和优生观念的介入，使国家秩序取代了社会秩序，完成对女体的改造。这种论述方式虽仍属于将身体泛国家化的话语层次，但是缠足的历史在杨念群笔下是国家权力与社会风俗反复对抗的过程。这与束胸放乳的历史过程有许多相似性，有助于笔者理解乳房审美的变化过程。此外，林维红的《清季的妇女不缠足运动》①对晚清缠足的实际状况进行了分析，认为缠足本身并不像后世建构的那般是一种普遍存在的社会现象。这提醒笔者在对束胸现象讨论时要十分谨慎，因为束胸的女性到底在多大范围内存在，直接影响"天乳运动"的广度与深度。

游鉴明在其关于近代女子体育的著作中，从性别视角对女子体育与国家、社会文化的关系进行了细致的研究。② 作者首先就学界将近代国人身体泛国家化的现象提出质疑，她认为参与运动的女性身体并非完全受控于国族话语，健美的考虑、兴趣、荣誉等都影响到近代女子的体育观。作者还归纳出四个女性史研究的重要议题：规训、观看、女性形象和自主性。本书在分析近代国家与社会如何看待和处理女性乳房的过程中将对游著在以上四个议题中提出的观点进行讨论，尤其是在规训与观看问题上，笔者试图提出自己不同的看法。

另外，同样是身体的改造，近代关于断发的讨论也有助于笔者理解近代女性身体经历的变化。侯杰对有清一代男性头发的

---

① 林维红:《清季的妇女不缠足运动》,《中国妇女史论集三集》,台北:稻香出版社,1993年,第183~246页。
② 游鉴明:《超越性别身体:近代华东地区的女子体育(1895—1937)》,北京:北京大学出版社,2012年。

政治性意涵进行了简单的叙述。① 清初的剃发令是清政府确立
正统性的举措；太平天国时期的蓄发行为被认为是挑战清政权
的一种手段；而近代中国的"剪发"行为同样具有复杂的文化、政
治隐喻。西方人的耻笑使晚清人的辫发成为丑陋、落后的象征，
因此维新派将其等同于女性的缠足来处理，而革命派则将其视
为清政权的象征，断发代表的是对旧政权的彻底否定。作者认
为，有清一代三百年的时间里，男性发式的历史是政治的历史，
体现的是政治权力对身体的宰制。而近代女性的剪发运动又不
同于男性，姚霏对近代女子剪发运动的研究认为尽管1903年金
一便已提倡女子剪发，但是女性剪发运动却是在辛亥革命男性
剪发尘埃落定以后。② 作者认为近代女性剪发有一种男女平权
的想象和"革命"的想象成分。但是1920年代后期，社会对女性
短发的认识基本上是审美层面的，作者认为这是在政治话语退
去后对女性身体的一种"审美回归"。这对笔者研究近代女性乳
房观念的变化很有启发。与国家话语、医学话语相比，"审美"的
考虑到底在女性乳房解放过程中起到多大的作用？

二、女性史研究

本书的研究对象是近代女性的乳房，属于女性史框架下的
身体研究，因此，过去许多妇女史研究著述都对笔者的写作有十

---

① 侯杰、胡伟：《剃发·蓄发·剪发：清代辫发的身体政治史研究》，
《学术月刊》，2005年第10期，第79~88页；另外，张德安：《身体的争夺与
展示——近世中国发式变迁中的权力斗争》，常建华主编：《中国社会历史
评论》，第7卷，天津：天津古籍出版社，2006年，第265~289页。
② 姚霏：《近代女子剪发运动初探(1903—1927)——以"身体"为视
角的分析》，《史林》，2009年第2期，第52~61页。

分重要的参考价值。

  晚近中国社会遭遇的大变局使知识分子普遍躁动,他们对社会普遍不满,对女性群体的社会关注自然会引起学术的关注。早在 20 世纪二三十年代,就有了第一批以女性为研究对象的学术著作。[①] 尤其是第二次妇女运动浪潮后,妇女研究开始在各学术机构中占据一定的位置,妇女学开始蓬勃发展。有关近代中国女性史研究尤其受到学界的重视,已经有许多学者对数十年来取得的丰富成果进行了细致的回顾与反思。[②] 从总体上看,过去很长一段时间近代妇女史研究最重要的议题是近代妇女解放运动与

---

  ① 如赵凤喈:《中国妇女在法律上之地位》,上海:商务印书馆,1928年;王书奴:《中国娼妓史》,上海:上海生活书店,1934年;刘王立明:《中国妇女运动》,上海:商务印书馆,1934年;陈东原:《中国妇女生活史》,上海:妇女共鸣社,1936年;郭箴一:《中国妇女问题》,上海:商务印书馆,1937年。

  ② 有关过去中国妇女史研究的成果与理论,已有多位学者进行过总结与反思。如王政:《美国女性主义对中国妇女史研究的新角度》,鲍晓兰主编:《西方女性主义研究评介》,北京:生活·读书·新知三联书店,1995年,第259~276页;林维红:《中国妇女史初探——问题起源与近代特色》,台北:知音出版社,1991年;李小江:《妇女研究在中国》,郑州:河南人民出版社,1991年;李贞德:《超越父系家族的藩篱:台湾地区"中国妇女史研究"(1945—1995)》,台湾《新史学》,1996年第2期,第139~178页;张晋芬:《两岸三地妇女学发展的回顾和期许——评述张妙清等编〈性别学与妇女研究:华人社会的探索〉》,《近代中国妇女史研究》,第5期,1997年,第201~208页;叶汉明:《妇女、性别及其他:近廿年中国大陆和香港的近代中国妇女史研究及其发展前景》,《近代中国妇女史研究》,第13期,2005年,第107~165页;[美]贺萧:《研究领域内乾坤:女性、中国、历史与"之后又如何"问题》,《近代中国妇女史研究》,第13期,2005年,第197~216页;杜芳琴:《中国妇女/性别史研究六十年述评:理论与方法》,《中华女子学院学报》,2009年第5期,第12~20页;诸艳红:《变动中的女性研究视角:20世纪60年代以来的美国中国妇女史研究》,华东师范大学博士学位论文,2011年;[美]汤尼·白露著,沈齐齐译:《中国女性主义思想史中的妇女问题》,上海:上海人民出版社,2012年。

解放思想。这些著作或研究近代妇女解放运动的过程与成就，或研究近代重要人物的妇女解放思想，大都是在进步史观的指导下完成的。这种研究将历史上的女性群体视为封建父权社会的受害者，对于近代妇女解放运动的事实及思想基本上给予全面的肯定。同时，这一研究的另一特点是强调性别与国家的关系，强调国家权力与国族话语对性别、身体的影响与操纵，对女性社会生活的书写也着重强调国族主义与解放运动的影响。[①]很显然，这些研究著述基本上属于政治史、革命史的研究框架。它们可能有利于我们认识近代中国妇女运动的史实，但也可能淡化甚至模糊我们理解近代女性的生命经验及女性历史的真实场景。近些年随着社会性别理论的引入，以及西方女性主义哲学在性别史研究中的贯彻，站在女性性别立场、从女性经验出发的历史书写大量出现，[②]最终导致妇女史的研究发生了两个重要的转向，即在研究中更加注重：1. 妇女在现实生活世界中展现

---

① 主要著作有罗苏文：《女性与近代中国社会》，上海：上海人民出版社，1996 年；吕美颐、郑永福：《中国妇女运动（1840—1921）》，郑州：河南人民出版社，1990 年；韩贺南：《平等与差异的双重建构：五四妇女解放思潮研究》，长春：吉林大学出版社，2005 年；刘巨才：《维新派关于妇女问题的理论与实践》，《近代史研究》，1984 年第 2 期，第 218～227 页；静云：《孙中山的妇女解放思想及其实践》，《近代史研究》，1987 年第 2 期，第 123～135 页。女性与国家现代性的关系研究几乎主宰了过去有关 20 世纪中国女性的研究。如柯惠玲：《性别与政治：近代中国革命运动中的妇女（1900s—1920s）》，台北：政治大学博士学位论文，2004 年。

② Joan Wallach Scott, "Gender: A Useful Category of Historical Analysis", *American History Review*, Vol. 91, No. 5, 1986, pp. 1053-1075. 对妇女史研究的反思也十分重要，作者提出，妇女史研究要兼顾几种妇女观：今日的女性观和昨日的女性观；男性的女性观和女性的女性观；上流的女性观和下层的女性观；外来的女性观和本土的女性观。另可参见桑兵：《近代中国女性史研究散论》，《近代史研究》，1996 年第 3 期，第 259～275 页。

的主体性与能动性；2.体现女性主体位置的身体性和物质性。如贺萧研究近代上海娼妓的著作，即从女性主义的视角入手，将上海妓女置于上海城市发展、殖民和反殖民、民族主义话语及对于性问题的普遍关注的交叉重叠的复杂语境中进行研究。① 作者试图透过近代社会关于妓女、身体、性的话语，研究不同历史时期社会性别、民族主义、消费主义、政治权力如何通过妓女的身体获得表现。作者将上海几位名妓的生平传记一一连缀起来，尝试在众说纷纭的书写中剥离出妓女自身发出的声音，为我们呈现出上海妓女的私人生活状况。夏晓虹的《晚清女性与近代中国》②也与以往的研究不同，以晚清的报纸杂志为史料依据，采取个案研究的方法，对晚清女性的教育参与、婚恋观念、情感展示、革命参与等议题进行细致的探讨。可以看出，在近代中国现代性的诉求实践过程中，女性绝不仅仅是等待男性启蒙的

----

① ［美］贺萧著，韩敏中、盛宁译：《危险的愉悦：20 世纪上海的娼妓问题与现代性》，南京：江苏人民出版社，2003 年。贺萧在写作中使用了统计数据、档案材料、在中国生活过的西方医生及旅游者的记载，以及大量的报刊、文学作品（主要是通俗作品）、花界指南等等，在如何综合使用材料上具有借鉴意义。

② 夏晓虹：《晚清女性与近代中国》，北京：北京大学出版社，2004 年。此外，王政、陈雁主编：《百年中国女权思潮研究》，上海：复旦大学出版社，2005 年；Joan Judge, "Beyond Nationalism: Gender and the Chinese Student Experience in the Early 20th Century"，罗久蓉、吕妙芬主编：《无声之声 Ⅲ：近代中国的妇女与文化（1600—1950）》，台北："中央研究院"近代史研究所，2003 年，第 359～393 页；李贞德主编：《中国史新论·性别史分册》，台北："中央研究院"、联经出版公司，2009 年；姜进等：《愉悦大众：民国上海女性文化解读》，上海：上海辞书出版社，2010 年；［美］季家珍著，杨可译：《历史宝筏：过去、西方与中国妇女问题》，南京：江苏人民出版社，2011 年；［美］艾米莉·洪尼格著，韩慈译：《姐妹们与陌生人：上海棉纱厂女工（1919—1949）》，南京：江苏人民出版社，2011 年。

愚昧存在,不论是兴办女学还是对礼教的反抗,抑或是婚恋问题,处处都显示出女性的参与意识与自主性。

三、乳房与"天乳运动"研究

乳房、束胸和"天乳运动"是本书最重要的概念,因此过去学界有关这些方面的研究都与本书直接相关。马莉莲·亚隆的《乳房的历史》[①]是西方乳房史研究中十分重要的著作。作者在两性关系史的脉络下描述了女性乳房在不同时空中的意义,从远古时代乳房崇拜的图腾一直写到当下"乳房回归"的话语。在不同的历史时期,女性的乳房因时代对宗教、情色、哺乳、政治、商业、医疗、女性主义等诉求的变化,其形态与历史也一直在发生变化。作者经过细致的分析告诉我们,在历史的长河中,女性的乳房曾经属于宗教、属于丈夫、属于哺乳期的婴儿、属于政治话语、属于商品,但是在女性主义出现之前,它从来没有属于过女人。乳房图像的利用是该书的一大特点,作者用大量的雕塑、绘画和摄影作品来呈现历史上的女性乳房,这非常有利于我们直观地认识不同历史时期乳房的真实形态。尽管该书并不包含任何对东方女性乳房的描述,只能称之为"西方乳房的历史",但是作者女性主义的

---

① [美]马莉莲·亚隆著,何颖怡译:《乳房的历史》,北京:华龄出版社,2003 年。此外研究女性乳房的著作还有:Aronowitz, Robert A., *Unnatural History: Breast Cancer and American Society*, New York: Cambridge University Press, 2007. 这是一本研究乳腺癌的医疗史著作,作者本身是一位医生,他的研究试图向我们解释乳腺癌为什么从 19 世纪初期一种罕见的疾病变成如今的普遍存在,美国社会对疾病的应对及社会恐惧也都在作者的考察范围之内。Marc Lacroix, *A Concise History of Breast Cancer*, New York: Nova Science Pub. Inc., 2011. 这是一本有关乳腺癌的简史。以上两书对笔者研究近代中国女性的乳房疾病有很大的帮助。

视角及其对图像的利用都对笔者的书写具有重要的借鉴意义。

陈建华在一篇研究茅盾早期小说视像语言"乳房"运用的文章中,对作为文学语言的"乳房"进行了比较细致的分析。[①] 作者将"乳房"放在现代人体与性话语的形成框架中,简单勾勒了"乳房"如何以一个新名词的形式出现在 20 世纪初期中国文坛,并叙述了女性乳房在近代都市、文学作品中的地位以及茅盾在小说中对"乳房"的独特性运用。但是,对于女性乳房为什么成为近代都市表达性欲望的焦点,以及乳房如何根植于现代都市文化土壤之中等问题,作者并未给予解释。

此外,尽管因朱家骅"查禁束胸"提案而引发的近代"天乳运动"的影响力很大,但是笔者目前并未看到研究"天乳运动"的专著。安吉丽娜在其以研究广州市下层妇女解放为主的博士学位论文中将"天乳运动"放在风俗风化改革的脉络下叙述,并重点叙述了广东省政府在 1927—1929 年间的风俗改革努力及其后的风化保护运动。[②] 作者指出,原本女性的束胸被视为亟需解

---

① 陈建华:《"乳房"的都市与革命乌托邦狂想——茅盾早期小说视像语言》,王晓明主编:《二十世纪中国文学史论》上卷,上海:东方出版中心,2005 年,第 394~433 页。又见陈建华:《革命与形式——茅盾早期小说的现代性展开:1927—1930》,上海:复旦大学出版社,2007 年,第 220~259 页。此外,国内研究乳房的著作还有:何茂林:《你所不知道的乳房》,广州:广东旅游出版社,2008 年;邹祖尧:《说说中国的乳房文化》,《中国性科学》,2009 年第 2 期,第 43~44 页。

② Angelina Yanyan Chin, *Bound to Emancipate: Management of Lower-class Women in 1920s and 1930s Urban South China*, Ph.D. diss., University of California, Santa Cruz, 2006, pp. 99-108, 184-217. 该论文已于 2012 年出版。Angelina Chin, *Bound to Emancipate: Working Women and Urban Citizenship in Early Twentieth-Century China and Hong Kong*, Lanham, MD: Rowman and Littlefield, 2012.

除的"不良风俗",但其后,乳房裸露及丰胸现象引起社会对乳房有关情色的关注又被视为"有碍风化"的存在。作者还认为广东省政府这一系列改造女性的措施,其实是新政府确立合法化的努力。作者同时就这种政权对身体的操纵进行了反思。但是安吉丽娜对这一问题的论述过于简略且讨论范围仅限于广州一地,要了解"天乳运动"在全国传播的情况、社会的关注度以及身体观念如何经由"天乳运动"而发生变化等问题,还需要进一步的研究。

刘正刚、曾繁花的《解放乳房的艰难:民国时期"天乳运动"探析》①是近年研究"天乳运动"较细致的论文,对广州"天乳运动"兴起的原因及社会反响都进行了简单的评述。作者认为"天乳运动"期间出现的"丰胸现象"是对"天乳运动"本意的曲解。但是笔者认为,对曲线美的追求本身也是"天乳运动"的诉求之一,广东省政府发起的"天乳运动"固然以强种、强身为目的,然而社会积极响应很大程度上是因为对丰满乳房美的认同。张华分析了"天乳运动"中的科学话语,认为新的生命科学知识与国族主义、妇女解放、性美叙述一起重构了人们对于"乳房"的认识。② 徐霞辉也注意到审美话语对"天乳运动"的推动作用。③ 吴小玮注意到性别话语、国族精神和政党意图交织在"天乳运动"之中,以

---

① 刘正刚、曾繁花:《解放乳房的艰难:民国时期"天乳运动"探析》,《妇女研究论丛》,第 17 卷,天津:天津古籍出版社,2010 年第 5 期,第 66~72 页。

② 张华:《民国时期女性美的科学建构(1920—1930)——以"天乳运动"为中心的考案》,《中国社会历史评论》,第 17 卷,天津:天津古籍出版社,2016 年,第 146~165 页。

③ 徐霞辉:《广东"天乳运动"对"天乳"的审美构建》,《暨南史学》,2018 年第 1 期,第 170~177 页。

及民国女性解放的多面性。①

姚霏也曾对近代"天乳"话语进行简单的分析②，她从"身体近代化"的角度研究近代女性身体形塑，天足、天乳及剪发运动都在其考察之列。她将女性身体近代化的过程分为三个阶段：第一阶段是改造"弱种"隐喻的女体；第二阶段是打造"进化"的女体；第三阶段是塑造"摩登"符号的女体。在这一划分模式中，天乳与天足运动都属于第一阶段，剪发属于第二阶段，而旗袍、高跟鞋等属于第三阶段。笔者并不认同这种划分方式，就"天乳运动"而言，单单将其视为国家话语下对束胸女体"弱种"的改造不仅武断且掩盖了女性身体在每一时期的丰富性。国家话语及进化论其实是贯穿整个近代社会始终的，落实到女性身体，拥有丰满的双乳在都市社会一度是摩登女性的标志之一，而消费主义对重塑女性乳房的重要性并不亚于国家话语的操纵。

此外，尚有多篇论文关注"天乳运动"，如王心喜的论文③，对广东"天乳运动"兴起的原因就曾提出独特的看法，认为 1927 年 4 月，"四一二"反革命政变后广州白色恐怖严重，广东省政府施行"天乳运动"的目的便是转移社会大众的视线。但作者并未给出可靠的材料来证实其观点，笔者也并不认同这种说法。因为一种社会化运动的出现必然有其累积的思想资源，正如不能

---

① 吴小玮：《民国时期"天乳运动"探析》，《贵州文史丛刊》，2015 年第 1 期，第 45～50 页。

② 姚霏：《中国女性的身体形塑研究（1870—1950）——以"身体的近代化"为中心》，《甘肃社会科学》，2012 年第 3 期，第 111～115 页。

③ 王心喜：《近代广东"天乳运动"真相》，《知识窗》，1996 年第 6 期，第 13 页；《民国粤省"天乳运动"的台前幕后》，《婚育与健康》，1996 年第 3 期，第 41 页。

将反缠足运动的原因归结为甲午战争一样,自 19 世纪中期以后,晚清社会已经积累了一定的反缠足思想基础。"天乳运动"亦是如此,早在 1910 年前后,社会上已经有人就女性的束胸现象提出讨论,加之西方人体审美以及城市消费主义的影响,社会上对"天乳"的认识已经逐渐形成一定的趋势。在广东省政府推行"天乳运动"的原因问题上,我更赞同安吉丽娜在其博士论文中提出的观点,即认为广东省政府施行"天乳运动"及其他改造城市下层女性的措施,实际上是新政府确立其政权合法化的举措。黄强对"天乳运动"引起的近代中国女性服饰的变革以及"天乳运动"中的国家话语的讨论对笔者的写作也很有借鉴意义。①

四、医疗史的研究

对传统中国女性乳房的观察更多存在于医学文献中,生病的乳房与哺乳的乳房都是传统中医关注的对象。了解过去医疗话语对女性乳房及女性身体的解释将有助于笔者研究近代中西医作用下的女性身体。此外,近代中国社会上存在一种泛医学化的现象,不仅国家被喻为一个遍体鳞伤的身体,对她进行改变的任何措施都被认为是治愈的药方,原本不被视为涉及医学范畴的人类言行与身体状态,都因医疗专业的介入而被归类为健康或疾病的范畴内。比如缠足在传统社会一直被视为常态,近代西医话语却将之视为对身体的病态扭曲,"天乳运动"的倡导者也多从哺乳、损害心肺等医学的角度对束胸进行否定。因此,从医学史角度对近代女性乳房的形态进行研究很有必要,这里

---

① 黄强:《从"天乳运动"到义乳流行:民国内衣的束放之争》,《时代教育》,2008 年第 18 期,第 116~121 页。

主要集中于以下三个方面：

（一）乳房疾病的研究

吴一立的论文《身体、性别与疾病：中华帝制晚期医疗中的女性乳房》[①]是一篇论述中国传统社会中医文化如何对女性乳房疾病进行解释的文章。作者通过解读《医宗金鉴》上关于妇女疾病的讨论，分析古代社会关于乳房疾病认识的历史发展。该文细致分析了历代中医医者对乳房疾病的解释，发现传统中医文化对女性乳房有两种认识：一是乳汁流通的管道；二是身体经脉的一部分。因此对乳房疾病的解释也就存在两种：一是妇科的，因生育或月经等问题引起的女性独有的疾病；二是外科的，皮肤或肉体的疾病。在乳房疾病的治疗方面，基于妇科的与基于外科的治疗手段也十分不同。

[①] Yi-Li Wu, "Body, Gender, and Disease: The Female Breast in Late Imperial Chinese Medicine", *Late Imperial China*, Vol. 32, No. 1, 2011, pp. 83-128. 此外，吴一立的另一本书也值得参考，*Reproducing Women: Medicine Metaphor, and Childbirth in late Imperial China*, Berkeley, CA.: University of California Press, 2010. 廖育群：《华冈青洲的生平业绩说》，《自然科学史研究》，2005 年第 2 期，第 178～189 页。此文讲述日本医者华冈青洲的从医经验与事迹，讲到其最早的乳腺癌切除手术可能在 1804 年或 1805 年，1804—1835 年他共为 156 位乳腺癌患者做手术，廖育群认为华冈青洲为乳癌患者做的手术是最早的乳癌手术，但言语并不甚详，无法确认作者表达的是东方最早还是世界最早。美国学者玛莉莲·亚隆在其《乳房的历史》中记载，古希腊医药之父希波克拉底表达过早期的乳癌可以手术切除，而最早的乳癌手术记录是早在公元 1 世纪时期，亚历山大学派的李欧尼德斯医生即已通过切割和灼烧交叉的方式施行过乳癌手术。见［美］玛丽莲·亚隆著，何颖怡译：《乳房的历史》，北京：华龄出版社，2001 年，第 225～227 页。此外，还有卢毅：《乳房的"有""无"之用——试论乳房对主体精神世界的建构功能》，《社会心理学研究》，2012 年第 9～10 期，第 32～35 页；康正果：《面对乳房》，《书城》，1999 年第 7 期，第 11～12 页。

(二)哺乳的研究

周春燕的《胸哺与瓶哺——近代中国哺乳观念的变迁(1900—1949)》[①]重点分析近代医者与知识分子对于母乳喂养及雇佣奶妈的看法及近代妇女的育婴经验与哺育抉择,讨论近代"胸哺"与"瓶哺"的市场竞争情形。强国、强种的国族话语是这场有关儿童哺乳方法争论的一个焦点。生育后的女性,在母乳喂养优于代乳粉的话语中被建构成"国民之母",是否拥有一对能哺乳的乳房使女性身体再次处在国族话语讨论的中心,这也是笔者讨论反束胸话语时所面临的一个主要问题。另外,周著还讨论了医生在近代儿童哺乳方法上扮演的关键性角色及各种代乳粉的商业话语,启发读者思考近代科学主义及消费主义如何作用于女性身体的问题。

卢淑樱的《母乳与牛奶:近代中国母亲角色的重塑(1895—1937)》[②]通过讲述清末至民国时期中国城市地区哺乳方式从母乳到牛乳转变的过程,阐述近代知识阶层妇女作为母亲的角色演变,讨论的是母亲角色与近代中国新兴国家建构之间关系的问题。事实上,近代妇女母职的变化受诸多因素的牵掣,情形也特别复杂。在母乳与牛乳竞争的话语中,从国族、科学、商业、身

---

① 周春燕:《胸哺与瓶哺——近代中国哺乳观念的变迁(1900—1949)》,《近代中国妇女史研究》,第 18 期,2010 年,第 1～51 页。周春燕的博士论文讨论的是近代医疗对女性身体的改造,但是基本上将女体与近代国族话语相结合,讨论这种国家化的女性身体在近代的处境。周春燕:《女体与国族——强国强种与近代中国的妇女卫生(1895—1949)》,台北:台湾大学历史系,2010 年。

② 卢淑樱:《母乳与牛奶:近代中国母亲角色的重塑(1895—1937)》,上海:华东师范大学出版社,2020 年。

体审美等不同角度出发的群体,都对以母乳或以牛乳喂养婴儿表明自己的观点。卢淑樱博士还认为1920年代中期在上海掀起的性文化热潮,唤醒了女性自身甚至男性对女性乳房曲线美的重视,在审美与性的话语中,乳房的审美作用超越了哺乳,致使部分摩登女性拒绝哺乳。尽管作者就乳房的审美与哺乳功能的竞争话题讨论得并不细致,但是仍然启发笔者在讨论近代女性乳房观念时要注意到女性哺乳的身体与审美的、健康的身体之间的竞争关系。此外,有关女性授乳疼痛的讨论,也值得我们反思。一直以来,哺乳被视为女性乳房讨论的神圣主题,历史上对母乳哺育的歌颂与美化,实际上掩盖了女性真实的生命体验。

(三)女性医疗史的研究

费侠莉的《繁盛之阴:中国医学史中的性(960—1655)》[1]是女性主义视阈下的医疗史著作,叙述了传统中国北宋至明末期间中医文化有关女性身体论述演变的谱系。书中探讨中国医学史中身体观的演变,发现宋明时期的医学对女性身体本质的认识与早期中医经典并不相同。比如,《黄帝内经》认为身体是无性别之分的,而宋代及以后的医学则注意到女性的特质。[2] 此外,作者用社会性别理论来分析中国传统的妇科,男女两性医疗从业者对医疗话语权的争夺是该著论述的一个重点,以此来呈

---

① [美]费侠莉著,甄橙译:《繁盛之阴:中国医学史中的性(960—1655)》,南京:江苏人民出版社,2006年。

② 这一点与美国历史学者托马斯·拉科尔对西方医学史中身体与性别问题的讨论十分相近。托马斯在其著作中认为,从古希腊直到18世纪末,西方医学对男女两性的认识只限于体温的差别,除此之外男女两性并无本质区别。Thomas Laqueur, *Making Sex: Body and Gender from the Greeks to Freud*, Cambridge, MA.: Harvard University Press, 1992.

现中国传统社会的性别权力关系。

白馥兰的《技术与性别：晚期帝制中国的权力经纬》[①]以日常生活的技艺和女性身体为研究对象，将科技看作表达与塑造中国文化、社会形态的有力物质形式，认为身体规训是妇女学习日常生活技术的途径。该书以三分之一的篇幅讲述明清时期中国的生育技术，探讨了中医生育理论对女性身体和女性角色的定义和规训，得出妇女并非父权的被动牺牲品，而是中国传统文化形态与社会秩序积极有力的参与者的结论。白馥兰的讨论与高彦颐对五四史观的反思存在内在的一致性，即倘若盲目地将历史上的女性视为被动的受害者，不但无法认清历史事实，更会抹杀妇女的历史成就。

李贞德在其著作中对传统妇科疾病及女乳为药等问题进行过讨论，[②]对笔者理解传统医疗下的女性身体认识也有所帮助。

此外，周春燕的著作《女体与国族——强国强种与近代中国

① ［美］白馥兰著，江湄、邓京力译：《技术与性别：晚期帝制中国的权力经纬》，南京：江苏人民出版社，2010 年。

② 李贞德：《汉唐之间医方中的忌见妇人与女体为药》，台湾《新史学》，2002 年第 4 期，第 1～35 页；《女人的中国医疗史：汉唐之间的健康照顾与性别》，台北：三民书局，2008 年。涉及传统社会哺乳的著作还有：熊秉真：《幼幼：传统中国的襁褓之道》，台北：联经出版事业公司，1995 年；刘永聪：《中国古代的育儿》，台北：台湾商务印书馆，1998 年。

的妇女卫生(1895—1949)》^①是研究近代女性医疗身体的重要著述。全书考察了晚清民国时期中国女性在经历月经、怀孕、生产等女性独有的生命历程时，面对中西医不同的照护方式，如何走出传统的过程。作者重点分析的是政府在妇女卫生推广上的角色以及强国强种话语下近代女性身体与国族的关系问题。可以看出，这种将女性身体与近代国家民族相勾连的诠释深受黄金麟有关论述的影响，但在医疗身体史方面，则另有建树。作者比较近代中西医对于妇女卫生看法的异同，以及探讨两者的话语争夺对近代妇女健康产生的影响等问题，是过去中西医论争研究中所忽视的。

五、服饰史的研究

就笔者掌握的资料来看，近代关于女性束胸、放乳的讨论很多时候是围绕女性内衣的改良展开的。近代中国女性服饰的变

① 周春燕：《女体与国族——强国强种与近代中国的妇女卫生(1895—1949)》，台北：台湾大学历史系，2010年。此外，有关近代身体与医疗的著述近年也不断出现，杨念群：《再造病人：中西医冲突下的空间政治(1832—1985)》，北京：中国人民大学出版社，2006年；皮国立：《近代中医的身体观与思想转型：唐宗海与中西医汇通时代》，北京：三联出版社，2008年；傅大为：《亚细亚的新身体：性别医疗与近代台湾》，台北：辞学出版社，2005年；[美]韩依薇著，刘贤译：《病态的身体——林华的医学绘画》，杨念群主编：《新史学》，第1卷，北京：中华书局，2007年，第185～216页；余新忠主编：《清以来的疾病、医疗和卫生：以社会文化史为视角的探索》，北京：生活·读书·新知三联书店，2009年。其中杨念群的《如何从"医疗史"的视角理解现代政治？》及杨祥银的《近代上海医疗卫生史的另类考察——以医疗卫生广告为中心的分析(1927—1937)》对我的启发最大。余新忠与杜丽红共同主编的《医疗、社会与文化读本》(北京：北京大学出版社，2013年)是近些年来中外医疗史研究的集萃，其中对医疗史研究的理论方法及医疗与"现代性"问题的讨论，都在理论层面指导了笔者的研究。

化与乳房观念的变化本身是一种互动的关系。我们可以在诸多服饰史的研究中看到过去对乳房的认识。如美国学者瓦莱丽·斯蒂尔的《内衣:一部文化史》①是研究西方女性内衣文化的代表性著作。作者在物质文化史的脉络下对西方世界女性紧身内衣穿着历史进行了细致的梳理。女性内衣的穿着始终与其所处时代的社会对身体的认识直接相关,历史上女性的乳房是否要遮掩、腰围应该多少寸都和艺术、医学、健美、时尚与情色甚至身份地位等等有着密切的关系。

国内对传统中国内衣文化的研究著作也十分丰富。黄强在其多部服饰研究的著作中都曾对近代女性内衣穿着的流变进行过描述。② 其中对"天乳运动"时期女性内衣穿着的束放之争及消费主义影响下裸露的时尚因素等问题着墨最多。作者认为近代妇女解放思潮及都市时尚的发展是影响近代女性内衣穿着变

---

① [美]瓦莱丽·斯蒂尔著,师英译:《内衣:一部文化史》,北京:百花文艺出版社,2004 年。此外,还有[美]凯伦·W.布莱斯勒、凯罗林·纽曼、吉莉安·普劳科特合著,秦寄岗、屈连胜译:《百年内衣》,北京:中国纺织出版社,2000 年;[法]安娜·扎泽著,周瑛、邓毓珂译:《离心最近:百年内衣物语》,北京:中国华侨出版社,2011 年;[美]斯达夫妮·彼得逊著,尹晓冬、李红果译:《文胸:时尚、支撑与诱惑的千年史》,北京:新星出版社,2009 年。

② 黄强:《中国内衣史》,北京:中国纺织出版社,2008 年;黄强:《衣仪百年:近百年中国服饰风尚之变迁》,北京:文化艺术出版社,2008 年;黄强:《中国服饰画史》,天津:百花文艺出版社,2007 年;黄强:《从"天乳运动"到义乳流行:民国内衣的束放之争》,唐建光主编:《解禁:中国风尚百年》,北京:金城出版社,2011 年。另外,研究中国内衣穿着历史的著作还有潘健华:《云缕心衣:中国古代内衣文化》,上海:上海古籍出版社,2005 年;马路编:《内衣之内:女性内衣文化史》,北京:北方妇女儿童出版社,2005 年;袁仄、胡月:《百年衣裳:20 世纪中国服装流变》,北京:生活·读书·新知三联书店,2010 年;侯兰笙:《"抹胸"与"肚兜"》,《辞书研究》,1993 年第 5 期,第 152～153 页;子竹:《谈东西方的内衣文化》,《中国纤检》,2008 年第 5 期,第 76～77 页。

迁的主要原因。吴昊的《中国妇女服饰与身体革命(1911—1935)》①由其博士学位论文改编而成,是一部专门研究近代中国女性服饰与身体观念变迁的著作。其中对中国近代社会上的平胸美学、传统的胸衣及1930年前后的"天乳运动"都有简要的论述。对于"天乳运动"的提倡者在话语层面将女性的乳房与国族相联系的做法,吴昊认为是两次革命之间政治社会改革家面对种种挫败而产生的一种心态。但是据笔者掌握的史料来看,这更多的是近代中国身体国家化在女性身体上的一个体现。

台湾地区两篇以女性乳房为研究对象的硕士学位论文,也很有价值。谭思齐的论文《从束乳到挺胸——内衣穿着的社会学研究》②从社会学的角度对台湾地区妇女在1940—1960年间内衣穿着的流变过程进行研究,发现这20年间台湾地区女性身体美感的塑造与政府介入、流行时尚的影响,以及技术革新对内衣制造的改变等有很大的关系。作者借此对这段历史时期台湾地区的社会、经济、政治与文化等问题都进行了再认识。姜易慧的论文《胸罩、乳房、身体——不断重构的女性主体》③则从大众

---

① 吴昊:《中国妇女服饰与身体革命(1911—1935)》,上海:东方出版中心,2008年,第72~79、191~205页。

② 谭思齐:《从束乳到挺胸——内衣穿着的社会学研究》,台湾大学硕士学位论文,2003年。

③ 姜易慧:《胸罩、乳房、身体——不断重构的女性主体》,台湾师范大学硕士学位论文,2006年;另外,秦小宁的《性别视角下的中国女性内衣文化现象分析》(陕西师范大学硕士学位论文,2011年)第二章即研究民国时期的女性内衣穿着问题。另外尚有多种著述述及近代女性服饰问题,如:李欧梵著,毛尖译:《上海摩登:一种新都市文化在中国(1930—1945)》,北京:人民文学出版社,2010年,第192~222页;韩红星:《一报一天堂〈北洋画报〉广告研究》,厦门:厦门大学出版社,2012年,第216~220页;王晓光:《〈妇女杂志〉的女性服饰现代化问题探析》,《艺术研究》,2011年第1期,第50~51页。

传播学的角度,通过内衣广告来研究女性身体的主体性重构。

　　曾佩琳的《身在衣外——晚清上海的时尚和认同》①分析了晚清小说中有关上海女性的着装和时尚表现。她发现在创作于19世纪末20世纪初的白话小说中,服装是社会、性别、国家和种族认同的重要组成部分。文章通过对这些身体与服饰的描写,为我们揭示出妇女、女性身体以及女性性别、性征如何在晚清流行文化中被描述和强化。此外一些有关女扮男装的研究中对女性易装时如何看待自己的身体与性别的讨论,②对笔者理解近代女性在服饰选择上如何看待自己的乳房也多有帮助。

　　综上所述,随着医疗史与身体史研究的日趋兴起,以及性别史研究的深入,有关女性身体的探讨也逐渐增多。近年来的研究主要集中在以下四个主题上:(1)探讨医疗史中的女性身体;(2)论述身体与国家的关系;(3)对身体的社会文化分析;(4)论述身体与性别权力的关系。这些研究尽管主题各异,深入的程

---

　　① 曾佩琳:《身在衣外——晚清上海的时尚和认同》,邓小南、王政、游鉴明主编:《中国妇女史读本》,北京:北京大学出版社,2011年,第287~310页。

　　② 盛志梅:《清代女性弹词中女扮男装现象论析》,《南开学报(哲学社会科学版)》,2004年第3期,第21~28页;郭辉:《易装与秋瑾的文化心理》,《现代文学评论》,2010年第10期,第228~229页;周淑舫:《性别视角下秋瑾"女作男装"意义的探索》,《湖州师范学院学报》,2011年第3期,第64~68页;苗田:《从身份到身体:跨媒介视域中女扮男装叙事的身体政治》,《文艺争鸣》,2013年第4期,第166~172页。其他有关近代身体服饰的研究也对笔者有很大的借鉴意义。如陈蕴茜:《身体政治:国家权力与民国中山装的流行》,《学术月刊》,2007年第9期,第139~147页。葛凯在其有关近代中国国货消费的研究中对身体服饰也有很好的论述,[美]葛凯著,黄振萍译:《制造中国:消费文化与民族国家的创建》,北京:北京大学出版社,2007年。曾越对近代中国女性图像身体的论述也很值得借鉴。曾越:《社会·身体·性别:近代中国女性图像身体的解放与禁锢》,桂林:广西师范大学出版社,2014年。

度也有很大差别，不过总的来看，它们大多体现出以下几个倾向：一是在思想观念上，大都从身体国家化的立场出发，虽然已经有部分学者进行了反思，但是许多新近的研究仍然将性别与政治的互动视为性别史研究的焦点，因此，有关女性身体的研究尚未跳出"女体与国族"的解释循环。二是在研究方法上，由于人类学、社会学及哲学领域都比历史学更早接触身体的研究，社会学、人类学的研究方法早已被借用来进行历史学的研究。对历史上女性身体的研究本身即属于跨学科的问题，由于近代女性形象在报章杂志及商业广告上的呈现，也有部分学者开始借助传播学与广告学的方法进行研究。此外，对近代女性身体的图像呈现也十分丰富，"图像志"的方法对解释近代女性身体的形态也有很大的帮助，但是学界对这些方法的利用还不够。三是在研究对象上，在过去很长时间里，女性身体研究的主要对象一直围绕着缠足展开。虽然近代女性的发式、服饰、乳房、生育以及身体疾病都引起了学者的关注，但是研究深度远远不够，致使我们对近代女性身体的许多方面缺乏清晰的认识。四是在资料运用上，近代史的资料纷繁复杂，资料类型也较古代史丰富得多。报章杂志、卫生志、乡土志、医书医方及图像等资料已经被学者采用进行身体史的研究，但仍有许多资料尚未被开发利用，如女性书写的小说、日记、回忆录等。若要探讨近代女性身体的自觉及其生命体验，后者则显得极为重要。

由此可见，学界对于近代中国女性身体虽已有相当的研究，但仍有进一步拓展的空间。故而，笔者选择近代女性乳房作为切入点，对近代中国女性身体观念、医疗行为、身体改造等问题进行考察，以期对这一研究有所补正，并促进我们从更多的侧面了解近代女性的生存状况，加深对近代中国社会历史的认识。

第三节 研究方法与材料依据

一、研究方法

首先,性别视角是本书审视近代女性身体的主要方式,西方女性主义哲学的基本观念是本书重要的理论工具。[①] 随着性别史成为历史学研究的重要分支,越来越多的学者加入这一研究领域中,其中男性意识或男性书写占据一大部分,他们的研究可能还原部分的历史事实,但是男权话语与性别偏见的现象也十分普遍。正像有的学者提出的:"严格的说,唯有女性主义观点的研究才算真正的女性研究,所以以女性为'标的'的(on women)、由女性自己做的(by women)女性史的研究,如果没有女性'视野'(from women's perspective),都不能算真正意义的女性研究。"[②]

就身体史的研究而言,女性主义在推动这一研究发展上扮演了重要的角色,因为许多有关身体的讨论实际上是有关性和

---

① 西方女性主义哲学主要关注的是女性的主体性(subjectivity)、自我(selfhood)和能动性(agency)。[美]罗斯玛丽·帕特南·童著,艾晓明译:《女性主义思潮导论》,武汉:华中师范大学出版社,2002年。

② 刘仲冬:《医疗社会学、女性、历史研究》,《近代中国妇女史研究》,第3期,1995年,第209~231页。

性别的研究。① 直到 20 世纪我们仍认为男女的差别根源于两性的身体,而女性主义者的目的在于去除这种看法,并推翻男女性别的社会差异根源于生物性差异的观念。② 作为性别差异认识载体的女性身体,自然深受女性主义研究者的关注。本书在分析近代女性乳房观念的过程中将运用女性主义的分析视角,将性别化的女性身体作为分析的重心,重点呈现在观念变迁的过程中女性身体的主体性、自我意识与能动性。

其次,笔者将对近代女性身体的规训进行讨论。近些年研究身体的学者,多以"规训"来看待人类身体的改造行为。这一概念最早由法国学者福柯提出③,他认为"规训的一个主要目标是给人定位"。④ 近代社会针对女性身体的位置、形态及行为规范的讨论都属于"规训"的范畴之内。落实到女性乳房的讨论

---

① Caroline Bynum,"Why All the Fuss about the Body? A Medievalist's Perspective",*Critical Inquiry*,Vol.22,No.1,1995,p.5.

② [美]费侠莉著,蒋竹山译:《再现与感知——身体史研究的两种取向》,台湾《新史学》,1999 年第 4 期,第 132 页。波伏娃的研究即是针对女性身体的这种社会性别的形成,她认为,除却天生的生理性别,女性所有的"女性"特征都是社会造成的。[法]西蒙娜·德·波伏娃著,郑克鲁译:《第二性》,上海:上海译文出版社,2011 年。

③ 关于规训的概念,尽管惩罚、监狱、警察制度与机构都是国家规训人民的工具,但是福柯提出:"'规训'既不等同于一种体制也不等同于一种机构。它是一种权力类型,一种行使权力的轨道。它包括一系列手段、技术、程序、应用层次、目标。"[法]米歇尔·福柯著,刘北成、杨远婴译:《规训与惩罚》,北京:生活·读书·新知三联书店,2012 年,第241～242 页。此外,可参考[法]米歇尔·福柯著,刘北成、杨远婴译:《疯癫与文明》,北京:生活·读书·新知三联书店,2012 年;刘北成译:《临床医学的诞生》,南京:译林出版社,2001 年。

④ [法]米歇尔·福柯著,刘北成、杨远婴译:《规训与惩罚》,北京:生活·读书·新知三联书店,2012 年,第 245 页。

上，国家权力、社会组织、异性审美及商业广告都成为驯化女性身体的主导者。不同权力形式的规训手段自然存在不同：政府的禁令、惩罚措施；社会组织的宣导教化；男性赞赏或鄙夷的目光及话语；商业广告消费主义的传播以及摄影、绘画等艺术与社会的互动均可以视为规训的方式。

再次，近代消费主义意识形态是本书关注的另一个维度。20 世纪二三十年代上海、广州等都市是消费主义兴盛的都市，女性的身体也成为可供消费的"商品"，女性"性化的身体"不断被消费主义吸收和再造。这种消费女性身体的过程也是将女性物化的过程。孟悦、戴锦华在其有关近代女性的著作中特别提出这种将女性物化的现象："女性在被视作性对象的同时被视为物对象——客体。……它不仅表现或象征着一种对女性的欲望，而且借助物象形式摒除了女性自身的欲望，它所表现的与其说是男性的欲望，不如说是男性的欲望权。"①近代男性欲望无处不在，而被消费的却已不再仅仅是妓女的身体，商业广告上裸露的女体图像、以售卖为目的的女性人体摄影与绘画、出卖色相的女招待与"向导"、用棉花托起假乳房的电影明星和舞女等，都成为消费的对象。本书将从消费主义的角度，研究各类成为"消费品"的女性身体，分析这种消费主义意识形态对近代女性乳房形态变化的作用。

最后，本书将大量使用图像史料，因为对于乳房观念的变化

---

① 孟悦、戴锦华：《浮出历史地表》，北京：中国人民大学出版社，2004年，第 15 页。

来说,与文字相比,图像能提供更加直观的认识。① 彼得·伯克
在其图像史的研究著作中即充分肯定图像史料在身体史研究上
的优势,认为"图像不仅可以用来说明人们在关于疾病和健康的
观念上发生的变化,对于衡量美的标准发生了什么变化、男女两
性对外表的看重等方面,图像都是更为重要的证据"。② 尽管近
代报章杂志上存在大量有关女性身体的图像,但是来自新闻的、
商业广告的、绘画及摄影艺术的女性身体展示都有不同的目的,
因此如何解读这些图像成为关键。笔者将借用西方学者关于图

① 目前已经有很多学者运用图像对近代中国女性史进行研究,如
高郁雅:《从〈良友画报〉封面女郎看近代上海的"摩登狗儿"(Modern
Girl)》,台湾《"国史馆"馆刊》,复刊第 26 期,1999 年 6 月,第 57～96 页;吴
方正:《裸的理由——二十世纪初期中国人体写生问题的讨论》,蒲慕洲主
编:《生活与文化》,北京:中国大百科全书出版社,2005 年,第 495～536 页
(原载台湾《新史学》,2004 年第 2 期);张英进:《公共性,隐私性,现代性:
中国早期画报对女性身体的表现与消费》,陶东风、周宪主编:《文化研
究》,第 6 辑,桂林:广西师范大学出版社,2006 年,第 75～98 页;张英进:
《中国早期画报对女性身体的表现与消费》,姜进主编:《都市文化中的现
代中国》,上海:华东师范大学出版社,2007 年,第 53～72 页;苗延威:《从
视觉科技看清末缠足》,《"中央研究院"近代史研究所集刊》,第 55 期,
2007 年,第 1～45 页;姚霏:《从图像看晚清上海女性与城市空间——兼论
图像学在历史研究中的运用》,《上海师范大学学报(哲学社会科学版)》,
2012 年第 4 期,第 81～87 页;秦方:《晚清女学的视觉呈现——以天津画
报为中心的考察》,《近代史研究》,2013 年第 1 期,第 108～121 页;柯惠
铃:《驯礼之教:清末画报的妇女图像——以 1900 年后出版的画报为主的
讨论》,《南开学报(哲学社会科学版)》,2013 年第 3 期,第 49～62 页。
② [英]彼得·伯克著,杨豫译:《图像证史》,北京:北京大学出版社,
2008 年,第 3 页。

像学研究①的现有成果,对近代各类女性图像进行多层次的分析。

二、材料依据

在研究之初,笔者一直试图寻找足以涵括近代中国女性身体之丰富性与独特性的史料,官方档案、笔记、文集、小说、报纸杂志都在搜罗之列。但就本书的研究对象而言,无论是束胸、放乳的言论,还是女性裸体审美的画作,以及利用女性身体形象的商业广告,在民国时期报纸杂志上留存的资料都是最多的。近代以来的各种医疗期刊、大众综合刊物、女性期刊以及报纸也都对女性身体给予了极大的关注。笔者认为,由报纸杂志还原出的历史场景可能更接近历史的真实,同时对于近代女性身体重塑过程的记述也更准确。故而近代报纸杂志的相关资料可以作为本研究的基石。这与传统近代史研究多使用档案材料不同,笔者书写所使用的主要资料是当时的报章刊物文字,时人论述

---

① [美]潘诺夫斯基著,戚印平、范景中译:《图像学研究:文艺复兴时期艺术的人文主题》,上海:上海三联书店,2011 年;曹南屏:《图像的"文化转向"——新文化史视域中的图像研究》,复旦大学历史学系、复旦大学中外现代化进程研究中心编:《新文化史与中国近代史研究》,上海:上海古籍出版社,2009 年;[英]彼得·伯克著,杨豫译:《图像证史》,北京:北京大学出版社,2008 年,第 43 页。图像的解释分为三个层次,第一个层次是前图像的描述,主要关注绘画的"自然意义",并有可识别出来的物品和事件构成;第二个层次是严格意义上的图像学分析,主要关注"常规意义"(识别图像中的特定事件);第三个层次,是图像研究的解释,它不同于图像学,因为它关注的是"本质意义",就是"揭示决定一个民族、时代、阶级、宗教或哲学倾向基本态度的那些根本原则"。图像正是在这个层次上为文化史学家提供了确实有用的和不可或缺的证据。

以及绘画、摄影等文艺作品。这一做法可能会受到传统治史者的质疑，但是近些年随着报刊史研究的深入，越来越多的学者对用报章杂志研究近代历史给予了充分的肯定。夏晓虹在其研究中即认为："报刊之深切影响于中国社会生活的各个层面，已为有目共睹的事实；而由其形构的公共空间，对于改变国人的思维、言谈、写作定势以及交流方式，都具有不可估量的作用。"①杨祥银在其以报刊广告为研究对象的文中也提出："对广告的观察不仅仅是限于对社会现象的反映，更为主要的是，他以图片与文字的双重信息，呈现了现象反映之外更为深层的象征意义的表述。"②目前来看，报章杂志已然成为研究近代历史与文化的一个重要媒介物。同时，近代文学作品、日记、回忆录、口述材料都将成为本书的主体史料，因为史料的多元更能呈现近代历史情境的复杂性。

　　另外，在材料的性别书写问题上，中国妇女史的研究素材，向来都以男性书写女性为最大宗。这些材料大多从男性对女性的规范与期望入手。进入 1920 年代后，女性有了更多的表达与参与的机会，但是男性书写仍然是主流。一旦言及女性，便不乏男性的观念、描写、分析与褒贬，但这对于研究并不全是负面的。正如孟悦、戴锦华在其研究中提出的："也许，没有哪种角度比男性如何想象女性，如何塑造、虚构或描写女性更能体现性别关系

---

　　①　夏晓虹：《晚清女性与近代中国》，北京：北京大学出版社，2004年，第 2 页。

　　②　杨祥银：《近代上海医疗卫生史的另类考察——以医疗卫生广告为中心的分析(1927—1937)》，余新忠主编：《清以来的疾病、医疗和卫生：以社会文化史为视角的探索》，北京：生活·读书·新知三联书店，2009年，第 339 页。

之历史文化内涵的了。"①笔者研究近代女性乳房观念的重塑，尤其在审美观变迁层面上，来自男性的性别凝视与欲望对女性乳房的审美由"丁香小乳"到"大奶"的转变起着十分重要的作用。本书在研究中绝不忽视男性书写的材料，而是辩证地利用，将其与女性的声音相结合研究，以期呈现近代性别权力关系的真实面貌。

第四节　相关说明与全书架构

一、重要概念

（一）乳房

关于乳房的概念，在中国传统的语汇中一直存在。如孙思邈的医学著作中就有"妊娠，其夫左乳房有核是男，右乳房有核是女"②，但是在审美层面上，我们传统的文本中多用"奶""酥胸""乳"等字词来指称女性的胸部。③ 近代一直是"乳房"与"奶"并用。例如，提倡天乳的张竞生在其文章中一般都用"大奶

---

① 孟悦、戴锦华:《浮出历史地表》，北京:中国人民大学出版社，2004年，第14页。

② ［唐］孙思邈:《备急千金要方》，北京:人民卫生出版社，1982年，第20页。

③ 魏晋时期，人们多用"乳"来指女性的乳房或乳汁，但魏晋以后，"奶"字逐渐替代"乳"来表示乳汁、乳房的含义。龙丹:《魏晋核心词"胸"语义场研究》，《云梦学刊》，2011年第5期，第132～134页。

奶""奶子"形容女性的胸部,极少用"乳房"的概念。张爱玲在其小说中是用单字"乳"来表达性话语中的乳房,而郁达夫、茅盾等却十分喜欢用"乳房"这个词。① 正如近代许多新名词均来自日本一样,"乳房"作为现代词语开始普遍使用也是由日本的科学著作翻译而来的。传教士合信的《全体新论》在有关女性身体的乳部介绍时,并没有使用"乳房"一词。② 柯为良的《全体阐微》③对西方医学的人体部位分析得也十分详尽,但是也没有用"乳房"一词来指称女性的胸部。直到1909年陈滋根据日本解剖学著作编成的《人体解剖学》才以"乳房"一词指称女性的胸部。④ "乳房"在近代中国作为一个新名词,对它的使用本身就暗含了对西方话语的认可,尤其是在医疗话语方面,到1930年代已经完全替代了传统词汇。尽管"大奶奶""奶子"等词逐渐被认为是口语化且低俗的,但就审美、情色等方面却一直与"乳房"并用。

(二)"天乳运动"

有关近代女性乳房的束放之争是确实存在的。1927年7月,朱家骅提议的"查禁妇女束胸案"获得通过被认为是"天乳运

---

① 张竞生:《大奶复兴》,《新文化》,第1卷第5期,1927年,第2~8页。张爱玲在《红玫瑰与白玫瑰》中写道,"她的不发达的乳,握在手里像睡熟的鸟",证明张爱玲也不怎么认可二三十年代对丰满乳房的审美;郁达夫的《沉沦》与茅盾的《子夜》对乳房的描写都十分细致。

② 合信:《全体新论》,上海:上海墨海书馆,1851年。

③ 柯为良:《全体阐微》,福州:圣教医馆,1881年。

④ 陈滋编:《人体解剖学》,上海:新会学社,1909年,第147页。(由于近代出版物丰富,笔者的检索能力显然不足,因此乳房在近代文献中首次出现的时间并不能确定,但是它作为新名词,来自日本应当是确定无疑的。)

动"的开端。这里的"天乳"与 1900 年前后的"天足"概念部分一致,"天"是天然、自然之意,深受自然主义的影响。[①] 但是"天乳运动"过程中,媒体对于丰满的、大的乳房的吹捧,使得这个"天乳"有了"大"的含义。电影明星、舞女、交际花对于"假奶"的使用一直被认为是对"天乳运动"的偏离,但是笔者认为对乳房的审美诉求一直是"天乳运动"的题中之义。因为在"天乳运动"之前,人体绘画、摄影,商业广告,文学作品已经在传达西方"蜂腰鼓乳"的审美观了。

二、社会阶层与区域问题

尽管报章杂志的读者以城市居民为主,但是女体重塑的对象却不限于这些人群。农村妇女遭受查脚大员侵扰的例子所在多有。农村女性乳房的哺乳、医疗、衣着同样受到近代话语的规范。另外,从报刊中找寻的材料,难免会有把都市社会当作整个中国社会的缺憾。本书的研究对象确实是以城市中上层的妇女为主,但是这一研究的外延却可以延伸至城市下层及农村妇女。至于本书讨论的区域,根据材料来看,基本上以近代意义上的大城市、地区为主(广州、上海、京津地区等),小城市与乡村的材料也一并考察在内。

---

① 晚清"天足"概念最早由传教士发起,因此在对双足自然、天然的诉求中,还有"天赋"的成分,即自然的双足是上帝赋予的,不可损毁之。故此,这里的"天"可以翻译为"natural"或"heaven given",但是"天乳运动"时期,不再有宗教意涵,天乳指的是"natural breasts",因此,刘正刚与曾繁花在其有关"天乳运动"的研究中,将"天乳运动"翻译为"heaven given breasts campaign"不太恰当。刘正刚、曾繁花:《解放乳房的艰难:民国时期"天乳运动"探析》,《妇女研究论丛》,2010 年第 5 期,第 66 页。

三、全书架构

本书试图论述两个过程：一是女性胸部由束到放的过程，亦即"天乳运动"的过程；二是对于乳房审美的认识由小到大的变化过程。笔者认为这两个过程并非完全的重叠。本书在布局铺陈上以分析中国前近代社会中女性的乳房形态开始，对传统社会中作为哺乳、医疗及性对象的女性乳房进行简单的钩沉；然后对近代女性乳房经历的种种变化进行细致的解析，在此将对近代国族话语、西方文明与消费主义等诸多影响因素进行分析；最终则透过天足与"天乳运动"的比较来凸显中国近代身体史中的性别特色。全书将考察四个重点：(1)女性如何在时代的潮流中被重新发现；(2)近代社会对女性乳房认识的变化过程；(3)女性在这一过程中的自主性；(4)通过近代女性的身体之争，透视乳房的文化史。

本书的章节安排，共分七章。

第一章绪论。略述论题选定的缘起，并对女性乳房史研究的学术史进行回顾，同时简述本书的主体材料、研究方法、论文架构等。

第二章简述中国早期传统对女性乳房的认识。笔者尝试从哺乳、医疗、审美三个方面来分析近代以前的中国社会如何看待女性的乳房，并略论近代乳房观念在科学思想、国族主义及消费主义意识形态的影响下发生的变化。

第三章讨论科学话语下的乳房再造。西医科学在近代传入中国后不仅改变了传统中医对乳房的认识，同时，西医外科手术的传入也改变了传统乳房疾病的治疗方式，乳房切除手术在乳癌等疾病治疗上的有效性越来越被认可。近代科学思想对女性乳房的规训还体现在对哺乳的指导上：科学的卫生观念使得哺乳指导者特别强调女性乳房的清洁、卫生与健康；对营养的科学认识也使社会越来越重视"生母亲乳"；而科学的时间观念对哺乳指导的规定更加细致与精确。这些有关女性乳房及哺乳的科学认识，不仅将女性的母职身份科学化，也使得作为女性身体一部分的乳房科学化。

第四章分析国族话语下的"天乳运动"的历史进程。尽管在1910年前后已经有人对女性尤其是女学生的束胸问题提出反对意见，并在报纸期刊上进行呼吁，但是一般还是将朱家骅提交"查禁女子束胸案"的通过作为近代"天乳运动"的起点。在政府以行政力量干预女子束胸之前，社会舆论对女子束胸已经展开了深入的讨论。他们大多是从束胸对哺乳的危害角度出发，论述束胸对国族的危害。国民政府的反束胸运动采纳了这种国族话语，不仅三次颁行查禁束胸的禁令，在新生活运动时期仍持续查禁女子束胸。国家权力与国族话语在女子身体塑造上的重要性是不容忽视的，但是笔者在此将结合消费主义、社会审美诉求及医疗话语等，讲述在这些因素综合作用下女性乳房从束到放的过程。

第五章将视角转向商业广告、绘画作品及文学想象中的女性乳房。笔者试图解析商业广告对女性身体的利用、艺术与社会的互动过程对乳房审美的重要影响、文学作品对女性乳房的性想象等问题，并重点分析在这一过程中女性的乳房被物化的过程，以及近代社会如何消费女性的身体。

第六章聚焦于女性群体的研究。笔者将关注被塑造成"国民母亲"的生育妇女与娼妓、女电影明星的身体，采取个案实例分析的方法研究近代女性身体的真实生命体验。本章围绕以下

问题展开：首先，讨论近代生育妇女的哺乳体验，面对代乳粉、乳
母及亲自喂养的争论，生育妇女如何选择哺乳方式及其对乳房
的认识是怎样的。其次，晚清的妓女为了假装"清倌"，时常将胸
部束得很紧小以博得嫖客的青睐，而1920年代后，社会普遍认
可的曲线美以丰满的乳房为尚。那么此一时期的性工作者是如
何改造并利用自己的身体的？近代都市中的舞女、女招待及女
向导群体也在考察之列。最后是关于女电影明星的考察。笔者
试图追问近代女电影明星如何替代娼妓在都市公共领域展示自
己的身体，并引领社会身体观念变化和服饰潮流等问题。通过
对以上问题的研究，笔者试图讨论的是面对近代乳房观念的变
化，不同的女性主体其生命体验是不同的，而这些女性自己发出
的声音，正是近代女性自主性和能动性的体现。

　　第七章结论与反思部分将总结近代女性乳房观念的形成过
程，并对影响近代中国女性乳房观念转变的几个重要因素进行
简要的评述，最后试图通过"乳房观念"的改变来反思近代妇女
解放的问题。乳房或者小脚从束缚到解放，必然使女性身体感
到更加舒适，但身体状态"从束到放"在多大程度上代表身体的
解放是很值得怀疑的。在近代社会背景下，女性挣脱了紧束身
体的衣饰，但身体并未能因此获得自我处置的新天地。女性身
体很难逃脱国族、男权或者消费主义意识形态的左右，甚至在
"解放"的名义下落入新的"陷阱"。

第二章 从传统到近代：清末民初国人的乳房观念

　　人们对女性乳房认识的变化是女性社会地位变化的一个重要指标。① 西方历史学界从文化史与身体史的脉络展开对女性乳房的研究已经十分丰富，但是中国女性乳房史的研究随身体史研究的兴起才刚刚起步。

　　在近代中西文明相接触的最初阶段，中西方在女性乳房观念上的文化差异并未引起太多的关注。西人首先对中国妇女的小脚表示出极大兴趣，并迅速改变了晚清民国时期国人对女性裹脚的看法。而在这种中西文明的接触中，女性的乳房也被赋予了某些新的意义，改变了近代国人看待它的方式。比如晚清传教士医生对中国女性乳房疾病的治疗、西医对"新母亲"哺乳方式的指导、"国民母亲"话语对女性哺乳的介入，以及"蜂其腰而鼓其乳"的西洋妇女对近代中国女性着装及乳房审美的熏染等，都导致了近代中国社会对女性乳房认识的变化。尽管从古代到民国社会对女性乳房有很多角度的理解，但笔者认为，与古

──────────

　　① ［美］马莉莲·亚隆著，何颖怡译：《乳房的历史》，北京：华龄出版社，2003年。

代社会相比,医疗的、哺乳的及审美的乳房认识在晚近社会发生的变化最大。此外,女性乳房的政治意涵在中国古代社会的乳房认识中隐而不显。而近代随着国族话语对女性身体的规训,女性乳房的疾病、形态及哺乳问题都开始与"强国强种"等话语相关联,妇女哺乳的形象与"国民之母"话语相结合使得女性乳房逐渐有了政治隐喻的意义。

对中国女性乳房观念在近代发生了变化这一事实的认知是建立在对传统乳房观念认知的基础上的。本章首先试图对古代典籍、医书、诗词小说以及图像文本中的女性乳房表述进行简单的勾勒,将之与晚清民国时期各类文献中的女性乳房表述相对比,就晚清民国时期中国社会对于女性乳房认识发生了哪些层面的变化进行一个总括性的描述。

第一节　哺乳的乳房

将女性的乳房与哺育相联结是人类社会对女性乳房最初的认识,中国传统社会对女性乳房的关注重点即始终围绕乳房的哺乳功能。无论是生母亲乳还是乳母代乳,传统社会有关哺乳方式的讨论基本上将哺乳视为家庭内的行为,但是晚近以来,随着国族主义的高涨,女性的哺乳与育儿不再仅仅是一个家庭的事情,女性被赋予"国民之母"的身份,正确、科学地哺乳是为国

家民族哺乳未来而不仅仅是为家族抚育后代。[①] 在国族话语与
科学话语的参与下,加之各类代乳产品的广告攻势,哺乳女性的
角色及女性哺乳小儿的方式都发生了很大的变化。此一时期,
由生母亲自哺乳越来越被强调,乳母的选用有了更多的科学标
准,牛乳等代乳粉的传入也使得哺乳方式多元化。[②]

一、哺乳女性的角色转变

(一)传统哺乳女性

1.哺乳的母亲与孝妇

《礼记·内则》曾对国人新生儿的乳养问题进行规定:"国君
世子生……卜士之妻、大夫之妾,使食子……大夫之子有食母,
士之妻自养其子。"[③]即国君的继承者出生后,由士之妻或大夫
之妾充当乳母来乳养世子,大夫的孩子也有乳母,但是并未指出
大夫之家乳母的身份来源。而士之妻应自己哺乳其子,理由是
"贱不敢使人也"。[④] 也就是说,大夫以上的贵族家庭产子,生母
不必亲自喂乳,而士及士以下的社会阶层产子则应当自己哺乳。

---

① 已经有多位学者对近代中国哺乳问题进行了较细致的研究,如
周春燕:《胸哺与瓶哺——近代中国哺乳观念的变迁(1900—1949)》,《近
代中国妇女史研究》,第 18 期,2010 年,第 1～51 页;卢淑樱:《母乳与牛
奶:近代中国母亲角色的重塑,1895—1937》,上海:华东师范大学出版社,
2020 年;曾繁花:《晚清女性身体问题研究——基于若干报刊的考察》,暨
南大学博士学位论文,2011 年。

② 传统社会婴儿在生母乳与乳母都无法获得的情况下也进食代乳
品,谷物浆或牛羊乳甚至猪乳都在无法获取人乳的情况下被喂给新生儿。

③ [元]陈澔注,金晓东校点:《礼记》,上海:上海古籍出版社,2016
年,第 328、332 页。

④ 王云五编:《礼记今注今译》,北京:新世界出版社,2011 年,第 257 页。

这可能是中国最早的有关乳哺问题的记载,但是随着历史的发展及社会的复杂性,社会新生儿的哺乳方式显然不可能一直在《礼记·内则》的规定下进行,生母亲乳与雇佣乳母者的社会地位实际上处于变动之中。总体而言,中国古代社会的新生儿哺乳基本上是由生母与乳母扮演哺乳者的角色。[1]

　　传统社会对"生母亲乳"的表述一直与母子感情、母恩报答等联系在一起,即生母亲自乳养的行为会深受子女的感念。元代的孔齐在家训中规定:"凡生子以自乳最好,所以母子有相爱之情。吾家往往有此患,今当重戒之,或无乳而用乳母,必不得已而后可也,所以子弟不生娇惰,生女尤当戒之。"[2]即认为生母亲乳,母子感情会较好。《物类相感志》云:"母爱惜其子之至,则乳出多,爱疏,则出少。"[3]即将生母乳子与母亲对子女的感情联系在一起。子嗣在为生母作墓志铭或其他纪念文类的时候,也时常通过强调母亲的亲自哺乳来表达对母恩的怀念。如明代陈氏所生"四男二女皆亲乳哺,每食必亲视之";[4]秦氏"前后举不

---

　　① 古代社会在有关孝悌的记载中时常会有男性哺乳的记载。如"孟景休事亲以孝闻,丁母忧,哀毁逾礼,殆至灭性。弟景祎年在襁褓,景休亲乳之,乳为之出";"毕构,为益州长史,兼按察使……构性至孝,初丁继亲忧,其萧氏、卢氏两妹,皆在襁褓,亲乳之,乳为之出。及其亡也,二妹皆恸哭,绝者久之"。[唐]刘肃等撰,恒鹤等点校:《大唐新语(外五种)》,上海:上海古籍出版社,2012年,第48、50页。

　　② [元]孔齐撰,庄敏、顾新点校:《至正直记》卷一,上海:上海古籍出版社,1987年,第34页。

　　③ [清]周广业:《循陔纂闻》卷一,《续修四库全书·子部·杂家类》,第1138册,上海:上海古籍出版社,1996年,第563页。

　　④ [明]陈懿典:《陈学士先生初集》卷十七《钟怀松封公暨配陈孺人行状》,《四库禁毁书丛刊·集部》,第79册,北京:北京出版社,1998年,第292页。

孝兄弟皆亲乳哺，未尝一置保姆"；①林氏"先慈二十三生不孝，不孝生，而不接他人乳，母怜而自乳之"。② 历代类似的记载甚多，均表达了子女对母亲亲自哺乳的感念。这些记载一方面体现的是对母亲操劳的感恩，一方面则表达出子女认为"亲乳哺"使母子关系更亲近，显现亲授母乳的子女之孝是发自内心的，而不是传统"孝道"规训的结果。

图 2-1《东汉妇人乳儿陶俑》是一件古人表达母亲哺乳形象的作品。陶塑制作者可能在看到妇人为儿"授乳"的景象时被感染，最终将其形塑，为我们认识古代社会妇女哺乳留下宝贵的感性材料。陶塑中妇人的衣饰十分简单，可能是一位下层妇女，她一手抱婴儿，一手托乳房呈哺乳状，面露微笑，貌似在体会哺乳带来的幸福感。受当时陶塑技术的限制，妇人的乳房塑造得十分古朴，展露在衣外的一只乳房更形似置于幼儿嘴边的食物。图 2-2 为四川宝顶山摩崖石刻中一座宋代"哺育不尽恩"的石雕，对母亲乳房的雕刻已十分形象，母亲丰满的乳房并不具备审美意涵，而是象征乳汁的丰满。石雕下方所刻的颂词"不愁脂肉尽，唯恐小儿饥"，表达出母亲为哺乳子女，全然不顾自己身体消耗的付出。

---

① ［明］杨守勤：《宁澹斋全集》文集卷七《敕封安人先妣秦氏行述》，《四库禁毁书丛刊·集部》，第 65 册，北京：北京出版社，1998 年，第 383 页。

② ［明］郭之奇：《宛在堂文集》卷二十七《先母太安人徽齐林氏行略》，《四库未收书辑刊》，第 6 辑第 27 册，北京：北京出版社，2000 年。

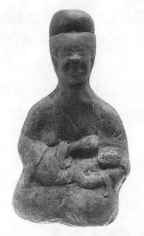 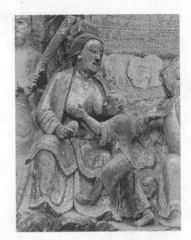

图 2-1 《东汉妇人乳儿陶俑》① 　图 2-2 "哺育不尽恩"的局部②

　　除却乳养小儿,女性的乳房在家庭事亲中还发挥着另一个重要的作用——乳姑。北宋欧阳修等编撰的《新唐书》中有一则崔山南③祖母唐夫人乳养其婆婆长孙夫人的故事流传甚广:"山南曾祖母长孙夫人年高无齿,祖母唐夫人事姑孝,每旦,栉縰笄拜阶下,升堂乳姑。长孙不粒食者数年。"④借助唐夫人的乳汁,其婆母竟然可以数年不食粒米而延年,这是古人对妇人乳房作为生命哺育者认识的一种延伸。后来,元代郭居敬将这则故事选入《二十四孝》,使得"乳姑"行为成为孝妇的典范。明代吕坤的

────────────

　　① 《东汉妇人乳儿陶俑》,南京博物馆馆藏。

　　② 四川宝顶山摩崖石刻《父母恩重经变相》雕塑群中的第六组,宝顶山第 15 号,雕塑时间约为 1174—1252 年。

　　③ 姓崔,名管,字从律,唐代博陵(今属河北)人,官至山南西道节度使,人称"山南"。

　　④ [宋]欧阳修编撰:《新唐书》卷一六三《列传第八十八》,北京:中华书局,1975 年,第 5027 页。

《闺范》在"妇人之道"中也记载了这个故事，但他对此事的评价是"唐夫人事姑，乃夺子之乳以乳之，非真心至爱出于自然，何能思及此哉"①。宋、元的文本并未言及唐夫人是否绝子之乳来乳姑，而明代吕坤特意点出"夺子之乳乳姑"以彰显唐夫人孝心之诚。图 2-3 为清代画家王素绘制的《唐夫人乳姑不怠》，我们看到的是唐夫人手托乳房乳姑，小儿嬉戏于旁的画面。古代社会除却春宫画和医疗绘画外，女性的身体都在层层衣物的包裹之下，即便画作表达的中心是"乳姑"，我们在这幅画中也几乎看不到唐夫人的乳房。

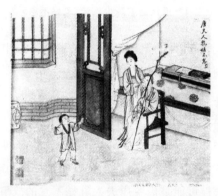

图 2-3　清代画家王素绘《唐夫人乳姑不怠》②

图 2-4 为近代画家陈少梅的《乳姑不怠》图，画作场景、人物形态均与王素图基本一致，唯一的不同是唐夫人的视线依然看向庭院，但是已经没有了孩子的踪影，大概是对有小儿待乳而乳

---

① ［明］吕坤：《闺范》，《吕坤全集》上，北京：中华书局，2008 年，第1500～1501 页。

② ［元］郭居敬文，许介川书法，［清］王素绘画：《唐夫人乳姑不怠》，《二十四孝书画》，福州：福建美术出版社，2004 年，第 45 页。

婆母的行为,民国时期的人已经很难认可了吧。

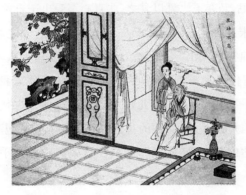

图 2-4　近代画家陈少梅绘《乳姑不怠》①

　　至清代,孝妇乳姑的记载开始频见于地方志中。雍正年间编修的《浙江通志》记载,"夏冕妻王氏……年二十三而寡,遗孤二人俱在襁褓,姑老齿落,氏每晨起先以其乳乳姑,二雏呱呱勿顾也"。② 王氏因丈夫早死而守寡,留下两个襁褓中的小儿,但是由于婆婆年老牙齿掉落无法正常饮食,王氏便每日晨起后先以其乳汁乳姑,两个在襁褓中的小儿嗷嗷待哺也不顾及,这里晨起乳姑的写法极可能是借鉴唐夫人乳姑不怠的故事。嘉庆朝有一周氏,因其婆母患膈食病,③吞食困难,周氏也效法"乳姑"之孝道夺子之乳以乳姑,婆婆的病最终得以治愈。④ 同治年间湘

----

　　① 陈少梅:《陈少梅二十四孝图》,天津:天津人民美术出版社,2005年,第 17 页。

　　② [清]嵇曾筠:《(雍正)浙江通志》卷二百八,《文渊阁四库全书》,第523 册,上海:上海古籍出版社,2003 年。

　　③ 膈食病:中医称具有下咽困难、胸腹胀痛、吐酸水等症状的病。

　　④ [清]陈梓:《删后文集》卷十《沈母周孺人传》,清嘉庆二十年胡氏敬义堂刻本。

人李元度在《国朝先正事略》中记载了一则弃儿乳母的故事："周孝子士晋,字康侯,江苏嘉定人。生有至性,母病久,倾家疗之,赀尽。医言惟得人乳可再生。时家已罄,无力雇乳妪,孝子谋于妻李氏,即弃其九月儿,以乳乳母,三月而母病瘳。"[①]周士晋为救母而将九月小儿丢弃,这与《二十四孝》中"郭巨埋儿"的故事如出一辙,但内容仍然是"乳姑"的翻版。

在这些孝妇乳姑的故事中,婆婆的形象多是年老齿落须靠人乳为食或因病须人乳治疗,而孝妇乳房中的乳汁得以充当食物或作为药物在家庭事亲中发挥重要的作用。这显然与西方文化将孩子与丈夫置于争夺女性乳房的两端不同。[②] 中国古代大量断儿乳以乳姑与弃子乳姑的故事实际上是将家庭中的"长"与"幼"置于妇人乳养的两端,而很多时候至孝是通过弃子行为来体现的。由于授乳的对象是婆婆而不是母亲,并不能将这一行为简单解释为反哺,而要认识到这一行为从侧面反映出在古代男性主导的社会中,传统观念对女性家庭角色的肯定多是为"妇"的角色而不是为"女"的角色。

2.乳养他人子嗣的乳母

在代乳品出现之前,新生儿多赖人乳存活,在生母因各种原

---

① ［清］李元度著,易孟醇校点:《国朝先正事略》卷五十八《周孝子事略》,长沙:岳麓书社,1991年,第1314页。

② 在西方国家的历史文献中,常见丈夫因为性的问题而剥夺妻子的哺乳权的记载,妻子们通常选择将孩子寄养到奶妈家里。参考［美］马莉莲·亚隆著,何颖怡译:《乳房的历史》,北京:华龄出版社,2003年。

因不能亲乳的情况下,雇用乳母代乳是传统社会常见的方法。①
据学者研究,中国传统社会由乳母代乳的历史十分悠久,至早在
周代,王室之家已经由乳母代乳其新生成员。②《大戴礼记》记
载,周成王出生后即由乳母喂养,"成王生,仁者养之,孝者褓之,
四贤傍之"。③ "仁者养之"即由有德的妇女充当周成王的乳母。
公元前706年,鲁庄公出生以后,也由乳母照顾,"九月丁卯,子
同生。以大子生之礼举之,接以大牢,卜士负之,士妻食之"。④
这里"士妻食之"即由士之妻充当乳母。北魏孝明帝生,由于此

---

① 传统社会专以乳养他人子嗣为生的女性群体,已经受到部分学
者的关注,如李贞德:《汉魏六朝的乳母》,李贞德、梁其姿主编:《妇女与社
会》,北京:中国大百科全书出版社,2005年,第92~131页。另外李贞德
的《女人的中国医疗史——汉唐之间的健康照顾与性别》第五章也专章讨
论"乳母",台北:三民书局,2008年,第205~246页。刘丽琴:《论唐代乳
母角色地位的新发展》,《兰州学刊》,2009年第11期,第215~218页。刘
相雨:《论〈红楼梦〉中的乳母形象——兼谈古代小说中乳母形象的发展与
演变》,《红楼梦学刊》,2005年第4辑,第137~146页。熊秉真:《幼幼:传
统中国的襁褓之道》,台北:联经出版事业公司,1995年。

② 关于中国传统社会产子让乳母代乳的原因,熊秉真认为雇乳母
多数是出于缩短妇女的生育间隔的考虑,因为哺乳会延迟再次怀孕的时
间。熊秉真:《幼幼:传统中国的襁褓之道》,台北:联经出版事业公司,
1995年,第135页。也有学者注意到部分家庭中生母实际上乐于卸除哺
育的责任。参见[美]白馥兰著,邓京力、江湄译:《技术与性别:晚期帝制
中国的权力经纬》,南京:江苏人民出版社,2010年,第278页。还有学者
指出,传统妇科认为乳汁是血液转化的,故哺乳形同失血,为保初产子母
亲的健康,也会雇用乳母代乳,参见[美]伊沛霞著,胡志宏译:《内闱:宋代
妇女的婚姻和生活》,南京:江苏人民出版社,2006年,第158页。

③ [汉]戴德撰,卢辩注:《大戴礼记》卷三,北京:中华书局,1985年,
第41页。

④ [周]左丘明著,蒋冀骋标点:《左传》,长沙:岳麓书社,1998年,第
19页。

前宣武皇帝频丧皇子,因此对孝明帝"深加慎护,为择乳保,皆取良家宜子者养于别宫"。① 由上述记载可以看出,为周成王选择乳母的标准是有德之人,而为鲁桓公之子选择的乳母是"士之妻",北魏孝明帝的乳母则是出身良家、富于生育能力的健康女性。郑玄《仪礼疏》记载:"汉时乳母,则选德行有乳者为之,并使教子。"②即汉代乳母选择注重其德行,是希望乳母能够养、教并举。这些选择标准虽不细致,但仍可看出古代皇室在为新生成员选择乳母时,对其德行、出身及身体状况都十分在意。其后社会选用乳母越来越普遍,皇室之家"乳母取官婢"③,公卿富贵之家也多雇乳,普通家庭对乳母的身份、德行要求显然已很难实现,乳母的身体健康状况、性情逐渐成为重要的考量对象,其标准主要由传统的医者制定。

唐代名医王焘在《外台秘要》中转记崔氏④对乳母的认识:

> 乳母者,其血气为乳汁也。五情善恶,悉血气所生,其乳儿者,皆须性情和善,形色不恶,相貌稍通者。若求全备不可得也,但取不狐臭、瘿瘘、气嗽、疬疥、痴癃、白秃、疬疡、渖唇、耳聋、齆鼻、癫痫,无此等疾者便可饮儿。师见其身上

---

① [宋]李昉:《太平御览》第一百四十卷《宣武胡皇后》,《景印文渊阁四库全书》,第894册,台北:台湾商务印书馆,2008年,第411页。

② [汉]郑玄:《仪礼疏》卷第五,《四库家藏:仪礼疏注》,济南:山东画报出版社,2004年,第73页。

③ [汉]卫宏:《汉官旧仪》卷下,[清]孙星衍等辑、周天游点校:《汉官六种》,北京:中华书局,1990年,第46页。

④ 崔知悌,初唐时期官至户部尚书,为官之余研究医学,著有《纂要方》十卷、《骨蒸病灸方》一卷、《产图》一卷,均已亡佚,王焘《外台秘要》对其医方、医学观点多有转述。

旧灸瘢,即知其先有所疾,切须慎耳。①

值得注意的是,孙思邈《千金要方》②与刘昉《幼幼新书》③中的观点与王焘在此的记载基本一致,连病名顺序都没有变化,应当都是来自崔氏的论述。宋医刘昉在《幼幼新书》中还记载了医者杨大邺有关选择乳母的建议:"择乳母精神爽健、精神详慢、智慧深远、身无疾病、脂肉肥润、温厚淳善、能调理乳食,何疾更生?"④即认为乳母健康、精神等方面的状态直接影响到小儿的健康。唐宋时期的医者基本上都认为乳汁是女性身体血气的转化,乳母的性情、疾病等都会因为授乳而传给小儿,因此他们强调乳母性情和善,身体健康者方可雇为乳母。

明清医者对乳母选择开始更多关注乳汁的质量。如明代以妇科、儿科见长的医者万全认为:"当择乳母必取无病妇人,肌肉丰肥、性情和平者为之,则其乳汁浓厚甘美、莹白温和,于子有益。如病寒者乳寒,病疮者乳毒,贪口腹者则味不纯,喜淫欲者

① [唐]王焘:《外台秘要》卷三十五《拣乳母法一首》,北京:中国医药科技出版社,2011年,第643页。
② [唐]孙思邈:《备急千金要方》卷第五《择乳母法》,蔡铁如主编:《中华医书集成·方书类1》,第八册,北京:中医古籍出版社,1997年,第79页。
③ [宋]刘昉撰,幼幼新书点校组点校,马继兴、余瀛鳌、于文忠审定:《幼幼新书》卷四,北京:人民卫生出版社,1987年,第89页。
④ [宋]刘昉撰,幼幼新书点校组点校,马继兴、余瀛鳌、于文忠审定:《幼幼新书》卷二十七,北京:人民卫生出版社,1987年,第1061页。

则气不清，何益于子？故宜远之。"①即认为若乳母的乳汁浓白温和则对小儿身体有益，若乳母体寒或体有疮，或贪吃，或性欲过盛，其乳汁则会或寒或毒，不能以其乳儿。

可以看出，古代社会新生儿家庭对乳母的选择十分重视。最初，对乳母的选择看重出身，"士妻""大夫之妾"才有资格担任王室子嗣的乳母，同时也十分重视乳母的德行、性情，希望乳母做到养、教并重。后来乳母多为奴婢，在其出身、德行已难考虑的情况下，乳母选择开始转向对身体素质及乳汁质量提出要求，即对乳母的要求从过去养、教并重转为仅对乳养的重视。乳母角色的价值逐渐单纯地以乳房的哺乳功能为判断依据。

尽管古代社会新生儿家庭雇佣乳母的现象十分普遍，但一直有反对雇乳母的声音。宋代士人即谴责富人雇乳而穷人子不得乳的现象："富人有子不自乳，而使人弃其子而乳之，贫人有子不得自乳，而弃之乳他人之子……是皆习以为常而不察之也，天下事习以为常而不察者，推此亦多矣，而人不以为异，悲夫！"②宋代理学家程颢也抨击买乳母乳养自己的孩子而导致乳母之子饿死的行为：

> 今人家买乳婢，亦多有不得已者。或不能自乳，须著使人。然食己子而杀人之子，不是道理。必不得已，用二乳而食二子。我之子，又足备他虞，或乳母病且死，则不能为

---

① ［明］万全：《万氏家传育婴》卷一《鞠养以慎其疾四》，《续修四库全书·子部·医家类》，第 1010 册，上海：上海古籍出版社，1996 年，第 456 页。

② ［宋］晁说之：《晁氏客语》，长沙：岳麓书社，2005 年，第 26 页。

害。……若不幸致误其子,害孰大焉!①

为此,程颢建议,若生母不能自乳,不得已须雇乳母时,应同时雇用两个乳母轮换乳养,这样每个乳母可以乳养两个孩子,不会因为乳养雇主的孩子而导致乳母的孩子饿死。元代《郑氏规范》则直接规定:"诸妇育子,苟无大故,必亲乳之,不可置乳母以饥人之子。"②传统士人多从雇乳可能导致乳母之子饿死的角度对社会上的雇乳现象进行否定,认为"饥人之子"是一种不义的行为。

许多母亲也意识到这一点,明代焦竑为一位陈氏所写的墓志铭中即提到,陈氏认为让别人弃子以乳其子将会于心不安,"年二十一女生,时贵家鲜自乳者,孺人曰:子不自乳,使人弃其子而乳之,吾不安。其卓见如此,阅三载孪生二子"。③ 焦竑认为当时富贵之家皆用乳母,陈氏能有如此见解是十分可贵的,故他论述到陈氏"阅三载孪生二子",认为是这种善行所得的果报。此外,诸如"子女之生,不求乳母必亲乳之,曰:饥人之子吾不忍也"④等等,这些记载告诉我们在古代中国,富贵之家偶有生母亲乳的例子,但也从侧面传达出雇佣乳母在古代是极其普遍的现象。

综上所述,中国传统社会对女性身体生育功能的重视超过

---

① [宋]程颢:《程氏家训》,程鹰、张红均编:《二程故里志》,开封:河南大学出版社,1992 年,第 97 页。

② [元]郑太和:《郑氏规范》,北京:中华书局,1985 年,第 17 页。

③ [明]焦竑:《焦氏澹园续集》卷十五《陈孺人墓碣铭》,《续修四库全书·集部·别集类》,第 1365 册,上海:上海古籍出版社,1995 年,第 90 页。

④ [明]吴宽:《家藏集》卷第六十八《虞母邹宜人墓志铭》,《文渊阁四库全书·集部·别集类》,第 1255 册,上海:上海古籍出版社,1991 年,第 659 页。

对其乳房哺乳功能的重视,所以在新生儿乳养上并不特别强调生母亲乳。传统社会对慈母亲乳的肯定及对孝妇乳姑的表彰或者对乳母代乳的论述,基本上都是在家庭范围内对这种哺乳角色价值进行评价,但是近代以来的国族话语很快改变了社会对女性哺乳角色的认识。

(二)国族话语与女性哺乳角色的转变

19 世纪中期以后,清王朝在军事上接连败于西方列强,引起了清廷及社会上有识之士对于社会变革的省思。而甲午一战,败于惯被清廷视为"蕞尔小国"的日本,使得寻求强国之路的知识分子在震惊之余开始反观自身,逐步认识到民弱与国弱之间的关系。在一种普遍的亡国焦虑之下,知识分子开始有了对国人应具有强壮体质的诉求。"保国、保种""强国、强种"逐渐成为清末民初国族话语的关键词。严复在《原强》中提出国家富强的三要素是民力、民智、民德。这里"民力"指的即是国民的体质。他深刻认识到国民体质与国家富强之间的关系,因此将"民力"看作国家富强之基。在强调"民力"的重要性时,严复列举西欧国家的人民:"操练形骸,不遗余力。饮食养生之事,医学所详,日以精审,此其事不仅施之男子已也,乃至妇女亦莫不然。盖母健而后儿肥,培其先天而种乃进也。"而相形之下,当时中国男子的身体深为鸦片所害,而女子的体质多为缠足所伤,若不早日解决这两大问题,"则变法者,皆空言而已矣"![1] 这种将个人身体强弱与国家富强与否相关联的说法,被当时知识分子普遍接受。中国人的身体自此卷入国族话语之中,而将女性身体与

---

① 严复:《原强》修订稿,《严复集》第一册,北京:中华书局,1986 年,第 28~29 页。

种族未来相勾连的话语则成为维新以后各个时期进行女体改造时最主要的言说方式。

在清末反缠足运动之中，康有为、梁启超等维新人士及反缠足支持者多将妇女的缠足与传种、强国相联系。[①] 康有为在1898年的《请禁妇女缠足折》中指出"妇女裹足"不仅于"卫生实有所伤"，且"血气不流，气息污秽，足疾易作，上传身体，或流传子孙，奕世体弱，是皆国民也，羸弱流传，何以为兵乎？……今当举国征兵之世，与万国竞，而留此弱种，尤可忧危矣"。他主张严禁妇女缠足，认为唯如此，则"举国弱女，皆能全体，中国传种，渐可致强"。[②] 在康、梁等人的宣传下，社会对女子缠足导致种族衰弱的认识逐渐加强，因缠足而孱弱的女性身体具有一种原罪，举国男子之弱全因妇女的缠足，甚至有人激愤地声称，"到天下妇女之足者患犹小，丧天下男子之志者患无穷也"。[③] 也就是说晚清忧国忧民的志士在反缠足过程中关心的并不是女性身体状况的好坏，而是具有生育功能的女性将直接关联到国家民族的未来，不得不对女性身体进行重塑。传统社会女性承担生育责任，其身体的强弱，仅与个体的家庭或家族相关联。但在国族话语的操纵下，其生育角色发生了巨大变化，女体的强弱与生子的强弱不再仅仅是一个家庭或家族的事情，而是关乎民族国家未

---

① 有关晚清民初的反缠足话语，杨兴梅的研究十分细致，杨兴梅：《身体之争：近代中国反缠足的历程》，北京：社会科学文献出版社，2012年。

② 康有为：《请禁妇女缠足折》，汤志钧编：《康有为政论集》，上册，北京：中华书局，1981年，第336页。

③ 黄鹤生：《中国缠足一病实阻自强之机并肇将来不测祸说》，《时务报》，第35册，1897年8月8日。

来的大事。

　　我们可以看出在国族衰微之时，清末知识分子并未尝试让女性与男性并肩投入变法或改良等富强国家的道路之中，而是让女性继续留在家庭中，只是将女性在家庭内的价值扩大化，把女性过去为家族传宗接代的责任提升到为国家贡献的高度。进入 20 世纪后，女性被一些有识之士赋予"国民之母"的身份，最终仍然是将女性身体的价值限制在"母职"上。例如，1903 年，金天翮在《女界钟》中说道："国于天地必有与立，与立者国民之谓也。而女子者，国民之母。"①一年以后，他在《女子世界》发刊词中，阐发了重塑"国民之母"的重要性："女子者，国民之母也。欲新中国，必新女子；欲强中国，必强女子；欲文明中国，必先文明我女子；欲普救中国，必先普救我女子，无可疑也。"②此后，近代知识分子在进行女性论述时，常用女子者"国民之母"的话语。然而，这里的"国民之母"实意为"诞育国民之母"③，只不过是生育国民的女性而已。在许多人看来，女性与男性不同，女性不是纯粹的"国民"，而是"国民之母"。"她"为国家实现价值的方式也不是直接的，而是间接地通过生育一个健康的"新国民"来实现。因此，近代中国对女性身体的重塑，实际上是为了让女性更好地实现其生育价值。

　　当然，近代对女性生育的重视并不仅限于产子。生育过程

---

　　①　金天翮著，陈雁编校：《女界钟》，上海：上海古籍出版社，2003 年，第 4 页。

　　②　金一：《女子世界发刊词》，《女子世界》，第 1 卷第 1 期，1904 年 1 月，第 1 页。

　　③　金天翮著，陈雁编校：《女界钟》，上海：上海古籍出版社，2003 年，叙第 4 页。

本身包含"生子"与"哺育"两部分，对"新国民"的乳养同样十分重要。清末以来，妇女多染束胸之习，穿着紧身的内衣，尽量将两乳压得平坦。在1910年代初期，即有人已注意到女子束胸对身体的妨害，[①]束胸对哺乳的损害也时常被论及[②]，但是并未引起广泛的社会关注。直到1927年"天乳运动"时期，女性的乳房才开始超越缠足成为社会对女性身体关注的新焦点。

1927年7月，广东省政府民政厅厅长朱家骅在查禁束胸的提案中提到，女性束胸的不良习惯"实女界终身之害，况妇女胸受缚束，影响血运呼吸，身体因而衰弱，胎儿先蒙其影响。且乳房既被压迫，及为母时乳汁缺乏，又不足以供哺育，母体愈羸，遗种愈弱，实由束胸陋习，有以致之"。[③] 此后，安徽省教育厅颁行的禁止束胸令也强调："乳部因经过长期间之束缚，于生男育女，关系极巨，影响所及，足致民族于衰弱地位，其为害实倍于缠足束腰！"[④]这种话语表达与此前的反缠足运动如出一辙，反缠足运动的提倡者们将女性的缠足行为直接与其生育相联结，而反束胸话语的表达者们则将女性乳房状态直接与其哺乳功能相联系，其目标皆指向国族、国民体质的强壮与否。

由于意识到哺乳对于小儿健康的重要性，近代社会开始呼吁生母亲乳，以改变当时社会中上层之家广泛雇乳乳儿的现象。

---

① 《编辑余谈》，《申报》，1911年9月26日，第35版。

② 沈维桢：《论小半臂与女子体育》，《妇女杂志》，第1卷第1期，1915年，家政第1～2页；张舍我：《沪滨随感录》，《申报》，1920年4月25日，第14版。

③ 《朱家骅提议禁革妇女束胸》，《广州民国日报》，1927年7月8日，第5版。

④ 《令饬禁止女子束胸》，《安徽省教育行政周刊》，第2卷第46期，1929年，第28页。

与传统社会从道义出发反对雇乳不同，近代社会对生母亲乳的强调主要是从新生儿的健康入手，认为唯有生母亲乳，才能确保幼儿的健康，也就是"新国民"的健康。公共舆论开始强调母乳对小儿健康的重要性："盖小儿食母之乳，乃天然养料。母以自己之乳喂儿，亦天然所生成。小儿不食其母之乳，而食他人之乳，于身体发育不能适宜。"[1]1906 年，留日学生孙清如在《论女学》中写道："体质何以强？得其养而已；何以弱？失其养而已。夫养之豫，孰有逾于母哉？"[2]况且女性产后乳房即自行泌乳是其哺乳本能的体现，哺乳因此被认为是母亲的"天赋之职"，妇人除体弱疾病外，必须练习哺育以尽其天职。[3] 到 1920 年代，对生母亲乳的强调最终上升为对国家的义务，许多女性期刊或家庭杂志普遍宣扬母亲亲自哺乳是"对孩子之恩爱"，更是"对国家之义务"。[4] 由于社会将儿童作为民族未来予以重视，传统的雇乳现象也被否定，奶妈被认为是"粗莽而无知识的"，倘若把自己精血所结成的小儿交予奶妈，"暴丧一己的精血还是小事"，"伤害种族进展"的罪责则不轻。[5] 在国族话语的参与下，原本属于女性私密空间的哺乳行为，开始成为公共舆论空间讨论的对象，那些自觉为国族哺乳"小国民"的母亲会受到褒奖，而以各种理由拒绝亲自哺乳的母亲则会受到类似"误国、害种"等国族话语

---

① 竹庄：《育儿法》，《女子世界》，第 12 期，1904 年，第 1 页。

② 清如：《论女学》，《中国新女界杂志》，第 2 期，1907 年，第 1 页。

③ 质园：《育婴宝鉴（续）》，《妇女杂志》，第 1 卷第 5 号，1915 年，译海第 9 页。

④ PM 生：《小儿应当怎样给乳》，《家庭杂志》，第 9 期，1922 年 9 月，第 1～4 页。

⑤ 朱季青：《良母—奶妈》，《医学周刊集》，第 2 卷，1929 年，第 123 页。

的挞伐。

中国传统社会认为作为哺乳者的女性并不一定非得是生母,乳母代乳实际上是一种较为普遍的现象。而无论是生母亲乳还是乳母代乳,传统社会对哺乳者角色的讨论基本上是在私领域的家庭之内。到了近代,这种情况才开始发生变化。晚清以降,国家寻求富强的诉求成为全社会的一种集体诉求,而落实到个人身体上,则转化为对强壮体质的诉求。女性的身体同样被裹挟进国族话语之中,传统道德对妇女母职的要求被近代国族话语取代,在这种话语体系中,女性被赋予"国民之母"的身份。妇女作为母亲的角色被一再强化,社会也越来越重视生母亲乳,女性的哺乳不再是私领域的家庭行为,而开始成为一种国民责任。为国族哺育未来的女性乳房也具有了政治意涵。

二、哺乳方式的变化

(一)传统医者的哺乳建议

生母亲乳与乳母代乳一直是传统社会幼儿乳养的两种主要方式。不过不管是在传统社会还是在晚近都市社会中,如何哺乳都往往并非由担当哺乳者的母亲或乳母决定。她们一般在家中长辈或医者的指导下进行哺乳,尤其是当哺乳者的乳房由于哺乳行为而发生疾病或小儿患病时,医者的建议显得尤为重要。这些指导或建议主要体现在对哺乳者身体的要求及对日常哺乳的次数与乳量的规定上。

传统医者对新生儿哺乳的重视很大一部分体现在对母亲或乳母的乳汁要求上。孙思邈认为妇人乳汁的状态会直接影响到小儿的健康,他将不当哺乳可能发生的情况一一列出,希望授乳的母亲或乳母在哺乳之前注意:

夏不去热乳，令儿呕逆；冬不去寒乳，令儿欬痢。母新
房以乳儿，令儿羸瘦，交胫不能行。母有热以乳儿，令变黄、
不能食；母怒以乳儿，令喜惊、发气疝，又令上气癫狂。母新
吐下以乳儿，令儿虚羸。母醉以乳儿，令儿身热腹满。①

即冬夏乳儿要注意乳汁的寒热，须去除后方可乳儿；房事后、母
体有热、母怒、呕吐后及醉后都不可乳儿。同时，乳儿不得用隔
夜乳，若欲睡也不可乳儿，一方面是小儿食不知自止，会导致饥
饱不定，另一方面担心乳房填塞小儿口鼻，发生窒息事件。

　　中国传统社会的医者普遍认为小儿的疾病多是由于乳养不
当所致，即所谓的"乳哺不时"或"饥饱不节"。如孙思邈认为：
"小儿无异疾，唯饮食过度，不知自止，哺乳失节；或惊悸寒
热。"②也就是说小儿并不会得疑难杂症，多数病症是因为饮食
过饱、哺乳者哺乳失节所致。宋代医者刘昉在其医书《幼幼新
书》中认为，小儿的腹胀、痫、疳等多种疾病的发生归因于乳哺不
节、乳哺冷热不调或不宜等。③　传统幼科医者特别注重哺乳之
道的论述。妇科或幼科著作中一般都会特别列出乳儿或哺儿方
法，宋代的《小儿卫生总微论方》写道："凡乳母慎护养儿，乳哺欲
其有节，襁褓欲其有宜。达其饥饱，察其强弱……盖自有道，不

---

　　①　［唐］孙思邈撰，刘清国等主校：《千金方》，北京：中国中医药出版
社，1998年，第80页。
　　②　同上，第93页。
　　③　［宋］刘昉撰，幼幼新书点校组点校，马继兴、余瀛鳌、于文忠审定：
《幼幼新书》，北京：人民卫生出版社，1987年。

可不知也。"①即乳母乳养小儿应做到乳哺有节,襁褓不冷不热;要做到能感知小儿的饥饱,也能察觉出小儿身体的强弱。因为幼儿的乳养有一套方法,养护小儿的母亲或乳母不能不知道。

然而,至于母亲或乳母一日之内应当哺乳小儿几次,每次乳儿的量是多少,中国古代的医者并没有明确的表达,而是一再地强调要哺乳有时、有常量。至于如何判定这个常量,孙思邈建议:"凡乳母乳儿……勿令乳汁奔出,令儿咽,夺其乳令得息,息已,复乳之,如是十反五反,视儿饥饱节度,知一日之中几乳,而足以为常。"②即乳哺之初乳汁会喷涌而出,为避免小儿来不及吞咽而呛噎,要反复夺出乳头,令小儿有喘息的时间,如此五次或十次后再乳儿;同时在哺乳时观察小儿饥饱的情形,然后据此决定每日哺乳的次数,将之作为哺乳的常量。

关于小儿哺乳到几岁,古代医者的观点也不尽相同。宋代《幼幼新书》记载:"钱乙③云:儿多因爱惜过当,三两岁犹未饮食,致脾胃虚弱,平生多病。半年后宜煎陈米稀粥、粥面时时与之,十月后渐与稠粥烂饮,以助中气,自然易养少病。"④钱乙虽未明确点出小儿应当于何时断乳,但是对于当时社会上爱儿太过,两三岁还未喂辅食的现象进行了批判。钱乙认为生儿半年即当添加陈米稀粥做辅食,十月以后乳汁已经不能满足小儿身

---

① [宋]佚名:《小儿卫生总微论方》卷二《慎护论》,金沛霖主编:《四库全书子部精要》上,天津:天津古籍出版社,1997年,第1009页。

② [唐]孙思邈:《千金翼方》卷十一《小儿》,太原:山西科学技术出版社,2010年,第229页。

③ 钱乙(1032—1113)是宋代著名的幼科医家,可惜其著述均散佚。

④ [宋]刘昉撰,幼幼新书点校组点校,马继兴、余瀛鳌、于文忠审定:《幼幼新书》卷四《哺儿法》,北京:人民卫生出版社,1987年,第96页。

体所需，需要喂食稠粥烂饭来助身体之中气。明代的医者王肯堂认为，小儿年至四五岁当断乳，①这比宋代医者的建议要长三四年的时间。不过传统社会"三岁断乳"是较常见的说法，如清代《三农纪》记载："子生三年，然后免于父母之怀，是时也。自能言笑举止，可少息劬劳，宜断乳自哺，令其己养，别立乾坤，此天地生成自然之理，凡有血气者，莫不皆然。"②然而，这些断乳的建议并不见得完全有效，有些父母可能过分爱子，"八九岁犹哺乳不辍"③的现象所在多有。

传统中医对乳哺方法、每日哺乳次数及小儿饥饱的判定自有一套方法。然而这种判断通常都是以约数表达，其实是相当模糊的。对断乳的建议，不同时期看法也有所不同，传统中医关于乳哺次数、乳量的模糊性界定在近代受到西医医者的指责与否定。西医科学哺乳、定时定量的指导逐渐被近代都市中的"新母亲"所接受，传统的哺乳方式遂遭淘汰。

（二）科学话语与晚近哺乳方式的变化

晚清中国士人在最初接触西洋技术时，曾一度将它们蔑称为"奇技淫巧"，但是两次鸦片战争的失利使这种观念发生了转变。最初，清末中国社会对西方科学的关注集中于船坚炮利的军事科技，是出于"强兵自卫"的政治目的，对人们日常社会生活所产生的影响不大。但在与西方国家进行数次战争后，沿海、沿

---

①　[明]王肯堂：《证治准绳》卷七十一，《四库医学丛书》，上海：上海古籍出版社，1991年。

②　[清]张宗法：《三农纪》卷十，《续修四库全书·子部》，第975册，上海：上海古籍出版社，1995年，第699页。

③　[明]姚夔：《姚文敏公遗稿》卷八《坤德传》，《四库全书存目丛书·集部·别集类》，第34册，济南：齐鲁书社，1997年，第541页。

江开放的口岸城市与通商贸易,使得西洋各国在日常生活领域的科技成果与科学思想,逐渐传播并渗透到近代中国都市生活的各个角落。在西方军事科技的震慑作用下,加之对中西方在物质文明方面有巨大落差的认识,近代中国知识分子甚至社会大众最终被西方现代科学文明的精神与物质所征服,对西洋科学技术的认识从无知的藐视迅速转变为盲目的尊崇。至于近代中国社会对科学的尊崇程度,胡适曾谈道:

> 这三十年来,有一个名词在国内几乎做到了无上尊严的地位;无论懂与不懂的人,无论守旧和维新的人,都不敢公然对他表示轻视或戏侮的态度。那个名词就是"科学"。这样几乎全国一致的崇信,究竟有无价值,那是另一个问题。我们至少可以说,自从中国讲变法维新以来,没有一个自命为新人物的人敢公然诽谤"科学"的。①

从这段话可以看出,"科学"在近代中国树立了一种威望。维新以后,知识分子或普通大众,无论懂或不懂,均一致崇信科学,即便是有人不认可,也不敢公然藐视科学。而西方科学思想在近代中国日常生活领域的贯彻主要体现在对"卫生"与"营养"的重视上:"卫生"代表的是一种身体状况洁净、无病的观念;而"营养"是近代西方生物医学中的概念,它表示人体需要从不同的食物中摄取水分、蛋白质、碳水化合物、维生素等维持生命。近代大多数家庭杂志或医药杂志在指导妇女如何哺育新生儿时,基

---

① 胡适:《科学与人生观·序》,上海:上海亚东图书馆,1923 年,第 2~3页。

本上是以"卫生"与"营养"为标准的。

早在 19 世纪中期，英国医疗传教士合信①即对当时中国富贵之家普遍雇乳的现象不以为然，他说："本母之乳与小儿体质恰合，吮之儿肥健，此益在子者也。乳得儿吮，母之身体转益壮健、精神爽适；或子宫血露太多，得儿吮乳而血止；或素患他病，得儿吮乳而病愈，此益在母者也。"而让他人哺乳自己的孩子不仅乳汁可能与小儿体质不和，本母之乳不经小儿吮吸，也极易得乳痈、乳炎等病症，哺乳婴儿是母子两益之事，不应惜乳致患。②合信的这一主张与中国传统社会的认识不同，传统社会在谈及哺乳之时，一般仅从小儿的身体状况出发，甚少关注哺乳还牵涉生母的体质这一问题，而且传统社会认为乳汁由血液转化而来，生母亲自哺乳并不利于母体健康。

但随着国族话语对母乳的提倡、西方工业生产代乳粉的传入，近代中国新生儿的乳养基本上是生母亲乳、乳母代乳与代乳品哺乳三种方式并存。社会对三种哺乳方式的优劣也有一个基本的认知，即：

> 哺乳小儿，自来付之亲生乳母，倘乳母因积病或他故无乳时，必借他乳母以哺养之；若他乳母复病毒素，致小儿不易发育，或竟以此感传疾病，或竟不得他人之乳时，则惟有借人工法以营养之。③

---

① 合信(1816—1873)，英国传教士、医生，最初在澳门行医传教，后至上海，极力贬低中医，著作有《妇婴卫生》《全体新论》等。
② 合信：《妇婴新说》，上海：上海仁济医院，1858 年，第 36 页。
③ 章不凡：《哺乳儿人工营养法》，《东方杂志》，第 14 卷第 12 号，1917 年，第 112 页。

当时对母乳、雇乳、代乳粉对小儿身体的优劣排列顺序在小儿哺乳的论述中普遍存在,即"婴孩最好的食物,就是他亲生母亲的奶,其次即为奶姆的奶,再其次即为配合适宜的牛乳(或炼乳)"①,并最终成为一种普遍认识。更为重要的是,对这三种哺乳方式的优劣比较也开始借助科学话语来加以判定。比如,一位署名"焕长"的作者在强调生母亲乳时写道:

> (一)直接由母乳房吸之,因不假他种物品为之媒介,故无细菌附着,可免各种传染病之虞;(二)小儿体重得以整齐增加且对于荣养障碍之抵抗力甚大;(三)人乳中有种种生活体,如发酵素(Fermente)Alexine 与抗毒素(Antitoxine)Aggultinine 存于其中,非惟能助消化作用,且能抵抗数种传染病,如(实扶的里、窒扶斯、破伤风、化脓性疾患)等之能力。②

在这段母乳优点的列举中,作者使用了科学话语中十分重要的"细菌"概念。母乳喂养,小儿直接从母亲乳房吸乳,而不必借助奶瓶哺乳,减少了细菌传播的一个环节,在卫生方面是胜于代乳粉的。文中"抵抗力"一词也是当时时新的生物学概念,而人乳中有"生活体",即"维生素",是西方生物科学在 20 世纪初的最新发现,文中"发酵素"与"抗毒素"还直接写出了英文名称。作者同时使用了科学话语中的"卫生"与"营养"概念下的生物学名

---

① 李九思:《保育婴孩的方法》,《妇女杂志》,第 13 卷第 7 期,1927 年,第 38 页。

② 焕长:《小儿天然的哺乳之价值》,《申报》,1923 年 5 月 17 日,第 19 版。实扶的里、窒扶斯为民国时期音译的西医对疾病的命名(现在一般称为白喉和伤寒)。

词，这不仅在一定程度上增加了论述的说服力，而且从一个侧面反映了近代"科学"观念在报刊传媒中的普及程度。

20世纪初，西方工业生产及消毒技术的进步使得以牛乳为主的代乳粉大量生产，近代中国各通商口岸城市均有西方代乳粉的进口贸易，代乳粉乳养成为一种全新的哺乳方式，逐渐被都市社会中的新式家庭所接受。而对于代乳粉的认识也同样多以科学话语表述，除了强调代乳粉哺乳借助瓶哺会传染疾病、感染细菌外①，多与人乳、牛乳的营养成分进行比较，代乳粉的哺乳要以人乳的营养成分为标准参照，兑水或以米糊等掺和后方可哺儿。②

至于每日哺乳的次数及哺乳量的问题，晚清时期，传教士医生合信建议："儿吮乳宜有度，初生每历一时或一时半吮一次，渐渐乳多而浓，儿亦壮大，每历二时吮一次，不宜过数。"③进入民国后，更为科学的"婴儿一切营养，须有准定时间"的观念被普遍接受。科学育婴观念对每日哺乳次数提出明确建议，如《妇女杂志》上的一则建议称："婴儿自产后六周间，每隔两小时哺乳一次，自晨六时始至夜十时止，凡哺乳八次。夜半后两点更哺一次，如有不足、过多时，可增减之。六周以后可酌增其回数。"④在规定每日哺乳的次数之外，是对每次哺乳时间的限定，每次哺乳的时间长短根据母亲乳汁多少及小儿身体状况而定，"大概每

---

① 质园：《育婴宝鉴（续）》，《妇女杂志》，第1卷第5号，1915年，译海第10页。

② 李九思：《保育婴孩的方法》，《妇女杂志》，第13卷第7期，1927年，第41页。

③ 合信：《妇婴新说》，上海：上海仁济医院，1858年，第37页。

④ 质园：《育婴宝鉴（续）》，《妇女杂志》，第1卷第5号，1915年，译海第11页。

回十分钟或十五分钟最为适宜",过多过少对小儿身体均有害,过多则消化不充分,过少则养分不足有碍发育。① 与传统的"哺乳以时、哺乳有度"的模糊表达相比,这一观念有了更为准确的时刻概念。

近代有关婴儿断乳时间的讨论也与以往大不相同。1915年《妇女杂志》的《译海》栏目五期连载《育婴宝鉴》,宣传育婴新法,认为小儿"两周岁后可以完全断乳"。断乳的步骤,可分为两个时期,第一断人乳,第二断代乳品。最好在婴儿出生后四五个月,每日哺乳少量代乳粉,周岁后可完全断母乳,两周岁后则可完全断代乳粉。② 也有人认为婴儿出生十个月即可断乳,理由是"乳汁的成分,只适于此时期,若及至一岁之儿,仅与乳汁,不给普通食物,则营养不足,皮肤苍白,且害及母体营养"。③ 总体而言,关于哺乳时限的建议多在一年左右,婴儿哺乳时间过长对小儿及母体均无益:

> 小儿哺乳,最好以一年为期。盖一年之后,门牙已出,消化力较强,是时正可以与以食物,启其食欲,借以砥练其消化之机能。且一年以后,母乳质中所含之滋养分,亦已渐少,小儿食之,必呈虚弱现象,体质脆弱,抵抗力不足,易于感冒及发生其他疾患。而母体方面,亦因给养太多,足以影

---

① 鲍絜肾:《哺乳的次数》,《通俗医事月刊》,第 1 期,1919 年,第 36 页。

② 质园:《育婴宝鉴(续)》,《妇女杂志》,第 1 卷第 5 号,1915 年,译海第 10 页。

③ 冯亚南:《哺乳儿荣养法》,《同德年刊》,1930 年,第 159 页。

响于身体之康健,故一年以外,即可断乳。①

　　与传统社会断乳仅从小儿身体状况出发不同,近代有关断乳的讨论也开始关注母体的健康。哺乳时间过长,对母亲的身体可能带来伤害。无论是科学育婴的指导者,还是科学话语的转述者,普遍认为小儿哺乳至周岁后,必须断乳,否则其母必为哺乳所伤。② 前述传教士合信对生母亲乳母体同样受益的主张与这里断乳时对母体健康的考虑,都可以看出,作为生育者的女性越来越受重视。

　　综上而言,近代西方科学思想带来的有关"卫生"与"营养"的认识,影响并逐渐改变了中国传统婴儿的哺育方式。钟表的普及也使社会对时间的精确度要求加强,每隔两或三小时哺乳一次、每次哺乳十五分钟的哺乳指导普遍见于医疗期刊或女性、家庭杂志中,即是一种对精确性的强调。自此以后,生母如何哺乳、奶妈如何雇佣、代乳粉如何使用等问题都在科学话语的指导下,被民国时期的"新母亲"所接受。

第二节　医疗的乳房

　　近些年,随着医疗身体史兴起,中国古代社会女性医疗身体

---

①　尤学周:《小儿断乳后之变化》,《长寿周刊》,第 20 期,1933 年,第 154 页。

②　《哺乳与断乳》,《玲珑》,第 5 卷第 5 期,1935 年,第 284 页。

的研究取得了很大成就，①但有关乳房疾病史的研究并不多见。吴一立关于古代妇女乳房疾病的研究较为深入。② 她以清代太医吴谦编修的《医宗金鉴》中的乳房疾病表述为研究对象，对传统中医医者治疗女性乳房疾病的问题进行了细致分析。本节为了呈现近代西医观念与治疗手段传入后，晚近中国社会对乳房疾病的认识与诊治发生了哪些层面的变化，有必要简要分析传统医者对女性乳房的认识及其治疗手段。

一、传统社会对女性乳房的医学认识

（一）对妇人乳汁及人乳为药的认识

对于妇人的乳房为什么会分泌乳汁，传统中医医者有一套独特的解释理论。古代医者多认为男性身体靠阳气维持而女性身体则靠气血维持，同时身体内经脉是传统中医对人体内部结构的主要解释逻辑。传统中医对妇人乳房的认识也深受这种气血与经脉理论的影响，认为妇人乳汁是身体气血的转化。如隋代名医巢元方在其医书《诸病源候论》中言："冲任之脉皆起于胞内，为经络之海，手太阳小肠之经，手少阴心之经，此二经为表

---

① 费侠莉、白馥兰、李贞德等对古代医疗史与女性身体的研究对本书的写作有很大的启发。见［美］费侠莉著，甄橙译：《繁盛之阴：中国医学史中的性（960—1665）》，南京：江苏人民出版社，2006 年；［美］白馥兰著，邓京力、江湄译：《技术与性别：晚期帝制中国的权力经纬》，南京：江苏人民出版社，2010 年；李贞德：《女人的中国医疗史：汉唐之间的健康照顾与性别》，台北：三民书局，2008 年。

② Yi-Li Wu, "Body, Gender, and Disease: The Female Breast in Late Imperial Chinese Medicine", *Late Imperial China*, Vol. 32, No. 1, 2011, pp. 83-128.

里,主上为乳汁,下为月水。"①即认为妇人乳汁是人体十二经脉
中的"手太阳小肠经"与"手少阴心经"之血的转化。金代医者成
无己认为,男女同具任冲二脉,对于男子则"运行生精",对于女
子则或为乳汁或为月水②,男女有不同的血液循环,但基本上都
认为妇人乳汁由气血转化而来。明代李时珍《本草纲目》对乳汁
的形成叙述得更加详细:"盖乳乃阴血所化,生于脾胃摄于冲任,
未受孕则下为月水,既受孕则留而养胎,已产则赤变为白上为乳
汁,此造化玄微自然之妙也。"③即乳汁是女性身体的血液所化,
生成于身体的脾胃,摄取冲任二脉之血,未孕时形成月经,孕中
则在体内养胎,产后则转为乳汁,乳汁是血液的三种存在形式中
的一种。

　　传统社会有关乳汁是妇人血液转化的认识再加上乳汁哺育
生命的功能,使人们不断将乳汁神秘化,并逐渐被道家延伸到养
生领域。妇人乳汁时常被认为是长生的丹药,据《史记》记载:
"苍之免相后,老,口中无齿,食乳,女子为乳母……苍年百有余
岁而卒。"④晋代葛洪认为饮妇人乳乃是一种道术。汉代张苍即
是得到这种道术才食妇人乳:"汉丞相张苍偶得小术,吮妇人乳

---

　　①　[隋]巢元方撰,黄作阵点校:《诸病源候论》,沈阳:辽宁科学技术
出版社,1997年,第177页。

　　②　[金]成无己:《伤寒明理论》,叶成炳、王明杰主编:《伤寒明理论阐
释》,成都:四川科学技术出版社,1988年,第197页。

　　③　[明]李时珍:《本草纲目》,长春:吉林大学出版社,2009年,第184
页。

　　④　[汉]司马迁:《史记》卷九十六《张丞相列传》,北京:中华书局,
1982年,第2682页。

汁,得一百八十岁。"①在道家眼中,人乳是一种丹药,或称为阴丹,或称为仙人酒、白朱砂等。《太平御览》载"《神仙服食经》曰:仙药有阳丹阴丹,阴丹妇人乳汁也"。② 宋人辑录的《苏沈良方》中记载了一则炼制阴丹的方法:"取首生男子之乳,父母皆无疾恙者,并养其子,善饮食之。日取其乳一升,只半升以来亦可。以朱砂银作鼎与匙,如无朱砂银,山泽银亦得。慢火熬炼,不住手搅,令如淡金色。可丸即丸,如桐子大,空心酒吞下,亦不限丸数,此名阴丹阳炼。"③明代《摄生众妙方》中也数次提及用人乳汁制作丹药。李时珍《本草纲目》记载一则《服乳歌》:"仙家酒、仙家酒,两个壶卢盛一斗,五行酿出真醍醐,不离人间处处有,丹田若是干涸时,咽下重楼润枯朽,清晨能饮一升余,返老还童天地久。"④清代曹庭栋的养生著作《老老恒言》也从道家养生的观点视人乳为老人最好的调养品:"人乳汁,方家谓之白朱砂,又曰仙人酒。服食法:以瓷碗浸滚水内,候热,挤乳入碗,一吸尽之,勿少冷。又法,以银锅入乳,烘干成粉,和以人参末,丸如枣核大,腹空时嚼化两三丸,老人调养之品无以过此。"⑤可以看出,人乳在养生方面的功效深得古代道家及历代医者的重视。汉代

---

① [晋]葛洪:《抱朴子内外篇》卷五《至理》,《丛书集成初编》,第562册,北京:中华书局,1985年,第95页。

② [宋]李昉:《太平御览》卷第三百七十一《人事部十二·乳》,《景印文渊阁四库全书》,第896册,台北:台湾商务印书馆,第393页。

③ 段光周等校释:《苏沈内翰良方校释》,成都:四川科学技术出版社,1989年,第152页。

④ [明]李时珍:《本草纲目》,长春:吉林大学出版社,2009年,第185页。

⑤ [清]曹庭栋:《老老恒言》卷二,长沙:岳麓书社,2005年,第46页。

张苍老年食女子乳得以活百余岁的传说，显示出古人对女子乳汁养生功效的想象，后世医者与方家一再将服食人乳列入其养生著述之中。

在养生的认知之外，妇人乳汁治疗疾病的功能也很早便受到医者的重视。唐代的孙思邈在《千金翼方》中提到妇人乳汁作为药物的功效是"主补五脏，令人肥白悦泽"。[①] 这一功效的表述被此后历代正统医书沿袭和扩充。史书中不乏以人乳治愈疾病的例子，南朝时期的何尚之就曾饮人乳治疗疾病，"因患劳疾积年，饮妇人乳，乃得差"。[②] 明代虞抟的《医学正传》记载一个病人骑马落水，穿湿衣返家后病倒，有医者从三月治疗至九月，非但未将其病治好反而使病情更加严重，家人只好为他雇乳妇以人乳维持生命："乃顾倩有乳妇人，在家止吃人乳汁四五杯，不吃米粒。"[③]后延请虞抟为医另开药方，最终得以治愈。明代的陈实功在其《外科正宗》一书中也记载了一则病人食人乳病愈的医案："男子郁郁不遂意，患嗽半年，时或咳吐脓血，且形体衰弱，饮食减少，脉亦微数，声渐将嘶，惟面不红，其病将成肺痿，而尚可治。以清金二母汤十余服，咳吐减半，又以金鲤汤与人参五味子汤间服之，又早饮人乳、晚饮童便各一钟，调理百日外而安。"[④]明代小说《金瓶梅》中也曾写到西门庆以人乳服药，"西门

① [唐]孙思邈：《千金翼方》卷三，太原：山西科学技术出版社，2010年，第80页。

② [南北朝]沈约：《宋书》卷六十六《列传第二十六·何尚之传》，北京：中华书局，1974年，第1733页。

③ [明]虞抟：《医学正传》卷二，见[明]王肯堂辑，彭怀仁点校：《症治准绳》二，北京：人民卫生出版社，1991年，第157页。

④ [明]陈实功著，吴少祯、许建平点校：《外科正宗》卷二，北京：中国中医药出版社，2002年，第126页。

庆因害腿疼，猛然想起任医官与他延寿丹用人乳吃，于是来到李瓶儿房中叫如意儿挤乳，那如意儿节间打扮着连忙挤乳……"。①在这些记载中可以看出，人乳作为一味药并非总是单独服用，它可能更多充当的是病人身虚体弱的补品或配合其他药物共同起作用。

在对人乳为药的认识中，解食物中毒是其众多功效中较受关注的一种。汉代名医张仲景论述说："治食郁肉漏脯中毒方，烧犬屎，酒服方寸匕，每服人乳汁亦良。饮生韭汁三升，亦得"；"治啖蛇牛肉食之欲死方，饮人乳汁一升，立愈"。②即如果吃了变质的肉食，将狗粪烧灰用酒服下或饮人乳汁或饮生韭汁都可解毒。若因食蛇或牛肉中毒欲死，饮妇人乳汁一升也可迅速治愈。唐代名医孙思邈称"食牛马肉中毒饮人乳汁良"③，这里基本上将乳汁视为食物中毒的解药。至于人乳能解毒的原因，大多数医者并未在其医方中给予解释。明代缪希雍认为乳能解毒是因为乳汁"其味甘"，而"甘能解毒，故又主解猪肝牛肉毒也"。④

人乳在治疗眼疾方面也功效显著。《抱朴子·内篇》记载，葛洪治眼疾，"以鸡舌香、黄连、乳汁煎注之，诸有百疾之在目者

---

① 〔明〕笑笑生：《金瓶梅》，李渔：《新刻绣像批评金瓶梅》，北京：光明日报出版社，1997年，第197页。

② 〔汉〕张仲景：《金匮要略方论》，北京：中医古籍出版社，2010年，第242页。

③ 〔唐〕孙思邈：《千金宝要》卷二《饮食中毒第四》，上海：上海科学技术出版社，2003年，第23页。

④ 〔明〕缪希雍：《神农本草经疏》卷十五《人部》，北京：中国中医药出版社，1997年，第223页。

皆愈，而更加精明倍常也"。① 鸡舌香指丁香，即将丁香、黄连与人乳汁一起煎药，可以治疗眼疾，"诸有百疾之在目者皆愈"可见其疗效强。孙思邈《千金翼方》中记载，"人乳，取首生男乳疗目赤痛多泪"；"和雀屎去目赤努肉"。② 即第一胎生男孩的妇人乳汁可以治疗眼睛红痛多泪，如果将乳汁与雀屎混合则可以去除眼中的胬肉。唐代医者王焘的《外台秘要方》载："疗目翳障白膜落方。雄雀屎、人乳和研以傅上，当渐渐消烂，良妙。"③由以上各种古方可以看出在治疗眼疾时，人乳很少单独使用，而是与其他药物相配合使用。至于人乳能疗眼疾的原因，明代缪希雍认为，除了人乳味甘，"甘能解毒"外，主要还是血液的转化，"目得血而能视，乳为血化故能疗目赤痛多泪"。④

总括而言，中国传统中医认为妇人乳汁由其身体之阴血转化而来。"上为乳汁，下为月水"是传统中医对女性身体血液循环的基本认识。而正是这一认识使得道家及医者不断将妇人乳汁哺育生命的功能进行延伸，乳汁养生及治病的功效受到传统社会多数医者的认可。

（二）对乳房疾病的认识与治疗

女性的乳房在古代社会已是其身体疾病种数最多的器官，

---

① ［晋］葛洪：《抱朴子内外篇·杂应》，《丛书集成初编》，第564册，北京：中华书局，1985年，第285页。

② ［唐］孙思邈：《千金翼方》卷十九，太原：山西科学技术出版社，2010年，第411页。

③ ［唐］王焘：《外台秘要》卷二十一，北京：科学出版社，1998年，第257页。

④ ［明］缪希雍：《神农本草经疏》卷十五，北京：中国中医药出版社，1997年，第223页。

古代医者很细致地将这些乳房疾病分为乳吹、乳发、乳疽、乳劳、乳漏、乳岩、乳硬、乳痈、石奶、妒乳、翻花奶等十数种。如果将哺乳期间的乳房无汁、多汁、肿胀等也算进来的话，发生在女性乳房上的疾病远远超过二十种。因此，古代医者大都给予女性乳房极大的关注。

在理论上，中医医者常将女性的乳房与其身体的血液、经脉或者脏器联系在一起。如前文所述，李时珍认为妇人乳汁形成于脾胃、摄任冲二脉之血，或如清代医书《医宗金鉴》中所言"乳房属胃，乳头属肝"①，又或如清代《女科经纶》曰："妇人之乳属肺肝二经。"②可以看出，中国传统社会不同时期的中医医者对于女性乳房与其身体内部结构之间联系的认识虽然并不完全一致，但是对于妇人乳房是乳汁流通渠道的认识，以及"上为乳汁、下为月水"是女性身体血液循环的基本模式的认识，始终是一致的。而且他们认为，当妇人的这种循环出现问题时，即可能发生乳房疾病，故而女性大多数的乳房疾病都与生育或哺乳有关。

由于过去小儿多赖母乳存活，所以妇人生育后少乳或多乳现象是传统医者普遍关注的问题。对于产后乳汁不行的原因，隋代名医巢元方认为："妇人手太阳少阴之脉，下为月水，上为乳汁，妊娠之人，月水不通，初以养胎，既产则水血俱下，津液暴竭，经血不足者故无汁也。"③《医宗金鉴》对乳汁不行的解释更加通

---

① ［清］吴谦编撰：《御纂医宗金鉴》卷六十六，《文渊阁四库全书》，第782册，上海：上海古籍出版社，2003年，第237页。

② ［清］萧埙：《女科经纶》卷八《乳证》，北京：中国中医药出版社，2007年，第219页。

③ ［隋］巢元方：《诸病源候论》卷四十四《妇人产后病诸候下》，沈阳：辽宁科学技术出版社，1997年，第206页。

俗，即因生产导致"去血过多，血少不行"，自然少乳；或者可能是因"淤血停留，气脉壅滞"，导致乳房胀痛，乳汁不出。[①] 这些对产后乳汁不行的解释，都是建立在妇人乳汁是血液所化的认识上的，即妇人产后失血，或者产后淤血积滞，都导致产妇没有足够的血液转化为充足的奶水喂养小儿。对于这种病症，传统医者多从"补"和"通"两个方面医治，比如内服猪蹄汤，外用"葱白煎汤时时淋洗乳房"以通其气。

"吹乳"也是古代生育女性常患的一种乳房疾病，有内外吹之分，内吹一般指女性怀胎六七月后，胸满气上，乳房结肿疼痛；而外吹则因乳母肝胃气浊，加上小儿吮乳使鼻孔之凉气进入乳房与热乳凝结，导致乳房脓肿结核。这种疾病尽管只发生在妊娠期与哺乳期，但是一旦治疗不当或治疗延迟，则会演变成乳痈。对此，医者建议以内服消结核的药物治疗乳痈，但若结核化脓溃烂，则用"葱汁合蜜调敷"。

"乳岩"是妇人乳房疾病中最严重的一种，与现在的乳癌类同。古代医书记载，乳岩发病之初，乳内结核如圆棋子大小，不痛不痒，六七年或十年后，从内溃破，"嵌空玲珑，洞窍深陷，有如山岩，故名乳岩"。由于一旦病发便鲜有治愈的记载，故传统医者一般认为乳岩是不治之症，明代李时珍即言"妇人乳岩……不可治也"。[②] 明代《外科正宗》的作者陈实功也认为："凡犯此者，百人百必死。如此症知觉若早，只可清肝解郁汤，或益气养荣汤，患者再加清心静养，无罣无碍，服药调理，只可苟延岁月。

---

① ［清］吴谦：《御纂医宗金鉴》卷四十九，《文渊阁四库全书》，第781册，上海：上海古籍出版社，2003年，第340页。

② ［明］李时珍：《本草纲目》卷三十，长春：吉林大学出版社，2009年。

若中年已后,无夫之妇得此死更尤速,故曰:夫乃妇之天也。"①
也就是说一旦确诊乳岩,只有借助药物清肝解郁再加上患者自
身做到清心静养,如此虽不能治愈但可延缓生命。医者还认为,
无夫的中年妇女得此症会加速死亡,进而得出"夫乃妇之天"的
结论。此说固然荒谬,但传统中医一般认为,乳岩是由"气血亏
损于数载,始因妇女或不得意于翁姑夫婿,或诸事忧虑郁遏,致
肝脾二脏久郁而成"。② 也就是说大多数女性乳岩患者都是因
为"不得意"于公婆或丈夫,心情长期忧虑,导致肝脾久受郁结所
致。古代社会大都以男性作为家庭支柱,中年丧偶的妇女难免
生活不顺进而易于身心抑郁,自然不利于病情好转,从这个层面
解释无夫妇女得此症病情可能迅速恶化是有一定道理的。另
外,这里也可能暗含夫妇之性生活对妇人乳房疾病的影响,这与
现代医学科学的解释也有相通之处。对于乳岩的治疗,历代医
者都有许多建议,但基本上就内服外敷两种。如《妇科心法要
诀》针对乳岩病因"皆缘抑郁不舒,或性急多怒,伤损肝脾所致",
认为:"宜速服十六味流气饮,其方即当归、白芍、人参、黄耆、川
芎……外以木香、生地捣饼,以热器熨之,且不时以青皮、甘草为
末,煎浓姜汤调服,戒七情、远荤味,解开郁怒,方始能愈。"③也
就是说因家事而导致心情郁结是乳岩发病的主要原因,治疗也就
主攻解郁怒。内服药是主治肝气郁结的"十六味流气饮",而木香

---

① [明]陈实功:《外科正宗》卷三下,北京:人民卫生出版社,1973
年,第144页。

② [明]万全:《万氏女科》,《续修四库全书》,第1007册,上海:上海
古籍出版社,1995年,第321页。

③ [清]吴谦:《医宗金鉴·妇科心法要诀》卷四十九,北京:中国医药
科技出版社,2012年,第102页。

及生地归经肝、脾，用以热敷则可达到行气止痛，纾解郁结的作用。

当然，在中国传统社会中，来自医者的治疗从来都不是医疗活动的全部，当医者无计可施之后，神明与孝行时常能显示出奇特的功效。南北朝时期的庾信为北周大将柳遐作墓志铭时，记载了其用嘴为母亲溃烂的乳房吸脓的事迹："太夫人乳间发疮，医云：惟得人吮脓血，或望可瘥。君方寸已乱，应声即吮，旬日之间遂得痊复。君之事亲可谓至矣！"①唐代编修的《周书》也转记了这个故事："其母尝乳间发疽，医云：此病无可救之理，唯得人吮脓或望微止其痛。遐应声即吮，旬日遂瘳。咸以为孝感所致。"②用嘴吮吸乳房上的脓血，是常人无法想象的行为。庾信在柳遐的墓志铭中记载这则事迹，是为了证明柳遐是至孝之人，而唐代《周书》的记载则通过吮乳传达孝行可感动神明的意涵。另外，古史还记载南齐的鲁康祚，因其母亲患乳痈，"诸医疗，不愈。康祚乃跪，两手捧痈大悲泣，母即觉小宽，因此渐差，时人以其有冥应"。③鲁母原本无医可治的乳房疾病，在孝子吮脓、跪泣的孝行下，竟然得以快速痊愈。此虽不见得是历史真实，但这种记载就如同有关割乳、刲肝疗亲的记载一样，是对孝行表彰的想象性描述。

---

① ［南北朝］庾信：《庾子山集》卷十五《周大将军闻嘉公柳遐墓志》，［清］倪璠注，许逸民校点：《庾子山集注》，第三册，北京：中华书局，1980年，第 992 页。

② ［唐］令狐德棻：《周书》卷四十二《列传第三十四·柳霞传》，北京：中华书局，1974 年，第 767 页。

③ ［唐］李延寿：《南史》卷七十三《列传第六十三·孝义上》，北京：中华书局，1974 年，第 1822 页。

在正统的医疗无效后,病患家属往往会求助于祝由科①。晚清的《点石斋画报》曾记载一则借祝由科治疗女性乳房疾病的故事。图 2-5《神符治病》中生病的女性上衣半解,乳房裸露出来。由女性的身体形态来看,笔者猜测她应当是这个家庭中的女性长辈,才能毫不避讳地将乳房呈现在男女家眷的面前。尽管画家吴友如将生病的女性置于画面正中稍稍偏左的位置,但他显然将画面的重点放在了治疗场景与治疗方式上,画中人物的视线大都在墙上的墨圈上,他甚至没有画出女患者左乳上的病状。画家传达信息的重点是"神符治病",治疗什么病反而不重要了。画面中窗外探头进来的男性观看者,可能是一位好奇的邻居,显然他好奇的并非老年妇女的乳房身体,而是祝由科的治疗方式。

时值晚清,女性乳房疾病仍然是传统中医难以克服的难题,在正统的治疗无效后,人们往往转而求助于祝由科。传统社会女性身体被层层衣物包裹,即便是在治疗场域也绝无公开裸露的可能,但图中这位女性长者的乳房却可以裸露在男女家眷面

---

① 祝由科是相传古时治病有十三科中的一科。祝由之法,即包括中草药在内的,借符咒禁禳来治疗疾病的一种方法。"祝"者,咒也,"由"者,病的缘由也。

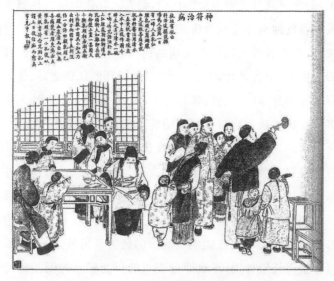

图 2-5　《神符治病》①

前,甚至窗外好奇的邻居也无需避讳。笔者认为传统社会对女性身体有关风化的规训是针对特定人群的,充满性诱惑的乳房或者小脚甚至胳膊都绝不可以裸露在外,而女性长者不具备性吸引力的乳房,则并不忌讳被展示。

综上所述,在中国传统中医医理中,妇人乳汁由其血液转化

---

①　吴友如:《神符治病》,《吴友如画宝·风俗志图说(下)》,第四册第十一集,上海:上海书店出版社,2002 年,第 119 页。图上文字:杭垣有祝由科沿途摆设摊场为人治病,一日有一妇人左乳红肿,乳头已腐烂,脓血交流,状甚痛苦,就祝由科医治,用清水一杯黄纸书符烧灰入水中,左旋作圈令妇吞之。另以清水一碗口喃喃作咒语洒于乳上,红肿处渐洒渐消而乳头渐大如鸡卵矣,旋向粉壁上画一墨圈,大小与乳头相若,渐画渐小,约数十圈其小如豆,乃出利刃向圈中直刺,深约一分许,回顾乳头已破,脓血泉涌而出,似无甚痛楚者,须史,病若失。惟乳头有一小孔,复以黄纸书符念咒贴孔上,谓三日后结痂而愈矣。事见《申报》。

而来,加之对乳汁乳养生命的认识,妇人之乳逐渐被古代道家及传统医者延伸至养生及治病领域。由于对女性乳房哺乳功能的重视,传统医者对女性乳房疾病的讨论十分丰富。传统医者在对妇人血液"上为乳汁,下为月水"基本循环的认识之外,认为乳房同时还和身体的肝、胃、脾等内脏有一定的关系。女性乳房的大多数疾病被认为均与生育或哺乳引起的血液循环改变有关,但更严重的乳痈、乳岩等疾病则被认为与女性身心长期郁结导致肝脾受损有关。就传统治疗方式而言,无论是妇科还是外科的基本上都是通过内服与外敷两种方式进行治疗,通过内服外敷让乳房脓肿或结核消散或发出体外进而治愈,对于不得治的乳岩也通过以上两种方式减缓病患的痛苦。另外,患者家属时常将希望寄托给神明,希冀通过至孝的行为感动神明或借助祝由科治疗严重的乳房疾病,但这种行为通常是发生在正统的中医治疗无效后。

二、晚近西医对乳房疾病的认识

晚清时期西方医疗传教士将近代西医医理及治疗方式传入中国,冲击了传统中医医学在疾病治疗上的权威性,尤其是在东南沿海城市,这种冲击更为强烈。西医的外科手术、病理学、细菌学、麻醉技术等,都在在改变了传统中国医学对疾病的认识及治疗方式。就女性乳房的医学认识及疾病治疗而言,传统中医独特的乳汁—血液循环理论开始发生了变化。

西医借助解剖学,对女性乳房内部结构有了不同于中医学有关经脉的认识,早期传教士医生将西医对乳腺的认识传入中国。1851年,英国传教士医生合信的《全体新论》中有一小段"乳论"是对乳汁形成及乳房内部结构的描述:"乳者,赤血所生,乳头有管，渐入渐分，如树分枝，行至乳核即与血脉管相接，乳汁由是渗入。"①这一描述受到其中文翻译的影响，认为乳汁是赤血所生，这显然是传统中医的元素，但"乳头有管，渐入渐分"的描述已接近"乳腺"的含义，当然，对乳腺的认识在近代早期影响很小，西医自身的认识也还不十分成熟。进入20世纪后，西医乳腺的认识才开始广泛地传播开来。

图2-6、图2-7是两幅乳房内部结构的解剖图，这种借助图解对人体内部结构进行描述的方式很容易获得近代中国受众群体的信赖，因为这种解剖学的视觉科技是传统中医医学所没有的。② 乳腺知识的传播是渐进的过程，医学杂志及一般女性杂志在推动人体科学认识上都起了非常重要的作用。在有关哺乳或生育等问题的讨论中时常见到对乳腺的解释，这通常是作为科普知识来传播。这种认识也随时间推移越来越细致，如传教士医生合信最初将分泌乳汁的关键部位称为乳核，图2-6已经标示出了腺叶，而图2-7中裘景舟医师对西医乳房的介绍则将分泌乳汁的关键部位称为乳蜂房，后来才有了相对准确的乳房内部结构的认识。

---

① 合信：《全体新论》，上海：上海墨海书馆，1851年，第65页。
② 苗延威：《从视觉科技看清末缠足》，《"中央研究院"近代史研究所集刊》，第55期，2007年，第1～45页。

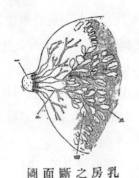

乳房之断面图

一、乳嘴，二、输乳管，三、脂肪囊，
四、腺叶

图2-6 《乳房之断面图》①

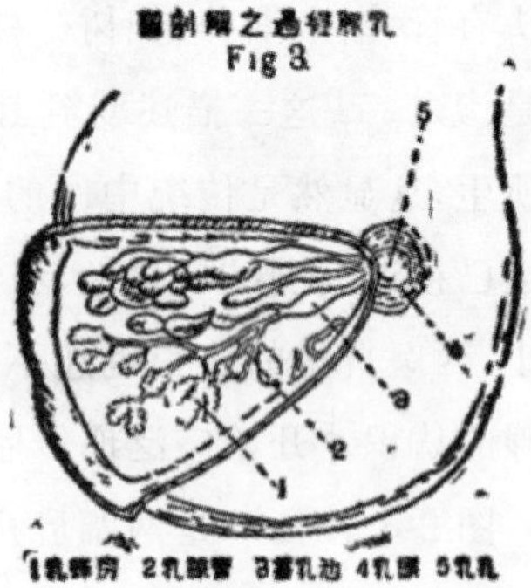

乳腺经过之解剖图
Fig 3.

1.乳蜂房、2.乳腺管、3.蓄乳池、
4.乳头、5.乳孔

图2-7 《乳腺经过之解剖图》②

　　乳房切除手术是近代西医治疗手段，与中医传统乳房疾病治疗方式有明显的不同。在对传统医疗史中的乳房疾病梳理中，我们发现对于许多正统医者无法治愈的乳房疾病，患者唯有借助内服或外敷消郁通气的药物延缓生命。笔者认为中医外科没有乳房切除的手术可能与他们对病因的认识有关。传统医者认为乳房疾病的病因时常在脾胃或肝脾上，乳房的溃烂或结核只是内在脏器疾病的外在表现，因此传统中医治疗致力于从根本上解决乳疾的病因。西方医者在17、18世纪时，同样也不赞成乳房切除手术，他们根据盖伦的理论认为乳癌是身体体液的腐败或凝结，故多建议通过食疗来解决乳房的病患，但事实上他们也深知这是消极的治疗手段。随着医疗科学技术的发展，18世纪后期越来越多的西方医生认为应当采取积极的态度面对乳

　　① 陈以益译著：《女论·第二编〈妇人之生理及先天的职分·哺乳及育儿〉》，《女报》，第1卷第4期，1909年，第83页。
　　② 裘景舟：《束胸与放胸》，《康健杂志》，第7期，1933年，第8页。

癌,乳房肿瘤切除手术也从这一时期开始逐渐增多。

早期西方医疗传教士将这一技术带到了中国。1837 年 6 月,美国传教士医生伯驾①为广州的一位乳癌患者莫氏(Mo She 音译)进行了中国近代史上第一例乳癌切除手术。48 岁的莫氏患乳癌已经有 6 年,伯驾详细描述了莫氏乳房的病灶,病变的腺体有 4 英寸宽、6 英寸长、2～3 英寸厚,由于病体过于严重,手术用了近 20 分钟,但伯驾并没有对手术过程进行描述,而是感叹莫氏这种女性特有的坚韧性格,在他看来熬过整个手术是十分艰难的。病人的丈夫与儿子观看了整个手术过程,并向其他病友炫耀莫氏的勇敢。病人康复得很快,到十月时,她已经完全恢复了健康。对于这次手术的成功,伯驾这样评价:

> 这是中国第一例女性乳房切除手术,有限的几次手术可以明确地证明他们对外国外科手术的信任,并愿意以最大的快乐表达出这种信任。在这次及以后的几次手术中都可以看出来。②

确实,四个月后,完全康复的莫氏又介绍一位和她患同类病症的吴氏前来就医。其后,伯驾进行了数十次的乳房切除手术,笔者将在第三章详述。

近代西医对女性乳房与身体内部结构的认识也完全不同于

---

① 伯驾(1804—1888),美国传教士、医生兼外交官,1835 年在广州成立"眼科医局",开始主要收治眼科病人,实际上治疗疾病的范围很广,后医院改名为"博济医院",由嘉约翰医生接管。

② 莫氏是伯驾的第 3556 号病人,《中国丛报》,第 6 卷第 9 期,1838 年 1 月,第 437～438 页。(引文为译文,下同。)

传统中医的认识。过去医者常将乳房与身体的肝、脾、胃联系在一起，一些乳房疾病的发生也被认为是这些脏器发生疾病导致的结果，但是近代西医解剖学发现了女性乳房与女性生殖系统（卵巢与子宫）之间的关系。比如，对于女性乳房发育大小的认识，认为乳房肥大者，"是因乳房内部乳腺的发育"，而"乳腺的发育是被卵巢内分泌督促的结果"，先天的卵巢发育不完全或幼时患卵巢病者，乳房都不会发育丰满。① 对于乳房与性刺激之间的关联认识，也是将乳房与生殖系统联系在一起，"乳部与性系统相连属，特别与子宫的一部分相连接……乳部与性神经有如此密切的关系，所以抚乳或吮乳常会引起女人一种似痒非痒的快感"。② 对于生母产后亲自哺乳有利于子宫收缩的讨论，也强调了女性乳房与子宫的联系。③ 也就是说中国传统将女性乳房与身体内的肝、脾、胃等联系在一起的观点受到近代西医的否定，西医将女性乳房与女性身体独有的卵巢、子宫等生殖系统联系在一起。

此外，对细菌的认识，使得近代医者特别强调女性乳部的日常卫生。首先是反对束胸，因为"不合生理的压抑，非但乳房不能发育，乳头陷入，儿童不易吸吮，因此也有患结核病症的可能。此外，还要注意乳的清洁，时时应加以洗涤，否则乳房里面的废物排泄便不能畅快，乳腺也每易为污秽所阻塞"。④ 对

---

① 郑逸梅：《女性健康与乳房》，《康健杂志》，第 4 期，1936 年，第 233 页。
② 烟影：《从痒说道接吻及哺乳》，《家庭良友》，创刊号，1937 年，第 19 页。
③ 尤学周：《乳部与生殖器之关系》，《长寿周刊》，第 57 期，1933 年，第 49 页。
④ 《乳部的卫生》，《玲珑》，第 3 卷第 2 期，1933 年，第 63 页。

乳房卫生的强调实际上与近代个人对身体清洁、卫生的重视是一致的。

第三节　审美的乳房

女性的身体作为异性审美的客体，接受男性评头论足，并以异性标准修饰自己的历史源远流长。有关中国古代社会如何看待女性身体审美问题已经有很多学者进行过讨论。[①] 蒋寅的文章指出早期对女性美的描写并不直接写其身体，而多侧重衣饰之美来体现，[②]后来有关美女的发、腰、手、足、眉、目、唇、齿等才越来越多地被异性审美者议论。历史上专写女性身体美的著作甚多，但值得注意的是，除清代作家徐震的《美人谱》外，几乎没有著作将女性乳房列入身体审美标准之内。[③] 由此可见，乳房

---

① 逢金一：《身体理论视域中的秦汉女性美研究》，山东大学博士学位论文，2007 年；方英敏：《先秦美学中的身体审美和身体问题》，南开大学博士学位论文，2009 年；蒋晓城：《流变与审美视域中的唐宋艳情词》，苏州大学博士学位论文，2004 年；阮立：《唐敦煌壁画女性形象研究》，上海大学博士学位论文，2011 年；白军芳：《唐传奇中的女性美》，《陕西师范大学学报（哲学社会科学版）》，2000 年第 1 期，第 68～71 页。

② 参见蒋寅：《美感与性感——唐前文学中对女性美的表现及其流变》，《安徽大学学报（哲学社会科学版）》，2010 年第 1 期，第 8～18 页。

③ 例如，《诗经·硕人》、司马相如《美人赋》、曹植《洛神赋》等写尽古代美女的身体形貌，但是都未提及乳房之美。徐震的《美人谱》列出女性形体容貌的十三条标准：蝤首、杏唇、犀齿、酥乳、远山眉、秋波、芙蓉脸、云鬟、玉笋、葱指、杨柳腰、步步莲、不肥不瘦长短适宜。见虫天子编，董乃斌校：《中国香艳全书》，第一册，北京：团结出版社，2005 年。

在古代女性身体的审美中,并不占据重要位置。然而,乳房作为女性独特的身体部位,这一明显的不同于男性的身体性征还是很早即成为异性审视的对象。汉代已有男女亲昵抚乳的雕塑,有关唐代杨贵妃乳房"鸡头肉"的描写也曾一再受到后世文人的转引。总体来看,中国传统乳房审美倾向于小巧、白嫩的乳房,乳房与性的联系也不是特别紧密。至晚清民国时期,受西方审美观念的影响,对女性乳房的关注越来越多,对身体曲线的强调直接影响了对女性乳房的看法,丰满的乳房审美意识逐渐形成。在传统性话语中,小脚与性的联系十分紧密,[①]而乳房与性之间的联系却并不十分明显,直到晚近,受西方裸体雕塑与绘画等的影响,女性乳房与性愉悦之间的联系才越来越凸显。

一、传统的乳房审美与性认识

(一)传统社会的乳房审美

中国传统文化中时常将女性身体的某些部位拟物化,如女性柔细的双手被誉为"柔荑",小口为"樱桃",而裹到极致的小脚为"金莲"等等。而在女性乳房的审美表述中,"鸡头肉"[②]与"酥胸"是十分重要的用语。笔者认为,这一称谓可能最早源自对唐代杨贵妃乳房的描写。

---

① 梁景和:《近代中国陋俗文化嬗变研究》,北京:首都师范大学出版社,1998年,第208页。

② 鸡头肉即芡实,因花苞外形似鸡头,故而又叫鸡头米、鸡头苞、鸡头莲等,剥壳后的芡实果实奶白,大小如鱼目,这里用"新剥鸡头肉"形容乳房,可见杨贵妃乳房应当是白润娇小型,也印证了古人以小乳为美的审美习惯。

　　杨贵妃因美艳深受唐玄宗宠爱，但是唐代对贵妃美貌叙述并不直接从其身形相貌入手。如李白的"云想衣裳花想容，春风拂槛露华浓"与白居易的"回眸一笑百媚生，六宫粉黛无颜色"等对杨玉环美貌赞誉的诗句都未进行任何身体部位描写。但唐以后的文人在书写贵妃与玄宗及安禄山之间的故事时却十分在意贵妃之乳。宋代传奇小说《骊山记》中写道：

　　　　一日贵妃浴出，对镜匀面，裙腰衬露一乳，帝以指扣弄，曰：吾有句汝可对否？乃指妃乳言：软温新剥鸡头肉，妃果未对。禄山从旁曰：臣有对。帝曰：可举之。禄山对曰：滑润初来塞上酥。妃子仰面笑曰：信是胡奴只识酥。帝亦笑。①

文中贵妃出浴，唐玄宗抚弄其乳房之时，安禄山竟然在场，故事臆造的可能性极大。但这是笔者所见最早有关贵妃乳的记载，玄宗将贵妃乳喻为"鸡头肉"，而安禄山将贵妃乳比为"塞上酥"，两种形容写尽了贵妃乳的白嫩娇小的形状及温软滑腻的触感。这深刻影响了后世对女性乳房的审美描写，自宋元直至晚清，古代社会对女乳的称赞大多围绕"鸡头肉""酥胸""酥乳"等词展开。如元代小令《吴姬》："罜罳分月小藤床，茉莉堆云懒髻妆，蔷薇洒水轻绡上。染一天风露香，看星河笑语昏黄。白雪鸡头肉，红冰荔子浆，道今夜微凉。"②这里"白雪鸡头肉"即是对吴姬乳

---

　　①　［宋］张俞莊：《骊山记》，刘斧编撰：《青琐高议》前集卷之六，西安：三秦出版社，2004年，第81页。
　　②　［元］乔吉：《乔梦符小令·吴姬》，周振甫主编：《唐诗宋词元曲全集·全元散曲》，第1册，合肥：黄山书社，1999年，第216页。

房的赞誉。

有关贵妃之乳，在宋代还有另一个故事，"一日禄山醉戏，无礼尤甚……复引手抓贵妃胸乳间"。[①] 宋代《事文类聚》对"诃子"来源的记载中也提及禄山伤贵妃乳之事，"贵妃日与禄山嬉游，一日醉舞，无礼尤甚，引手抓伤妃胸乳间，妃泣曰：吾私汝之过也。虑帝见痕，以金为诃子遮之，后宫中皆效焉"。[②] 意即，杨贵妃与安禄山私之过甚，遭安禄山"袭胸"，并被抓伤乳房，因担心玄宗察觉，便以"诃子"[③]遮掩。

明代《雍熙乐府》收录一则以"玄宗扪乳"为题的乐律，对杨贵妃乳房的描写更加细致：

> 掌中白玉圭，树底红牙箸，都不如。小山明灭生情处，胸前夜明珠，玉并双峰，浓滴胭脂露。世间甜美总不如。包藏尽夜月春风，酝酿朝云暮雨。（梁州）围绣带衣襟款束，透香囊兰麝氤氲，汗溶溶宜在华清浴。温柔轻暖，润泽凝酥，扑四相对，涅色仍姝。两埚儿妖艳脂冷，半星儿粉垢全无。颤巍巍透香温，腻团团攒玉粟，软褥褥如锦似玉。于身最是生情处，荫应帝王福。染指浓熏自有余，更压着带雨蜂须。（二煞星）轻盈温透胸中物，莹滑新来塞上酥，风流特似破瓜初。素蛾流光，隔断红鸳白鹭，常惹得锦鸳炉。则不宜将手

---

① ［宋］张俞旌：《骊山记》，［宋］刘斧撰辑，王友怀、王晓勇注：《青琐高议》前集卷之六，西安：三秦出版社，2004年，第79页。

② ［宋］祝穆：《古今事文类聚》后集卷十二《金诃子》，《景印文渊阁四库全书》，第926册，台北：台湾商务印书馆，1986年，第170页。

③ 诃子，一种贴胸女性内衣，后世认为其是女性穿抹胸、肚兜的起源，实际上女性穿贴胸衣的历史远早于此。

摩弄，唇吻堪咂呜。（收尾）对若初熟鸡头肉，乱国私招燕子雏。怀中抱，紧遮护，牵肠挂肚。知心可腹，左右教明皇做不得主。①

　　这首两百余字的乐府诗歌，写尽了贵妃之乳的美艳与情色意涵。这种充满情色的乳房描写在古代社会并不多见，可能是明代烟花场所妓女为嫖客演唱的曲目。后世时常借"贵妃乳"对女性的乳房进行描写，这里对贵妃乳房如月明珠、如玉峰、扑凹相对、涅色仍姝的形态描写及抚摸、亲吻乳房等情节的描写重点已经不再是体现贵妃乳房之美，更可能是妓女希望透过这种有关身体乳房的吟唱激发嫖客的性欲。

　　除贵妃乳外，传统社会还有大量对乳房审美的描写。《全唐诗》收录唐代名妓赵鸾鸾描写女性身体之美的五首诗作，在描写普遍认可的云鬟、柳眉、檀口、纤指等女性美后，赵鸾鸾认为女性乳房有独特之美，其诗《酥乳》写道："粉香汗湿瑶琴轸，春逗酥融绵雨膏。浴罢檀郎扪弄处，灵华凉心紫葡萄。"②赵鸾鸾是唐代长安城平康坊的一名妓女，这首诗描写的是女性在一次性事过后，洗浴自己刚刚被情郎抚弄过的乳房的场景，可能是她自己的身体经验。唐代著名诗人温庭筠也曾描写过女性白嫩的乳房，其小令《女冠子》从一个男性偷窥者的角度对一位女道士的容貌进行描写："含娇含笑，宿翠残红窈窕。鬓如蝉。寒玉簪秋水，轻

---

　　①　[明]郭勋辑：《雍熙乐府》卷之十《南宫吕·一枝花》，《续修四库全书》，第 1741 册，上海：上海古籍出版社，1996 年，第 116 页。
　　②　[唐]赵鸾鸾：《酥乳》，[清]曹寅编：《全唐诗》，北京：中华书局，1960 年，第 9033 页。

纱卷碧烟。雪胸鸾镜里,琪树凤楼前。寄语青峨伴,早求仙。"①
其中"雪胸鸾镜里"即指女道士对镜梳妆,铜镜中微露其如雪的
双乳。

明清之际文人身体描写的诗作逐渐增多,其中就有清代词
人朱彝尊的《沁园春·咏乳》:

> 隐约兰胸,菽发初匀,脂凝暗香。似罗罗翠叶,新垂桐
> 子,盈盈紫药,乍擘莲房。窦小含泉,花翻露蒂,两两巫峰最
> 断肠。添惆怅,有纤裼一抹,即是红墙。②

朱彝尊描写的可能是一位少女,她的小乳隐约可见,如刚刚发芽
的豆苗般,用一袭红色的抹胸阻挡,更是增添了文人的情色想
象。张劢的《美人乳》前两句为"融酥年纪好韶华,春盏双峰玉有
芽",③描写少女初生的乳房如玉芽般。可见在传统社会,人们
的审美偏好小乳,喜欢的是这种"隐约兰胸"、乳房刚刚隆起时
"似有仍无"的情趣。

在这些乳房描写中,我们可以看出尽管传统社会并不特
别重视对女性乳房的审美,评判一个传统美女的标准也不包
括乳房,但是对乳房的审美认识一直存在。从"鸡头肉""隐约
兰胸"等的乳房描写可以看出,传统的乳房审美偏好白嫩、娇

---

① [唐]温庭筠:《金奁集·女冠子》,《温韦词》,上海:上海古籍出版
社,1989年,第17页。

② [清]朱彝尊:《沁园春·咏乳》,转引自柴小梵:《梵天庐丛录》二,
太原:山西古籍出版社,1999年,第918页。

③ [清]张劢:《美人乳》,转引自柴小梵:《梵天庐丛录》二,太原:山西
古籍出版社,1999年,第898页。

小的乳房,以小乳为美,这实际上是与中国传统对女性身体的审美以娇小、病弱为美的观念相一致的。① 在传统审美看来,女性乳房丰满一般被视为是下贱婆娘、村妇的身体特征,如广东俗语所言,"男人胸大为丞相,女人胸大泼妇娘"。② 直到晚近这一认识才开始发生变化,开始偏向乳房丰满的身体曲线审美。

(二)传统社会的抚乳与性愉悦书写

在中国传统社会,小脚长期担当女性身体审美的关键。一位传统的美女必须有一双缠得足够小的"金莲之足"。小脚同时也被视为女性最具性魅力的部位,是性愉悦的关键。以研究中国古代性文化著称的高罗佩曾对小脚在性生活中的作用进行过论述,他发现中国传统社会男子时常通过触摸女子的小脚进行性试探,在两性亲昵的过程中也总是抚摸把玩女性的小脚。③ 直到清末,社会对于小脚的迷恋丝毫不减,认为女子"缠足甚于冶容十倍,尝见年轻男子因见红菱小脚而起淫心者"。④ 就文献而言,传统社会对于女性乳房与性关联的记载

① 不过也有民间歌谣提及乳房的丰满高耸,如江西民歌"十八妹子嫩松松,两只乳子起尖峰;那个情哥恋的到,胜过猪肉炒蒜苇"。见熊彬素:《江西恋歌:两只乳子起尖峰》,《妇女旬刊》,第19卷第17期,1935年,第202页。这是一个有趣的现象,社会上层的身体审美与下层民众之间有一定的差距。

② 吴昊:《中国妇女服饰与身体革命(1911—1935)》,上海:东方出版中心,2008年,第73页。

③ [荷]高罗佩著,李零等译:《中国古代房内考》,北京:商务印书馆,2007年,第208~209页。

④ 苏州冯守之、赵子省同撰稿:《天足旁论》,《万国公报》,第31本,1900年8月,总第19492页。

与小脚相比几乎微不足道，足见传统中国对女乳在性方面的认识并不突出，但是借助为数不多的雕塑或绘画作品及诗词散曲的记载，笔者认为依然能够勾勒出传统中国对于女性乳房的性认识。

中国传统社会的早期，人们是在何时以及如何发现女性乳房可以带来性刺激的，已经无从考起了。但图 2-8 中四川彭山出土的东汉时期两性在拥吻的石雕，对我们了解中国传统社会的早期人们对于乳房与性关联的认识十分重要。石雕中的男女均呈跪姿相拥吻，他们可能是一对夫妻或情侣，男性一只手越过女性的双肩托住其凸起的一只乳房。鉴于雕塑技术的限制，石雕中的圆形凸起尚不具备女乳的真实形态，且仅雕出女性的一只乳房。但是在两性亲昵时抚乳的情节告诉我们，至少在汉代人们已经认识到抚乳可以带来性愉悦。图 2-9 的宋代墓罐上的画作在绘制夫妻恩爱的画面时，也描绘了抚乳的情节。与汉代石雕相比，裸裎入画的男女被刻画得已经十分细致，对女性乳房的勾勒也已十分逼真，男性抚乳的姿势也较自然。由此可见，在中国传统社会的早期，人们即已发现乳房与性刺激之间的关系。

当然，尽管在中国古代社会的早期存在少数抚乳的画作，但并不能据此断定传统社会的早期人们对女性乳房性认识的广泛程度。汉唐时期的房中术作品对女性乳房并不十分在意，如《玉房秘诀》在指导选择女性性对象时认为，"欲御女，须取少年未生

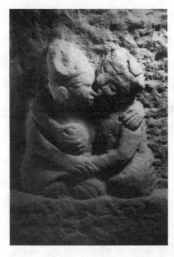
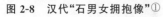
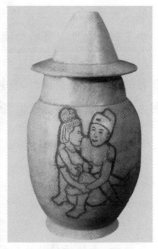

图 2-8　汉代"石男女拥抱像"① 　　图 2-9　宋代"有夫妻
　　　　　　　　　　　　　　　　恩爱图形的墓罐"②

乳"，③不仅没有意识到乳房可以带来性刺激，甚至排斥了乳房。其他如《大清经》等房中术著作对女性身体部位，如眼、鼻、耳、目、皮肤，甚至骨骼肌肉都多有论及，但甚少或者从不提及乳房，由此可见在古代社会的早期性文化中对乳房与性关联的认识并不普遍。

　　至明清时期，将乳房与性联系起来的描写才逐渐增多。如明代诗人王偁的《酥乳》："一双明月贴胸前，紫玉葡萄碧玉圆；夫

① "石男女拥抱像"，四川彭山出土，汉代石雕，1941 年出土，被郭沫若称为"天下第一吻"。

② "有夫妻恩爱图形的墓罐"，宋代。刘达临编著：《中国性史图鉴》，长春：时代文艺出版社，2002 年，第 142 页。

③ 《玉房秘诀》，叶德辉：《双梅影闇丛书》，转引自高罗佩著，杨权译：《秘戏图考——附论汉代至清代的中国性生活（公元二〇六年—公元一六四四年）》，广州：广东人民出版社，2005 年，第 47 页。

婿调酥绮窗下,金茎几点露珠悬。"①这是一首描写性的诗作,前两句中王偁将女性双乳喻为明月,将乳头喻为"葡萄"的典故可能是对唐代赵鸾鸾同名诗作的借用。而后两句则是丈夫抚弄妻子双乳的一次性经验描写,直接将抚乳与性关联起来。明代一首题为《扪乳》的乐府诗歌也将抚摸女性乳房带来的性愉悦感描写了出来:

> 只为多情忒俊雅,月下星前迤逗咱,掩映着牡丹花。潜潜等等,不见劣冤家。(么)今夜相逢打骂咱,忽见人来敢是他,只恐有争差。孜孜认了,正是那娇娃。(赚尾)悄悄吁,低低话,厮抽扽拈拈掐掐终是个女孩儿家不惯耍。嫩庞儿,不甚撑达,透纱衫双乳似白芽。持入胸前紧紧拿。光油油、腻滑滑。颤巍巍拿罢,至今犹自手儿麻。②

这首乐府诗歌描写的是一对男女在月下偷情,抚摸对方身体的情节。如前文张劢诗中所写,这里"双乳似白芽"是对女性初生之乳的描写,白嫩的小乳特别能激起男性审视者的欲望。在传统社会的乳房描写中,文人特别注重乳房的触感,"肤如凝脂"是传统社会对美人皮肤的基本要求,这里"光油油、腻滑滑"正是对女性如"凝酥"般的乳房触感的描写。末句"颤巍巍拿罢,至今犹自手儿麻",描写的是偷情的男性借由抚乳带来的性愉悦感。清代诗人尤桐作《黄莺儿·美人乳》:"宝袜缠红罗,紫葡萄,白露

---

① [明]王偁:《酥乳》,[清]钱谦益辑:《列朝诗集》闰集卷四,《续修四库全书》,第 1624 册,上海:上海古籍出版社,1995 年。

② [明]郭勋:《雍熙乐府》卷之五《赏花时·扪乳》,《续修四库全书》第 1740 册,上海:上海古籍出版社,1996 年,第 511 页。

和,软红新剥鸡头颗,膏凝玉波,香吹粉荷,兰汤浴罢花心弹。衬金诃,绣衾低卧,未许阮郎摩。"①诗作盛赞出浴后女性鸡头肉般的乳房与紫葡萄般的乳头之美,而最后一句"绣衾低卧,未许阮郎摩"描写的则是床榻之上夫婿调情的画面。

自"玄宗扣乳"的记载开始,传统社会有关女性乳房的情色描写多着手于"抚乳"的情节。由此可见,中国传统社会人们在对女性小脚的迷恋及性想象之外,对女性乳房与性关联的认识也有很长的历史,且这种认识在明清时期不断加强。

明清时期,春宫画盛行。从一些春宫画对女性身体的刻画,我们可以看出,大量的女性身体描写集中在小脚上,文人或春宫画的作者都更偏向于视小脚为女性身体最具性魅力的部位。如图 2-10 所示,在两性亲昵之时,男性通过手握女性的小脚来增加性刺激,这种抚弄欣赏"金莲"的场景是明清春宫画的一大特点。春宫画中的女性大多是裸体,但是对女乳的刻画却十分简单,轻描淡写,并不能在视觉上带来审美或起到性引诱的作用。图 2-11 是一幅 19 世纪的胶彩画,这种抚乳的画面在明清春宫画中是极其少见的。胶彩画是中国古老绘画类型的一种,但是在国内失传已久,反而在日本更盛行,所以胶彩画长期被称为日本画或东洋画。此外,尽管这幅画中的男女仍是中国清代人物的形象,但他们所处的窗台却更像是西式的。笔者猜测,画中对两性亲昵抚乳情节的刻画很可能是受日本画风或者西洋画风的影响。

---

① [清]尤侗:《西堂诗集》百末词余卷六,《续修四库全书·集部·别集类》,第 1407 册,上海:上海古籍出版社,1996 年,第 161 页。

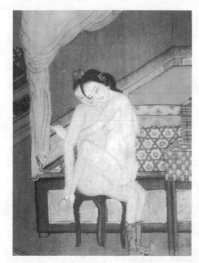
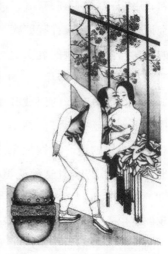

图 2-10　乾隆年间绢本春宫画① 　　图 2-11　19 世纪胶彩春宫画②

　　综上所述,中国传统社会的早期并不重视女性乳房的审美,大量品评女性身体的著作时常忽略乳房的存在。唐宋以后乳房审美偏好小乳,从"胸乳菽发""鸡头肉""隐约兰胸"等的描写,可以看出传统社会喜欢的是女性白嫩初生之乳,文人也多热衷于描写乳房隐约可见的情趣。至明清时期,人们对女性乳房与性关联的认识才逐渐强烈,但是相较于小脚可以带来性刺激的认识,女性乳房在两性亲昵之中扮演的角色仍然不重要。

二、晚近的乳房审美与性关联

　　晚近以来,由于西力东侵而引起近代中国社会的剧变已是

　　①　杜三井主编:《秘戏图大观》,台北:金枫出版有限公司,1993 年,第 140 页。
　　②　同上,第 32 页。

一个不争的事实。大批西方人逐渐在中国东南都市从事政治、军事、传教、经商等活动，他们共同借助宗教活动、学校教育、商业广告等媒介，将西方的思想、文化、观念甚至习俗在中国东南沿海都市间传播。而其中广泛被接受的部分更得以传遍全国，并最终改变了传统社会在许多问题上的一贯认知。在晚清中西文化接触的最初阶段，西人对中国妇女的小脚表现出极大的兴趣，他们认为中国妇女的缠足是野蛮的，是对身体的损毁，这种看法迅速改变了晚清民国时期国人对女性裹脚的认识。尽管近代女性放足的进程是漫长的，但在都市中缠足有害女体健康及缠足作为野蛮身体象征的观念在19世纪末已经深入人心。

在近代社会的早期，对女性乳房认识的变化并不像从缠足到天足的变化那么剧烈，直到1920年代中期才出现一场由国民政府出面组织但规模远小于反缠足运动的"天乳运动"。笔者认为近代社会对乳房审美认识的改变是通过其他方式完成的，大致有以下几个因素影响了乳房审美认识的变化：一，19世纪中晚期开始出现在东南都市中"蜂其腰而鼓其乳"的西洋女性逐渐熏染了中国的都市妓女及新女性的着装；二，西洋裸体绘画及雕塑作品的传播逐渐改变了国人对女性身体美的认识；三，卫生话语下对身体健美及曲线美的诉求；四，消费主义意识形态对女性身体的借用；五，国族话语下，"天乳运动"的影响等等，都在潜移默化中改变传统社会人们对于女性乳房的审美认知。

晚清国人最早接触到丰满乳房的审美，可能来自西方裸体雕塑及裸体绘画作品，这对近代中国社会女性乳房审美从以小乳为美到以丰满乳房为美的转变，起到一定的作用。早在1870年代，西洋裸体绘画与雕塑即已传入中国，早期这种裸体绘画被称为西洋淫画。1872年《申报》曾记载一则巡捕抓获一个在上海租界内贩卖外国淫画的宁波人,并将其淫画春物一应当堂烧毁的新闻;①1879 年又记载一则禁止在西洋镜中放映淫画的告示:"特调宁波府正堂宗示卖西洋镜者,胆敢以春宫淫画照影活现陈于街市,最足以伤廉耻而导邪淫,如不速行毁灭,定予驱逐拿办,毋违特示。"②可见当时上海频有贩售西洋裸体画或在西洋镜中放映西洋裸体画的现象,国人对西方人体审美及乳房审美的最初认识极可能是通过这两种途径获得的。

19 世纪末,《点石斋画报》的主笔之一吴友如曾以画作的形式记载了一则妒妇摔西洋裸体雕塑的故事。故事中的福建人某甲,迫于妻子威力,既不敢纳妾,也不敢光顾娼寮妓馆,后来购买了一尊西洋瓷器美人聊以自慰,并"于闲暇时辄抚摸而拂拭之"。这一行为最终还是激发了妻子的妒忌之情,妻子将丈夫唾骂一通的同时将瓷器摔碎在某甲的面前(图 2-12)。这位福建人某甲家室内的中国传统摆设及其妻子的小脚都与这尊裸露的女体瓷器极不相称。与中国传统的春宫绘画不同,半裸的西洋雕塑的丰隆、挺拔的乳房形态一定吸引了这位丈夫,他才会时常"抚摸而拂拭之"。③

不过,19 世纪中后期,西洋裸体绘画及裸体雕塑作品在当

---

① 《巡捕获卖春画》,《申报》,1872 年 7 月 29 日,第 3 版。

② 《示禁淫画》,《申报》,1879 年 10 月 4 日,第 2 版。

③ 裸露的乳房是维纳斯雕塑十分突出的特点,雕塑作品的购买者一定注意到了这点,并将其视为性诱惑。

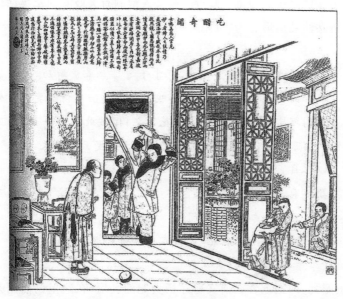

图2-12 《吃醋奇闻》①

时中国都市中的影响范围似不能任意夸大。当时社会中的部分
人士尽管已经注意到了西洋裸体女性丰满的乳房，但认同这种
审美则经过了一个漫长的过程，在当时社会的主流意识中仍然

① 吴友如：《吃醋奇闻》,《吴友如画宝·风俗志图说(下)》,第四册第
十一集,上海：上海书店出版社,2002年,第164页。左上文字："女无美恶
入宫见妒之者,妇人之恒情,乃或诵洛神之赋赴水自沉,披照镜之图悲怀
顿释,此其情真有愿妒而死不愿不妒而生者。闽人某甲生长新加坡,家有
妒妇,闺房之内仰承眉睫,每出必禀命而后行,限以午时还不敢未时归。
年近四旬,犹虚,但续小星之时固不敢赋,娼寮妓馆益不敢问津焉。一日
购一西洋瓷器美人归,置诸厅事,妇初不以为意,后见甲于闲暇时辄抚摸
而拂拭之,不觉忿火中烧,无复投鼠之忌立碎其器于甲前。甲慑于胭脂虎
不敢置辩而妇犹骂言不休,或讽之曰是不过偶像耳,非有专房之宠也,□
即如唾壶之击破醋葫芦可束之高阁矣。妇曰吾非迁怒于物,但见其如醉
如痴恐因而致疾,特碎之以醒其迷耳,闻者莫不掩口而笑。"

认为女性以小乳为美。晚近一则文人炮制有关妓女的荤笑话仍然将女性乳房形容为"贵妃乳"：

> 江西何某，年少工诗，有才子之目。来沪游历，寓某客栈。同寓某叟，金陵人，最喜咬文嚼字。一日何与叟在某处见谢珊宝校书，因校书早闭花下之门，彼此不通一语，而回顾溜眼，颇极流连。何因举随园诗话告叟云："美人之光，可以养目。诗人之诗，可以养心。此二语真是切当。"叟好杜撰俗典，假作斯文，因正色曰："此两句见齐东录，其下尚有四句。"何明知其诳，故问之。叟曰，下四句记得是："绿野之游，可以养吾足，贵妃之乳，可以养吾手。"[①]

"贵妃乳"即指笔者在前文所述杨贵妃的乳房，在这里已然用来指代妓女之乳，可见清末对女性身体关注最多的嫖客仍然欣赏的是这种小乳。民国时期，受西洋女性裸体绘画的影响，以绘制月份牌广告画闻名的郑曼陀曾画过许多以中国女性为主角的裸体美人画，这些画作中的女乳大都是娇小的传统"鸡头肉"似的乳房。[②] 绛桃馆主天羽为其中一幅题诗："惊鸿出水正婳娥，新剥鸡头一握多。借问汉宫畴得似，洛妃犹有雾冰罗。"[③]其中"新剥鸡头一握多"仍然是借杨贵妃"温软新剥鸡头肉"的典故，描写郑曼陀画中女乳刚刚盈手可握的娇小形态。

在当时的印刷品中，西洋女性的乳房形象是丰满且裸露的，

---

① 周瘦鹃：《老上海三十年见闻录》上，上海：大东书局，1928年，第36～37页。

② 关于郑曼陀的裸体美人画，笔者将在后文进行较细致的论述。

③ 郑逸梅：《凝酥韵话》，《半月》，第4卷第17号，1925年，第5页。

而大多数中国女性的形象仍然是传统温婉的，露出半截胳膊可以说是 20 世纪初期中国女性着装开放的极限。如图 2-13、图 2-14 均是 1910 年代中期的作品，图 2-13 为周瘦鹃《香艳丛话》的封面，是一幅民国初年在山水间约会的情侣形象。可以看出，在画家的想象中，男性已是十分洋气，而他的异性伴侣则仍然是传统的穿着。图中女性一身小家碧玉的传统装束，平坦的胸部应当是束胸的结果。图 2-14 是 1915 年一期《妇女杂志》的封面，画中的女性身处一个现代化环境之中，她头顶的电灯、右侧墙上的油画、身后墙上的钟表、桌上的标尺等，都显示她深受西方文明的影响（尝试绘制油画是当时年轻女性向西方文明靠拢的方式），但是其穿着却是传统的，胸部也十分平坦。

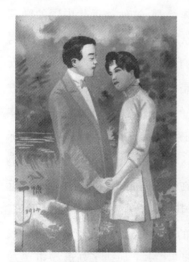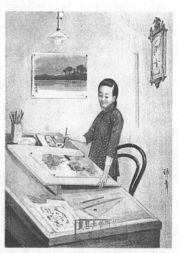

图 2-13　《着西服的男士与着传统　　图 2-14　《画油画的女子》②
　　　　服饰的女子》①

---

① 周瘦鹃：《香艳丛话》，上海：中华图书馆，1919 年，封面。
② 《画油画的女子》，《妇女杂志》，第 1 卷第 2 期，1915 年，封面。

1925 年，郑逸梅在一篇专论中国传统社会女性乳房的文章中写道："吾国女子以胸平坦为美，故红罗一幅，低护双峰，已成习惯；且有易形为长方，以包围前后，一端密缀小扣，一端孔以系之；而更有代以小半臂者。轻绡衫里，隐约可见，而领样弯弯，有如半月，更觉可爱也。"①直到 1920 年代，时常接触并描写女性身体的近代文人（他们也是最有机会接触到西洋女体审美的人），仍然以传统的小乳或平胸为美。

由此可见，尽管早在 1870 年代中国东南都市社会已经接触到西洋"丰乳肥臀"的女性身体审美观念，直到 1920 年代社会对女性乳房审美的主流仍然是以小乳为美，但是这其中的变化是显而易见的。首先是进入 20 世纪后，报章媒体开始广泛传播诸如维纳斯雕塑以及西洋女性裸体绘画，这使得近代中国的画家们也开始进行女性裸体写生。原本处于私密空间的女性的乳房成为可以在公共领域公开讨论的话题，艺术与社会的互动在女性乳房审美观念转变中的作用是极其重要的。其次，来自西方的"天然美"、鼓励女性修习体育的"健康美"及"曲线美"等身体审美概念，借助卫生、健康话语逐渐成为新女性身体审美的标准。而丰满的乳房是这种审美认识中一个十分重要的特点，也使得近代都市中的女性越来越在意乳房的丰满与否。此外，近代商业广告对女性形象的利用，其中大量裸裎入画的女性形象，也极大程度地传播了丰满乳房的审美观念。1920 年代中期以后，由国民政府发动的"天乳运动"事实上加快了新乳房审美观念确立的速度。

---

① 郑逸梅：《凝酥韵语》，《羽翠鳞红集》，上海：上海益新书社，1929年，第 85 页。（原载《半月》，第 4 卷第 17 号，1925 年。）

　　这一时期,对女性丰满乳房的赞美,绝不亚于明清时期对于女性小脚的赞美。而维纳斯丰满的乳房成为新乳房美的标准。早在 1916 年,郭沫若曾有一首题为《维纳斯》的短诗,赞美女性乳房:"我把你这张爱嘴,比成一个酒杯。喝不尽的葡萄美酒,会使我时常沉醉。我把你这乳头,比成两座坟墓。我们俩睡在墓中,血液化成甘露。"①另一首题维纳斯像的诗歌写道,"两乳丰隆,耸起爱的焦点"。② 旅华法国小说家德哥派拉在某次宴会上大谈中国女性身体美,他认为中国女性的胸部若能够较为凸出而丰满,将成为女性美的典型,因为"女性突出而丰满的胸部不但是健康的标准,而且也是美的要素"。③ 更有人认为,"在整个女子的曲线中间,最值得赞美的便是乳房",④而最值得赞美之女性乳房,"美在耸突,美在白嫩,美在富有曲线"。⑤ 乳房美被认为是判断女体美最重要的标准,"美人之美,不在乎柳叶之眉,亦不在乎秋水之眼,更不在乎樱桃之口,然则胡为乎而为美,约双峰之高耸是也"。⑥ 伴随着公共舆论对这种丰满乳房的审美认同及提倡,1930 年代甚至有了假乳、丰乳药物及手术的广告,使得拥有传统小乳却又努力迎合这种丰乳审美的女性开始致力于再造自己的双乳。在接下来的章节中笔者将就以上问题进行

---

　　① 郭沫若:《Venus》,《女神》,第三辑,北京:人民文学出版社,2000年,第 123 页。(该诗第一次出版是 1921 年,由上海泰东图书局出版。)

　　② 柳无忌:《题维纳司像》,《白露》,第 3 卷第 5 期,1928 年,第 46 页。

　　③ 默然:《外人目中之中国女性美》,《妇人画报》,第 17 期,1934 年,第 12 页。

　　④ 《乳房的美》,《摄影画报》,第 8 卷 373 期,1932 年,第 103 页。

　　⑤ 彦文亮:《乳房详论》,《现代中医杂志》,第 4 卷第 2 期,1937 年,第 11 页。

　　⑥ 许明康:《警告女界》,《常识》,第 1 卷第 67 期,1928 年。

细致的讨论,在此仅点出近代中国社会乳房审美观念发生了变化的事实。

此外,乳房与性之间的关联也开始被广泛讨论。但是与传统社会仅从视觉、触觉角度讨论女性乳房带来的性刺激不同,近代这一讨论大多是建立在对女性身体结构的科学认识上的。如乳房中乳腺的认识,乳腺与生殖器官是相联系的认识等,都是乳房与性关联讨论的基础。1928 年,一篇《女性的乳房与异性的引诱》的文章写道:"女性的乳房与生殖有密切的关系,也是生殖器的一部,因为女性的乳房是帮助女性美而引起异性注目的,所以称之为引诱器官。"①在《玲珑》杂志"珍珍信箱"的问答环节,陈珍玲告诉读者,在性器官与乳部间密布神经……抚摸乳房是性行为的第一步。② 另一位作者也写道:"抚乳可使情焰飞发,乳部与性系统相连属,特别与子宫的一部分相连接……乳部与性神经有如此密切的关系,所以抚乳或吮乳常会引起女人一种似痒非痒的快感。"③由于乳房与生殖系统的联系,乳房时常被直接视为性器官,但是这种乳房与性欲关联的讨论完全不同于传统社会的认识。过去的讨论者都是从男性角度出发,注重女性乳房给他们带来的性刺激,但是近代对女性乳房与其自身性器官相联系的认识,使得讨论者在论述乳房性引诱作用的同时,也注重抚乳或吮乳给女性自身带来性快感的讨论。1930 年代

---

① 陆保时译:《女性的乳房与异性的引诱》,《生命与健康》,第 58 期,1928 年,第 4 页。

② 《男子为什么喜欢摸乳》,《玲珑》,第 6 卷第 9 期,1936 年,第 652页。

③ 烟影:《从痒说道接吻及哺乳》,《家庭良友》,创刊号,1937 年,第 19 页。

后,讨论女性身体乳房与性生活的关系及丰满乳房的性引诱功能等类型的文章开始普遍出现在女性杂志或家庭期刊上,妓女、舞女、电影明星甚至走在街上的普通新女性的乳房都成为吸引异性眼光与话语的讨论焦点。乳房逐渐代替小脚,成为表达女性身体性魅力的关键部位。

小　结

从清末到 1940 年代,对于女性乳房身体认识的变化相当多元。本章试图归纳出三个重要的面向:一是哺乳方式及哺乳女性角色的变化;二是乳房疾病认识及治疗方式的变化;三是女性乳房审美及性关联认识的变化。

首先,将女性的乳房与哺育相联结是人类社会对女性乳房的最初认识,中国传统社会对女性乳房的关注重点即始终围绕乳房的哺乳功能。在古代中国传统的母职论述中重母教而轻乳养,无论是医者还是儒士,都并不特别强调生母亲乳,因此自周代直至清末,一直是母亲与乳母共同担当新生儿的乳养任务。但近代这一现象发生了变化,国族话语对女性的社会角色重新定位,被赋予“国民之母”身份的新女性,其身份角色价值不再仅仅体现在家庭中。母乳喂养的意涵也发生了很大的变化,亲自哺乳并养育健康的小儿是一种国民责任,而不再仅仅是为某一家族延续香火而已。另外与传统社会相比,近代哺乳方式也发生了很大变化,首先近代工业产品代乳粉等的传入在形式上改变了传统的哺乳方式;而科学话语对卫生及营养的重视也使得生母亲自哺乳越来越被强调。

其次,近代对女性乳房的医学认识也发生了许多重要的变化。古代医者独特的血液循环理论认为女性的血液在乳汁、月水之间转化,而生育与哺乳总是改变这种循环,因此多数乳房疾病被认为是由生育及哺乳引起的,一般将乳房疾病视为一种女性独有的"妇科的"疾病。疾病的治疗基本上限于内服汤药与外敷膏药两种方式,在正统的医学治疗无效后,人们通常将希望寄托给神明;而近代西医的传入则逐渐改变了这种认识,尤其是民国时期西医本身的发展及对乳腺的认识,一定程度上改变了人们对于乳房疾病成因、乳汁形成的认识。治疗方面,西医外科的影响也十分深远。

最后,就身体审美层面而言,乳房审美在整个古代社会女性身体审美中并不占重要地位。"雪胸""酥乳"等词其实只是对女性身体以白为美在乳房上的呈现,而"鸡头肉""葡萄"等比喻加之大量胸部微凸的女性身体图像可以看出古代社会偏向喜好娇小的乳房。而在情色领域,女性乳房也始终占据一定的地位。早在汉代时期男女亲昵时即有抚乳的情节,明清抚乳调戏的画作也频频出现,故而近代有关女性乳房的审美与情色认识并不能完全认为是受西方文明的影响。但是明清时期大量春宫画中男女双方更重视女性的小脚,女性裸露的上身极少凸显出乳房,可见古代社会(尤其明清时期),对女性乳房激发情欲方面的认识远低于小脚。而晚近受西洋女性裸体绘画、雕塑的影响及商业广告对女体的利用,尤其是1920年代以来对女性健美、曲线美的提倡,使得社会越来越重视女性的胸部,丰满、高耸的乳房开始代替小脚成为女性身体审美的关键。

总括而言,晚清民国时期中国社会对女性乳房的认识与古代社会相比,在哺乳、医疗、审美等层面都发生了很大的变化。笔者认为,长期受异性审视的女性乳房在近代中国社会发生的变化中呈现出两个重要的特点:一是乳房的政治意涵凸显,这与近代身体的国家化有密切的联系;二是乳房的消费意涵突出,女性身体经济学左右近代女性乳房形态的呈现形式,这与近代消费主义有密切关系。女性乳房一方面开始与国族话语中的强种、强身相勾连,一方面又与都市的日常生活、大众消费欲望相联系。

　　然而,近代中国社会处于一个巨大的转型期,传统的、西方的思想成分杂糅,促成近代中国社会对女性乳房认识发生转变的因素有很多,过程也十分复杂。国家话语、科学思想、消费主义等因素都对近代女性乳房观念的转变产生了重要的影响。笔者无意对此进行巨细靡遗的考据,而是试图从影响这一转变发生的几个最重要的思想或文化因素入手,尽量细致爬梳现代乳房观念形成的具体过程。在接下来的各章中,笔者将从科学话语对女性乳房的再造、国族话语对女性乳房的操控以及消费主义对女性乳房身体的影响等层面入手,分析女性乳房在近代社会发生的转变。

第三章　科学主义：女性乳房的"再造"

"科学"在近代西力东侵的过程中扮演十分重要的角色。在东西方文明碰撞之初,西洋科技被人们视为"奇技淫巧",但随后这种认识发生了很大的转变,以"船坚炮利"为代表的西洋科技迅速征服了清末士人。19世纪后期,晚清政府在"师夷长技以制夷"的思想指导下,展开对西洋科技的学习。此后,洋务运动求助于科学技术的强国尝试尽管失败了,但人们对科学的认识却逐渐加深。1915年,陈独秀在《新青年》发表《敬告青年》一文,呼吁"国人而欲脱蒙昧时代,羞为浅化之民也,则急起直追,当以科学与人权并重"。他对科学的认识是,"吾人对于事物之概念,综合客观之现象,诉之主观之理性,而不矛盾之谓也"。在陈独秀看来,这种科学已不再囿于单纯的"技术"层面,而是被视为一种认识事物的观念,一种理性精神,主张社会上之士、农、工、商、医等都必须明科学之理。① 1923—1924年间轰动一时

---

① 陈独秀:《敬告青年》,《青年杂志》,第1卷第1号,1915年。

的"科玄论战"①,更使科学的观念在报章媒体上得到广泛的传播。这一论战不仅助长了近代思想界的唯科学主义②,科学的思想也逐渐泛化到人们日常生活的各个领域。③

在近代中国科学思想社会化的过程中,与人们日常生活紧密相关的医学领域受这种科学思想影响甚深。最初,近代中国社会对西医的认识大都来自东南各地的医疗传教士,至1920年代前后,大量中国西医留学生归国行医,并在报章杂志上展开对西医医学知识的传播,使西医的观念逐渐深入人心。

西医在近代中国一直被视为科学。陈独秀在《敬告青年》中曾简述科学对医学的重要性:"医不知科学,既不解人身之构造,复不事药性之分析,菌毒传染,更无闻焉。"④这里所提到的人体结构、药性、细菌等都被视为西医优于传统中医的科学认识。1920

---

① "科玄论战"是近代中国思想界一场关于人生观的论战,自1923年2月开始,一直到1924年年底基本结束。主要参与者包括张君劢、丁文江、梁启超等,他们就人生观、对科学的认识等问题展开讨论。

② [美]郭颖仪著,雷颐译:《中国现代思想中的唯科学主义(1900—1950)》,南京:江苏人民出版社,2005年。

③ 关于近代西方科学思想的传入及近代中国科学观念的泛化问题,可参见肖郎、王鸣:《近代中国科学观发展轨迹探析——以清末民初science概念内涵的演化为中心》,《浙江大学学报(人文社会科学版)》,2013年第6期,第1~17页;张秀丽:《近代中国科学主义思潮的泛化及原因探析》,《福建论坛(社科教育版)》,2011年第12期,第31~32页;朱华:《论留学生与近代科学救国思潮的形成》,《北方论丛》,2008年第6期,第75~79页;朱华:《20世纪30年代中国的报刊与科学宣传——以〈科学世界〉和〈科学时报〉为例》,《河北大学学报(哲学社会科学版)》,2007年第1期,第69~74页;朱华:《近代中国科学救国思潮研究综述》,《史学月刊》,2006年第3期,第104~109页;朱丹琼:《科学的个案与中国科学观的发展》,西北大学博士学位论文,2005年。

④ 陈独秀:《敬告青年》,《青年杂志》,第1卷第1号,1915年。

年前后出现的中西医论争,使得西医的科学性得到一再论证,传统中医从医理到治疗方式都被西医论者视为非科学。[①] 与此同时,伴随社会唯科学主义思想的传播,西医逐渐被许多人接受,在都市知识分子中间,甚至出现对西医科学盲目崇拜的现象。

近代中国社会对女性乳房医学认识的变化,即发生在这种西医知识广泛传入与唯科学主义传播的背景之下。中国传统中医医学对乳房的关注始终有两个重点:一是乳房疾病,二是哺乳指导。西医科学对乳房疾病的认识与哺乳方式的指导已经完全不同于传统中医。近代社会对女性乳房结构及乳汁形成的新认识基本上全部来自西医解剖学,西医外科手术也改变了传统中医乳房疾病的治疗方式。同时,西医科学中的卫生、营养等观念,也逐渐代替传统中医来指导女性的哺乳行为。本章将从科学的乳房认识与治疗及科学的哺乳指导角度讨论近代医学对女性乳房的再造。

第一节　科学的乳房认识与乳疾治疗

女性的乳房因为疾病的多发而一直受到医者的关注。前文曾对中国古代医者的乳房认识与治疗进行简单的分析,指出传统医者对乳房内部结构的认识始终围绕经脉理论展开,并将乳房与身体的内脏肝、脾、胃等联系起来。这种认识在近代西医解

---

① 朱丹琼:《科学的个案与中国科学观的发展》,西北大学博士学位论文,2005 年。

剖学传入后发生了重大的变化。西医对乳房内部结构的认识围绕乳腺展开。乳房与身体内脏肝、脾等的联系开始转为与生殖系统的子宫之间的联系，疾病的治疗方式也从过去以"通气解郁"为目的的药物治疗转为手术切除。

一、对乳房的科学认识

（一）对乳腺与乳汁形成的认识

随着近代西医解剖学的发展，对人体内部结构及乳汁形成原理的认识也越来越细致。前文已述，近代中国早期的西医知识大都来自西方医疗传教士，如英国传教医生合信对乳汁形成及乳房内部结构的描述："乳者，赤血所生，乳头有管，渐入渐分，如树分枝，行至乳核即与血脉管相接，乳汁由是渗入。"[①]这里的"乳核"指的可能就是分泌乳汁的乳腺，但合信的这种认识还不确切，主要是因为当时西方医学对乳腺分泌乳汁的认识尚未完全确立。事实上，1817—1922年间西方医学界对妇人乳汁分泌的认识一直存在争论。有人认为乳汁是由淋巴分泌的，也有人认为是乳腺与胃部相交通，由胃肠营养转化成乳汁。但这些错误的认识随着解剖学的发展而被一一否定。到20世纪初期，西医医学界基本确定妇人乳汁来自乳腺，但这种认识又包括三种：一是乳腺分泌说；二是乳腺分解说；三是乳腺部分分解、部分分泌说。[②] 值得注意的是，在近代中国报纸杂志上得以广泛传播的基本上是第一种认识，即认为乳腺是分泌乳汁的器官。

---

① 合信：《全体新论》，上海：上海墨海书馆，1851年，第65页。

② 王有琪：《乳腺（续）》，《科学世界》，第2卷第8期，1933年，第571～580页。

当时西医有关乳房内部结构的认识通过那些已经获取部分西医解剖学知识的中国医者向社会大众普及。如《科学世界》上曾连载有关乳腺的知识，并以图像的形式传达一种直观的认识（图 3-1、图 3-2）。

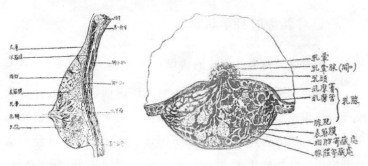

图 3-1　《一位二十二岁女子的右乳房纵切面》①　　　图 3-2　《授乳时女子的乳房》②

近代医者尤学周也曾在报刊上详细讲述乳房内部之组织：

乳房由乳腺叶集合而成，而乳腺叶复分为许多乳腺小叶，每一乳腺小叶又更分为无数之腺胞，腺胞之四周为毛细血管之密网所包绕，腺胞于制造乳汁时所必须之原料，即从此毛细管网处渗透而来。每一乳房约具乳腺叶十五至二十四块，由脂肪组织以分割之。输送乳汁之管，谓之输乳管，每一腺叶各具输乳管一条，乳晕下则稍扩大而成输乳窦，各输乳管取放线状之排列，聚合于乳头之下，以微孔贯通之。

① 王有琪：《乳腺》，《科学世界》，第 2 卷第 7 期，1933 年，第 499 页。
② 同上，第 500 页。

……妇女乳腺之位置,约在第三至第七肋骨之间。①

从科学的角度来看,尤学周在文中这种对乳腺叶、腺小叶、腺胞、输乳管等的详细讲解,很容易让一般读者信以为真。但事实上存在很多不准确的地方,比如乳腺叶的个数、"每一腺叶有一个输乳管"及"乳腺在第三至第七肋骨之间"的表述都不完全准确。而且图3-1所示,乳腺处于第一至第二肋骨之间的图示与事实偏差更大,实际上成年女性的乳房一般处于自身第二至第六肋骨之间,每一乳房的腺体数目也并不完全相同。尽管表述存在误差,但当时社会已经普遍接受乳房内部存在乳腺的认识。

在乳房内部结构认识之外,人们对乳汁形成也有了新的认识。在乳腺分泌乳汁的认识普及之前,有医学刊物上将乳腺视为输乳管的表述。如林鸿藻即认为,"乳腺者,输乳管也。分布于乳房之内,其端居于乳头。……乳腺不仅有疏泄之功,兼有括约之力,能泻能存,启闭自如"。② 不过随着医疗科学知识的传播,乳腺分泌乳汁的认识逐渐确立,如《新中华》杂志登载的一篇有关乳房科普的文章述及:

> 乳腺部是乳汁的制造所,乳头是乳腺部的出口处,乳腺部和乳头的皮下都是结缔组织构成,此组织富含弹力性。乳房中密布着输乳管、血管、淋巴管及神经等,好像蛛网一样。乳腺始自乳头中的沟管,此管形成乳腺部的外口,外口

---

① 学周:《乳房内部之组织》,《通问报》,第1652期,1935年,第26页。

② 林鸿藻:《男女乳部大小不同之研究》,《妇女医学杂志》,第11期,1930年,第5页。

的末端有弱的括约肌,可防乳汁的漏出,及细菌的侵入……
榨乳时,已制成的乳汁自输乳枝管经输乳管等而达乳头内
的乳沟,然后排出口外。①

由上述有关乳房内部结构及乳汁分泌的表述可以看出,当
时人们对西医的乳房理论认识不一。一方面是因为西医本身正
在发展中,很多问题还存在争论;另一方面,在新知识传播中误
传的现象甚多,并非句句科学精准。尽管如此,对妇人乳房内部
结构及乳腺分泌乳汁的认识,使得近代舆论从哺乳的角度反对
妇女束胸时,会特别从这些"科学认识"入手,一再论述束胸对乳
腺的危害。如张舍我在其反对妇女束胸的文章中称,"妇女束胸
过甚,则足以损害乳腺,因以损害乳汁,婴儿吸之乃妨碍其生
长"。② 还有人认为束胸会使乳腺丧失分泌乳汁的功能,"乳房
久受压迫,排泄乳汁之腺细胞死去,无排泄之可能"③,强调"中
国女子缠胸的恶习"会使妇女"乳腺完全退化萎缩",无法分泌
乳汁。④

(二)作为性器官的乳房认识

由于妇女产后即可分泌乳汁,加之对亲自哺乳有利于产后
子宫收缩的认识,西医逐渐认识到乳房与子宫之间的联系,将乳

---

① 无尘:《科学谈话:乳(上)》,《新中华》,第5卷第12期,1937年,第47页。

② 张舍我:《沪滨随感录》,《申报》,1920年4月25日,第14版。

③ 张森玉:《妇女束胸之害》,《新医与社会汇刊》,第1期,1928年,第391页。

④ 夏禹鼎:《讲小国民的营养(续)》,《医事公论》,第5期,1933年,第4页。

房视为女性生殖系统的一部分。① 同时,西医还认为乳房与性欲之间存在一定关联,进而将其视为女性的性器官。这些与传统观念不同的乳房认识在 20 世纪二三十年代已基本为社会所接受。如 1927 年,《新文化》上一篇文章即称:

> 奶部与生殖器中间有一种神经连络的,而这种神经的感触力是非常大的,这神经的末梢部乃满满地分布在奶部及奶头上。所以奶头的感觉力的锐敏,较舌头、指头、阴核等有过之无不及的。是以奶部一受刺激,则那神经立即传达到生殖器部,同时使子宫收缩的运动。凡妊娠期中的奶部,如刺激太烈,往往因之发生流产等症,由是可见奶部与生殖器的关系了。②

该文从乳房与生殖器之间的关系出发,反对女子束胸,认为束胸将导致乳房神经渐渐迟钝,循至麻木,使性欲大减,同时也将导致性器官的其他疾病。不过也有人认为乳房不是性感受器官,而是性引诱器官,陆保时在其文中称:"女性的乳房与生殖有密切的关系,也是生殖器的一部。因为女性的乳房,是帮助女性美而引起异性注目的,所以称之为引诱器官。"③

也有人认为乳房与生殖器的关系体现在子宫排卵与乳房泌

---

① 尤学周:《乳哺与生殖器之关系》,《长寿周刊》,第 57 期,1933 年,第 49 页。

② 徐徐:《我对于"提倡大奶"的意见》,《新文化》,第 1 卷第 5 期,1927 年,第 10 页。

③ 陆保时:《女性的乳房与异性的引诱》,《生命与健康》,第 58 期,1928 年,第 4 页。

乳上:"在处女与妇人的乳房,可以发现其差异者,其说明与人类的生殖作用或生殖器的变化,有相互的关系。其实,生殖作用或生殖器与乳房有不可切离的关系,尤其是排卵器与泌乳器的机能有一定的关系。"①在这种乳房与生殖系统的联系认识中,更有人直接将乳房视为身体的"发情带":

> 乳房和子宫有密切的关系,这在临产的初期哺乳之际,子宫收缩得有疼痛之感这事上,很容易知道的。在其他的场合,乳房的刺激,能使子宫反射的收缩,而引起一种快感的。母亲对于孩子的爱情之源,在于由吸吮乳房而发生的反射的快感。……乳房不单由体外刺激而起性的兴奋,即由内分泌而来的体内刺激,或者也有同样地引起性的兴奋的作用呢。②

也有文章将哺乳期的婴儿吮吸乳房带来的性快感与母爱相混淆,称母亲对孩子的爱即源自这种哺乳快感。③ 近代中国公共媒体对哺乳快感的大量论述是一种奇特的现象。然而,发现这一现象的西方国家并不认可这种身体体验,他们认为对孩子的爱与性欲望在道德上是不兼容的,一位美国的母亲因为公开承认哺乳的性快感,被警方控告性侵犯孩子,并因此丧失了孩子

---

① 沈玉先:《处女的乳房与妇人的乳房》,《健康生活》,第 1 卷第 6 期,1934 年,第 247 页。

② 佐成:《乳房》,《现象》,第 6 期,1935 年,第 32 页。

③ 谭瑛:《女子的乳房与性的诱惑》,《妇女杂志(北京)》,第 2 卷第 8 期,1941 年,第 63 页。

的监护权。①

除了从哺乳可使子宫收缩及哺乳可以带来性快感角度来证
明乳房是性器官外,乳房与性器官的发育也可证明两者之间有
一定的联系。如一位作者认为,"乳房发育不全的妇人,生殖器
一定也是发育不全的",并且认为看一个妇人的乳房便可以想象
到这个妇人性的状态。② 另有研究称乳房之发育与生殖器之发
育是并行的:"凡生殖器未成熟之少女,其乳房亦未发育完全,及
至成年青春期,生殖器发育成熟,同时乳房亦膨大而发育完全,
定型为女性之乳房。"③

在这种将乳房与生殖系统相联系的话语影响下,人们逐渐
将乳房视为性器官。近代报刊十分热衷于讨论处女之乳房与妇
人之乳房的差别,在这些讨论中也多从性欲关联的角度入手。
如一篇讨论处女乳房的文章即称:"女性的乳房,是生殖器的一
部分,属于繁殖器官,她能帮助女性美,惹起异性的注意……女
性的乳房,确有性的秘密在内,与阴部有相当联络。"④甚至有人
试图从乳房内部之乳核的存在或消失上判断女性的贞淫,或者
直接试图从乳房的大小、形状上来判断处女与否,认为乳房内部

---

① ［美］马莉莲·亚隆著,何颖怡译:《乳房的历史》,北京:华龄出版
社,2003 年,第 267 页。

② 人得:《从妇科医学上所看到的女性裸体》,《社会医药》,第 4 卷第
3 期,1936 年,第 532 页。

③ 彦文亮:《乳房详论》,《现代中医杂志》,第 4 卷第 2 期,1937 年,
第 10 页。

④ 《处女的乳房最丰满最美》,《光芒》,第 1 卷第 6 期,1934 年,第 13
页。

没有硬核或乳房过大都有可能不是处女。① 当时有人认为处女的乳房是硬而直挺的,而非处女的乳房则是软而下垂的。《玲珑》杂志一篇指导辨别处女的文章中,认为处女与非处女的身体差别有四点,而其中有两点是关于乳房的:"(乙)处女的乳房硬而且小,中间好像有一块酒杯形的肉(又称乳核)埋伏着,微微凸出,乳房不下坠者。(丙)处女的乳头是淡红色的,如若经过性交的女子,那乳嘴的色彩就会更变厚而暗紫了。"② 当一位女性询问乳房下垂的问题时,《玲珑》的编辑珍玲女士也告诉她处女的乳房是不会下垂的。③ 受这种大或下垂的乳房非处女之乳房认识的影响,《玲珑》杂志上曾刊载一位女性咨询者向《玲珑》的编辑珍玲女士求证类似问题的文章。咨询者哥哥的婚姻是旧式的,在婚前是没有见过女方的,但是他在新婚的次日即要离婚,原因是新娘子的乳房"又大又软,不是坚硬的",他怀疑新娘不是处女,"痛苦甚至于哭了"。④ 另一位女性也因为乳房的发达而遭到类似的待遇,她母亲在两个双生弟弟一岁多的时候去世,弟弟们日夜啼哭,家里又雇不起奶妈,她以自己的双乳慰藉两个弟弟,但这导致她的乳房变得大而膨胀,而被丈夫怀疑不是处女,

---

① 《乳房能否判别处女之贞淫》,《中国摄影学会画报》,第 5 卷第 201 期,1929 年,第 3 页。

② 陈珍玲编,三草:《辨别处女的常识》,《玲珑》,第 1 卷第 32 期,1931 年,第 1231~1233 页。

③ 一位女性向玲珑信箱询问乳房下垂的问题,珍玲的回答是,一两次的异性抚弄不会导致乳房下垂,除非经过了性交。谷如、珍玲:《处女乳怎么会软垂》,《玲珑》,第 5 卷第 36 期,1935 年,第 2394~2395 页。

④ 珍玲、曹秀英:《哥哥昨夜结婚今晨离婚——原因:两乳又大又软》,《玲珑》,第 1 卷第 46 期,1932 年,第 1852~1854 页。

甚至要停妻再娶。① 可见这种乳房形态与性关联的认识在都市传播之广。

综上而言,这种将乳房视为性器官的认识,主要围绕两个证据展开:一是产后哺乳能使子宫收缩,证明乳房与子宫之间有一定联系;二是妇女在哺乳时,能够体会到性快感。这些表述虽不十分确切,也没有精确的科学依据,但还是影响到了都市异性对女性乳房的欲望想象。除了对女性乳房的审美丰满、高耸的要求外,裸体写生与摄影也聚焦女性的乳房,将乳房视为性欲望的焦点,笔者将在第五章中讨论这一问题。

二、乳疾的治疗

女性乳房因为疾病的多发而受到历代医者的普遍关注。中国传统医者对乳房疾病成因的认识,基本认为乳房疾病与妇女因生育、哺乳或行经等引起的血液循环变化有关;对疾病治疗的两种主要方式是内服与外敷药物,两者均以"通气解郁"为目的。但是就历史记载来看,这种治疗方式疗效甚微,面对严重的乳房疾病人们普遍选择寄托于神明或借助祝由科治疗。近代以来随着西医传教士的医疗宣传与实践,以及中国西医留学生的归国,中国社会开始利用外科手术治疗乳房疾病。

1837 年 6 月,美国医疗传教士伯驾为一位广州妇女莫氏做了近代中国历史上第一例乳房切除手术。他将手术以医疗报告的形式发表在《中国丛报》上。康复后的莫氏在同年 11 月,介绍患类似病症的吴氏前来就诊。43 岁的吴氏是住在黄埔的广州

---

① 兰英、珍玲:《乳峰高大,丈夫疑我非处女》,《玲珑》,第 5 卷第 23 期,1935 年,第 1481~1483 页。

人，她的左乳房患严重的肿大症已经有三年，伯驾检查后，发现其乳房肿瘤轮廓分明，是局部病变。吴氏体格较健壮，手术很简单。伯驾没有特别提及手术的过程，仅用一句"乳房切除用时八分钟，病人在床上休息了二十分钟"描述了手术过程，[①]这可能与他在此之前已经进行过多次外科手术有关。[②] 他重点记述了手术中吴氏的态度及术后康复过程：

> 她的坚强意志超过了我所见过的所有人。乳房切除过程中，她几乎没有发出一声呻吟。下手术台前，她还带着真诚的笑容握手感谢当时在旁帮忙的人。手术后病人的伤口有些化脓，在第十天的时候又患了痢疾，妨碍了她的康复，但最终还是在四星期左右的时候彻底康复了。这位女性和她十二岁的女儿自然的温和与乐观态度感染了许多她住院期间的来访者。确实，中国人常常保持着自然的恬静性情。[③]

伯驾从他的角度对接受手术的吴氏进行了描述，吴氏坚韧与歉然的态度感动了伯驾，使他认为吴氏不仅是勇敢的也是温和的。除了这则伯驾的医疗报告外，目前笔者尚没有更多关于这次手

---

① 《中国丛报》，第 6 卷第 9 期，1838 年 1 月，第 439 页。

② 谭树林曾对伯驾在近代中国外科医学上的贡献进行研究，伯驾所做的手术种类有很多，如白内障去除、摘除扁桃体、摘除结石等，他还推动了乙醚麻醉术传入中国。见谭树林：《美国传教士伯驾在华活动研究（1834—1857）》，北京：群言出版社，2010 年。

③ 《中国丛报》，第 6 卷第 9 期，1838 年 1 月，第 439～440 页。吴氏是伯驾第 4016 号病人。

术的资料,更不可能获取来自吴氏的声音。但可以推断吴氏的这种态度可能来自对内心羞愧与恐惧的掩饰。疾病的治疗环境从家庭转向医院,女性乳房从包裹在衣物之中到展示在外国医生与他的助手面前,都会使这位传统的女性感到拘谨。

在 19 世纪中期,西医本身对于外科还是十分谨慎的,并不十分赞成妄行手术,因此伯驾同时在报告中陈述了手术的必要性:吴氏的病乳呈胶状,其中密布软骨状的物质,而且乳房的底部已经硬化,超过了药物所能治疗的范围,只能通过手术切除。①

1838 年 6 月,伯驾又为一位名叫关美儿(Kwan Meiurh 音译)的 45 岁女性做了乳房切除手术(图 3-3)。关美儿的左乳在两年前开始畸形生长,在寻求伯驾治疗前的六个月,她曾请中医治疗,那位中国医生给她敷了一连串的膏药,但这种膏药反而导致其病情恶化,乳房的表层腐烂,连腺体也凸了出来。当关美儿到伯驾的医院治疗时已十分虚弱,她一再地向医生说,越快治好越好。6 月 20 日,伯驾为她做了乳房切除手术。在手术过程中,病人对外国医生表现出十分的信任,乳房的切除仅用了两分半钟,整个手术十分成功。病人在第三日便可以从一个房间走到另一个房间,她很高兴自己能够这么快被从疾病的苦痛中解救出来。②

1849 年,伯驾又为一位 42 岁的刘氏(图 3-4)做了双乳房切除手术。伯驾在报告中详细记载了这次手术。刘氏于 1848 年4 月独自到医院请求治疗,她患双侧乳房肥大已有十年时间,但是当经过数星期的准备要给她做手术时,她那位脾气不好、抽鸦

① 《中国丛报》,第 6 卷第 9 期,1838 年 1 月,第 439 页。
② 《中国丛报》,第 7 卷第 2 期,1838 年 6 月,第 103~104 页。

片的丈夫不同意手术而把她叫回去了。直到她丈夫死后,刘氏
又独自到医院治疗。1849 年 12 月 24 日,伯驾先将其左乳切
除,重达六磅的病乳仅用三分半钟便切除了。一个月后,又将另
一只病乳切除,仅用时三分钟。[①]

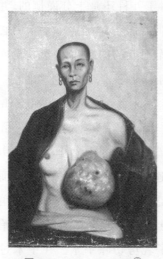
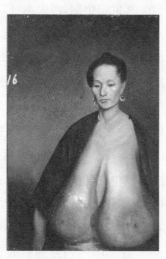

图 3-3　*Kwan Meiurh*[②]　　　　图 3-4　《刘氏》[③]

　　从伯驾的这几则医疗记录来看,他并不注重对手术过程的
描述。为吴氏的手术用时八分钟,为关氏的手术两分半钟即结
束,而刘氏肥大的病乳也在三分半钟内切除。由于 1847 年伯驾
才首次在中国应用乙醚麻醉施行外科手术,所以吴氏与关氏都

①　这则病例引自耶鲁大学医学图书馆对第 16 号油画的注释。

②　*Kwan Meiurh*《关美儿》,关乔昌绘油画,约画于 1830—1850 年
间,61 cm×47 cm。关美儿是伯驾的第 5583 号病人,《中国丛报》,第 7 卷,
1838 年 6 月,第 103 页。图片来自耶鲁大学医学图书馆,编号 29。

③　《刘氏》,关乔昌绘油画,约画于 1830—1850 年,61 cm×47 cm,图
片来自耶鲁大学医学图书馆,编号 16。

是在清醒的状态下接受乳房切除手术的。可能也因为这样,伯驾特别重视手术须在短时间内结束,即便是后来运用了麻醉技术也是如此。另外,从吴氏与关氏的治疗历史来看,她们均是在中医治疗无效的情况下才求助西医。伯驾本身对于中医治疗持怀疑态度,自然认为这些乳房疾病除手术外别无办法。

伯驾在 1830—1850 年间施行手术中一部分中国病人被晚清广州的一位商业画家关乔昌①画了下来,这些医疗画像约有 110 余幅。耶鲁大学藏有 84 幅,其中有 29 幅是女性,而这 29 幅中有 11 幅是有关乳房切除手术的。这些画作一方面反映出当时女性乳房疾病比较常见,另一方面则反映出西医外科手术在 19 世纪中期已开始介入到妇女乳房疾病的治疗之中。

进入 20 世纪以后,更多的乳房手术是由中国的西医医生施行的。他们中的多数是留洋归国者,也有少部分是在中国的基督教学校或医院里学习了西医。1912 年,一位日本留学归国的西医医生熊辅龙记载了其在南通医院为一位患乳癌的老年妇女手术割乳的过程:

> 右手执刀,切开皮肤二处,长各五寸余,两端切开处相
> 接,作椭圆形。次以周围皮肤与筋肉剥离,又将核之周围相

---

① 关乔昌(约 1801—1869),英文为 Lam Qua,译名常为林华或林呱,清末广东商业画家,曾跟随寓澳英籍画家乔治·钱纳利学画,据称,是因为伯驾医好了关乔昌侄子的病,关氏作为回报而为伯驾的病人画了这些油画。见[美]韩依薇著,刘贺译:《病态的身体——林华的医学绘画》,杨念群主编:《新史学》,第 1 卷,北京:中华书局,2007 年,第 185～216 页。另外,据称这些医疗绘画是治疗前与治疗后各一幅,用以呈现伯驾的医术高明,可惜耶鲁大学所藏全是治疗前的病体图像,笔者目前尚未发现关于治疗后的图像馆藏记录,殊为可惜。

连之筋肉剪断。以指探之，核根已蔓延于肋骨，若再过一二月，将穿胸壁而溃肺。其时，血流如注，观者失色，不敢逼视。予以最迅速之手段，一举而核出，掷地砰然。急将大小血管用线结扎之，血流稍减。次缝皮肤，因患处割去太多，几不能合。在外国割一症，有看护妇传器械，有助手拭血、视脉、缝肤，予以一人而兼数人之事，幸能终事。……未几，麻醉性去，人亦苏醒，视钟，动手时间阅二十四分，麻醉时间达三十六分，检麻药瓶，用去二十七格兰姆①。……阅三日，换绷带，检视缝口，稍带脓血，用消毒药拭净敷药裹好，如是者二星期，缝口竟合。②

熊辅龙的这段手术过程描写读起来带着几分惊险。从切开皮肤到剥离筋肉、去核再到扎住血管、缝住皮肤，整个手术过程环环相扣。他以一人之力完成手术无疑是艰难的，与前述伯驾手术总在数分钟内完成相比，熊氏用了二十四分钟。但术后病人康复状况良好，登载手术过程的《南通师范校友会杂志》编辑还在文后加了按语，对外科手术在治疗乳癌上的功效进行肯定。

1915 年，南京江苏省立第一医院院长蒋履曾③也通过切除手术成功治愈了一名妇人的乳房疾病，其后院方还向《申报》投稿希望为其广而告之：

---

① 格兰姆，即英文 gram，今译作"克"。

② 熊辅龙：《乳癌割出实验记》，《南通师范校友会杂志》，第 2 期，1912 年，第 10～12 页。

③ 1903 年，管学大臣张百熙选派学生 31 人赴日留学，其中有 3 名选学医药学，他们是苏振潼（内科）、蒋履曾（外科）、王曾宪（药学），1911 年毕业归国。

病历:张妇年四十九岁,居南京秣陵关,其父母因何病而亡、与张氏之病有无关系,不得而知。张妇身体生来强健,且甚肥胖,少年时亦并无病痛,但嫁张氏后并未生有子女,抚字一子以为子。近来微有晕眩之病,去年五月右乳忽肿胀,嗣后愈胀愈大,疼痛不堪,坐卧不安,其肿疡形圆如夏月西瓜,直径长有英尺八寸,分量亦甚重,病人以袱系于颈上,其重可知,外皮并不变色。百药不效,因至江苏省立第一医院求诊。

治法:用寻常麻醉法,于深麻醉之下,周围切开其皮,用力以手剥去,止血后以线缝合,左右缝合线共长有一英尺,麻醉药重量共用三十格兰母,手术自始至终不过一小时。

经过:手术后甚为佳良,并不发热,第四日更换绷带一次,第八日又更换一次,至第十四日将缝线剪除,完全愈合,又越三日而退院,其状态已甚活泼。①

文中所论病人张妇右乳患肿大症竟如夏日之西瓜,这可能与前述伯驾治疗的广州刘氏所患为同一病症,但其外皮尚未变色,可见病症还要稍轻于刘氏,文中用一句"百药不效"来强调传统中医对这种乳房疾病已无能为力。这可能是该院第一例乳房切除手术,希望将之登在《申报》上,一方面有嘉奖该院医生医术精湛的目的,另一方面也是为宣扬西医优于中医的功效。

20世纪二三十年代都市报刊上多有宣传西医疗效的消息,如1930年2月,《申报》曾连续刊登一则谢医广告:

---

① 《妇人割乳》,《申报》,1915年9月8日,第11版。

前因内人患乳癌症，迭延名医诊治未克见效，因循多时，日趋险恶，后幸由理蜜度女医士介绍，恩格尔医博士亲施手术，并蒙邀百灵士医博士、马德理医博士及理蜜度女医士助理开割，以万分危险之症，竟于数小时内不感痛苦，根本割除。其学术之深远，手法之敏捷，不啻为当世之扁鹊华陀也。第恐世之抱痛苦者，良医难求，爰广告以扬神术，并志感谢焉。上海电力公司王毓谨启。①

登载谢医广告的王毓因其妻患乳癌，"迭延名医诊治未克见效"，似乎暗示中医治疗的无效。而西医切除手术的神效则被喻为"当世之扁鹊华佗"，显见他已被西医手术所折服。王毓在最后还附上了参与手术的各位医生、护士的地址与电话，所以这一感谢信应当被看作一则医疗广告。"上海电力公司王毓"的落款可能是真实的，也可能是该医院为了登广告而编造的。②

20世纪二三十年代西医手术对乳房疾病治疗的疗效越来越获认可。在这些西医手术的记载中，时常会出现久经中医治疗无效的记载，但传统中医并未退出乳房疾病的治疗场域。中医医学仍然将乳房与身体内脏联系在一起，如《妇女医学杂志》上一篇

---

① 《割愈乳癌 鸣谢良医》，《申报》，1930年2月8日，第20版。
② 不过，过去学者曾对近代报章上的这种患者来信广告进行过研究，并持较乐观的态度，认为这些患者来函都是真实可靠的。企业史家Lori Loeb在对韦廉士医生药局进行研究时，认为取之不尽、用之不竭的患者来函，确实来自真实的病家。Lori Loeb, "George Fulford and Victorian Patant Medicine Men: Quack Mercenaries or Smilesian Entrepreneurs?", *Canadian Bulletin of Medical History*, Vol. 16, 1999, p. 136. 转引自张宁：《脑为一身之主：从"艾罗补脑汁"看近代中国身体观的变化》，《"中央研究院"近代史研究所集刊》，第74期，2011年，第33页。

文章称:"而胃者,水谷之海也,故胃与乳有密切之关系。……乳即储于乳房,必由乳腺输出,而乳腺之端,群居乳头,古人谓乳头属肝,其实即乳腺属肝。……见肝气条达则乳汁通利,肝气抑郁则生乳病,苟能疏其肝则病愈,故知乳头与肝有密切之关系。"①由于坚持乳房与肝脏的联系,近代中医对妇人乳癌的治疗仍以"通"为主,认为若能"投解郁理气佐以和荣化痰之剂",妇人之乳癌必能治愈。②

1931 年《申报》上曾刊登一篇讲述擅长针灸的医生方慎盦事迹的文章,称其针灸之术高明,甚至治愈了西医手术都未能使之痊愈的乳癌:

> 乳癌病,中西医均断为难治之症。大致由于肝郁,西医解剖,亦未必均能全愈。有浙湖张氏,年已六十,忽病乳癌,延他医诊治,两年未效。后亦由友介至方君处针治,未几痊愈。张氏之子特赠以神针寿世之银盾,以志感忱。方君针术之神,固有值得一纪者矣。③

可见,在近代中国,西医外科手术虽已经介入到中国女性乳房疾病的治疗中,而且这种西医乳房切除手术的医疗效果业已获得广泛认可,但中医在对女性乳房疾病的解释与治疗中仍然占有一席之地。

---

① 汪秋元:《乳头属肝乳房属胃之原理》,《妇女医学杂志》,第 4 期,1928 年,第 5~6 页。

② 董志祥:《乳癌当以解郁理气为先》,《长寿(上海 1932)》,第 4 卷第 37~40 期,1936 年,第 75~76 页。

③ 半狂:《难病诊治谈》,《申报》,1931 年 5 月 18 日,第 11 版。

第二节　科学的哺乳指导

晚近以来的中国,"强国强种"思想日益改变国人对待儿童的态度,新生命从过去家族的承继者上升为国家未来的"新国民"。因此,对新生儿的乳养变得越来越重要。当时报章讨论哺乳的文章多从强调乳儿对于国家的重要性开始。如丁福保在一篇讲述乳儿卫生的文章中称,"乳儿者,将来之国民也,其身体之强弱实与将来国家之盛衰大有关系"。① 另一位讲解保育婴儿办法的作者也称,"婴孩保养的卫生……为强国保种的根本补救办法"。② "一国之强弱,视国民之强弱为断。国民之强弱,以育婴之得失为转移,故育婴方法,诚有研究之必要。"③强国强种的话语已影响到了社会对妇女哺乳的重视。传统社会妇女哺乳的知识大都来自传统的医者或沿袭传统的习俗,但随着西方的医学科学逐渐在报章媒体上传播开来,传统的婴儿养育方式逐渐被西医的"科学"观念否定。尤其是都市中的新式知识分子,更是广泛地引介西方的"科学哺乳"方法,以期通过科学的养育再造国民体格。

笔者在翻阅近代报章杂志上大量有关哺乳指导的文章后,

---

① 丁福保:《乳儿之卫生》,《申报》,1909 年 1 月 10 日,第 12 版。

② 李九思:《保育婴孩的方法》,《妇女杂志》,第 13 卷第 7 号,1927年,第 37 页。

③ 马士敦演讲,张同和记并译:《育婴论》,《医学周刊集》,第 1 卷,1928 年,第 117 页。

发现近代医学科学对哺乳的关注集中于四个方面:一是强调生母亲乳,通过科学依据证明生母亲乳是母子两益;二是对营养的重视,近代西方医学科学中的营养学概念传入后,在小儿哺乳上体现为对生母亲乳、奶妈代乳和牛乳等代乳品的比较,通过科学的研究分析三种乳汁的成分差异,并证明母乳是最适合新生儿的;三是注重卫生,随着近代西方科学卫生知识的传入,被理解为"干净、洁净"的新卫生理念围绕细菌学展开,要求哺乳者与哺乳环境均须保持卫生;四是要求"哺乳以时",强调每日哺乳次数、哺乳时间及断乳时间的精确性。

一、"生母亲乳"的科学观念

近代都市婴儿的哺乳基本上是三种方式并行:一是生母亲乳,二是雇乳,三是代乳品乳养。在这三种乳养方式中,最被西医科学认可的是生母亲乳。与传统社会从母子感情角度强调生母亲乳不同,近代报章多从科学的角度证明生母亲乳对母子身体健康的益处及母乳在营养成分上的优越性。

(一)生母亲乳母子两益

近代社会在对哺乳的关注中,特别强调生母亲乳,原因部分来自国族话语对"国民之母"的强调,部分来自视哺乳为母亲"天职"的西方理念。正如一位作者称,"凡做母亲的必须尽哺乳的责任;这是一种天然的定理,不应加以违抗的",并引用某法国医生所言,"若是你想当一个完美的母亲,必先尽哺乳的责任,因为你的乳是孩子存放在你处的产业,不是你自己的东西,你须送还给你的孩子"。① 但是更多的是从科学角度出发证明生母亲乳与其他哺乳方式相比是最能达到母子两益的。从科学的角度看,母体在产后即可分泌乳汁,乳房因此被认为是"生殖第二":"婴儿自出娘胎,与母亲的乳房,具有密切之联络。乳房分泌的乳汁,为育养婴儿之生命素,故称妇女之乳房,为其生殖之第二也。"②"生殖第二"的表述是将乳房视为生殖系统的一部分,但更重要的是认为哺乳与生产对小儿生命是同等重要的。

随着医学科学的发展,近代社会对生母亲乳科学性的认识越来越细致。一篇普及育婴常识的文章即认为:

> (子)合宜于婴儿的食物再没有优于母乳者;(丑)产后初乳有轻泻之功能,最宜于小儿脆弱之肠胃,及小儿渐渐长大,乳汁亦渐渐变更性质,总期合于小儿的发育;(寅)母亲自己授乳可免小儿夏间有肠胃不消化的现象;(卯)母乳中有一种抗毒素,能预防白喉、伤寒等传染病;(辰)母亲如自己授乳,产后子宫容易收缩复原;(巳)母亲自己授乳本是她的天职。③

在这篇提倡生母亲乳的文章中,除最后一条外,全是西医科学的认识。因为"儿出母胎",所以母子之间有天然的联系,产母的乳汁是极合孩子体质的,"健全的产妇,一定和这初生孩子的产化

---

① 顾文淑:《母亲自己哺乳的益处》,《申报》,1937 年 3 月 27 日,第 14 版。

② 余自谦:《育婴与乳房》,《现代父母》,第 3 卷第 10 期,1935 年,第 22 页。

③ 宋国宾:《育婴常识》,《新医与社会汇刊》,第 1 期,1928 年,第 67 页。

力成为正比例"，乳汁的浓淡完全随孩子的成长需求而变化。①
况且，"母乳由乳房直接入婴儿之胃，原质不受变化，温度正相得
宜，至分量浓厚稀薄，能应婴儿之生长，随时与以需要上之适
合……种种利益，远非他乳所能及"。② 许多医生都认为，母乳
喂养对婴儿的身体强健十分重要，"用娘奶哺乳，非但能增进孩
子的健康，还能使他有更强的抵抗力，更结实的保护力。许多从
来不生病的人，他们根本和医生、医院完全不发生什么关系，其
中大部分在孩提时期都是由娘奶长大的"。③ 因此，"母亲的乳，
是婴孩最好的食料。这不特因为母亲们本来就有供给优良食料
的机能，而且，婴孩的消化、舒适、获得满意之良好的结果，除了
母乳的供给之外，再没有其他更好的东西了"。④

　　而就产母方面来说，生母亲乳有利于产后子宫收缩的说法，
也十分常见。前文已提及英国医疗传教士合信从母亲生理上来
陈述生母亲乳的意义，后来主要是国内西医医者进行母乳宣传。
如医者尤学周便在提倡生母亲乳的文中论述，"妇人分娩后，子
宫膨胀，至于极度……哺乳能使子宫迅速转复常态"，⑤而生母

---

① 　公玄：《哺乳漫谈》，《家庭医药》，第1卷第5期，1933年，第7页。
② 　罗玉祥：《婴儿哺乳之注意》，《天津特别市卫生局月刊》，第1卷第
2期，1929年，第21页。
③ 　徐雷国译：《哺乳问题》，《家庭》，第7卷第2期，1940年，第70页。
④ 　秦贞：《给年轻的母亲们》，《妇人画报》，第47期，1937年，第30页。
⑤ 　哺乳对子宫收缩的作用尽管被一再提及，但是对哺乳者——母
亲而言，这种感受可能不够强烈，所以在女性哺乳经验的记述中很少有人
提及，笔者仅在近代乡土作家鲁彦及其妻子的育婴日记中见到："在孩子
吮乳的时候，她能觉察出子宫的收缩。"不知是心理感应还是确实感受到
了。鲁彦、谷兰：《婴儿日记》，《东方杂志》，第31卷第5期，1934年，（妇）
第14页。

若不亲乳,其乳房将因长期胀满而疼痛,授乳则消。[①] 还有医者指出妇人亲乳也能起到避孕的作用。一般情况下,产后亲乳的母亲在一年内再次妊娠的概率是很小的,因此,亲乳能达到"节制生育"的目的。[②] 另外,有关生母亲乳能引起性快感的说法,也被用来提倡生母亲乳,称产后哺乳,"心理上与生殖器部分有不可形容之愉快感觉,所以女子生产小儿,自行哺乳,即为享受此种愉快之性感觉,此种性之幸福,乃上天独厚女子而赋予者,为女子之特权,聊以安慰女子妊娠之苦痛耳"。[③]

当时医者普遍的认识是生母若不亲乳,对小儿的健康危害甚大,尤其对于出生即瘦弱的小儿,母乳更加重要,近代医者丁福保即认为:"产时身体之重量若不满五斤,即为发育不良之小儿,若不哺以母乳,则能助其发育者甚少。"[④]产后不亲乳,对于产母自身也有很多害处,首先是致使子宫收缩缓慢,而子宫若不能如期恢复原位,将会导致严重的子宫疾病。[⑤] 产后不哺乳还将导致多种问题:"一、乳腺萎缩至永不能用;二、次回妊娠早,多产则母衰;三、使母子间爱情薄弱。"[⑥]不自己哺乳的妇女,易患许多痛苦的病症,"如乳房慢性发炎,子宫扩张等,这或是上帝责

---

① 尤学周:《小儿宜自己哺乳之原因》,《时兆月报》,第 31 卷第 6 期,1936 年,第 30 页。

② 朱季青:《良母—奶妈》,《医学周刊集》,第 2 卷,1929 年,第 125 页。

③ 彦文亮:《乳房详论》,《现代中医杂志》,第 4 卷第 2 期,1937 年,第 10 页。

④ 丁福保:《乳儿之卫生》,《申报》,1909 年 1 月 10 日,第 12 版。

⑤ 朱季青:《良母—奶妈》,《医学周刊集》,第 2 卷,1929 年,第 124 页。

⑥ 陈以益译著:《女论·第二编〈妇人之生理及先天的职分·哺乳及育儿〉》,《女报》,第 1 卷第 4 期,1909 年,第 82 页。

罚她们懒惰的刑罚。自己哺乳的母亲从不会患这种病症,还有许多人在产前有胃病,伴偏头痛等,产后这种病都自己消灭,这便是为了自己哺乳的缘故"。[①] 因此,"做母亲的,为孩子,为自己,都应当自己喂奶"。[②]

由此可见,在强调生母亲乳的话语中,为了达到让更多母亲亲自哺乳的目的,近代医者一再地从科学角度陈述生母亲乳对母子身体的好处。除了强调亲乳于母子两益,反之则于母子两害外,更多的是通过科学方法对母乳与牛乳为主的代乳品成分进行比较,以证明母乳的优点。

(二)乳汁营养的科学分析

营养是近代西方生物医学的重要概念。1881 年英国的生物科学家发现了蛋白质、脂肪、碳水化合物、糖类、盐类、矿物质等符合人体生存需要的物质,自此,食物所含的营养种类及含量成为判断一种食物营养价值的标准。这种营养学的概念传入中国后,替代了传统的养生指导,根据营养元素搭配的饮食指导越来越被认可。但在近代小儿的乳养中,生母亲乳、雇乳、使用牛乳等代乳品三种哺乳方式的优劣一直存在争论,最终是借助于科学的营养成分比对分析,才使得关于何种方式乳养的优劣判断更具有说服力。奶妈之乳与母乳在营养含量上差别并不大,所以近代有关乳汁营养的讨论更多围绕母乳与牛乳的对比展开,提倡母乳者多通过蛋白质、脂肪、糖类、盐类等营养成分的差别证

---

① 顾文淑:《母亲自己哺乳的益处》,《申报》,1937 年 3 月 27 日,第 14 版。

② 勃恩:《母亲和她的婴孩(第一个月)》,《卫生月刊》,第 1 卷第 1 期,1928 年,第 10 页。

明母乳较于牛乳等代乳品而言更适合哺乳婴儿。如表 3-1：

表 3-1　人乳、牛乳化学成分比较

单位：%

类　　别		成　　分				来　　源
		蛋白质	脂肪	糖类	盐类	
1	人乳	0.9	3.52	6.75	0.197	《哺乳儿人工营养法》①
	牛乳	3.0	3.55	4.51	0.7	
2	人乳	1.5～2	4	6～7	—	《保育婴孩的办法》②
	牛乳	3.5	4	4.5	—	
3	人乳	1.2～1.5	3.5	6.0～7.0	0.2	《讲小国民的营养(续)》③
	牛乳	3.4	3.5～4.0	4.0～5.0	0.76	

　　除却对人乳与牛乳等代乳品的科学认识外，对妇女分娩后产生的初乳的认识在近代也发生了很大的变化。传统中医认为初乳是不宜于小儿食用的，在给新生儿授乳之前，应先把初乳排净。但是近代西医科学对乳汁成分的研究发现，初乳是十分宝贵的乳汁，其营养价值高于其后的乳汁。

　　初乳的蛋白质含量是常乳的三倍多甚至四倍，而且这种蛋白质与常乳的蛋白质相比，和初生儿的血清蛋白近似，是极易于初生儿消化的；同时其盐类含量也高于真乳，有下痢的作用。④

---

　　①　章不凡：《哺乳儿人工营养法》，《东方杂志》，第 14 卷第 12 号，1917 年，第 112 页。

　　②　李九思：《保育婴孩的方法》，《妇女杂志》，第 13 卷第 7 号，1927 年，第 41～42 页。

　　③　夏禹鼎：《讲小国民的营养(续)》，《医事公报》，1933 年第 5 号，6 页。

　　④　瞿志宏：《哺乳问题的探讨》，《妇婴卫生》，第 1 卷第 1 期，1941 年，第 8 页。

当时大多指导哺乳的文章，都会提及初乳的一个特点是能泻胎毒（胎粪），并指出传统以大黄和犀黄喂初生儿以排胎毒的做法是十分错误的。大黄或犀黄易伤及小儿的肠胃，"初乳本就有排泄胎粪的功效，切不可弃了天然的乳汁，再服什么排出胎粪的药"。① 有医者指出，在科学的检验之下，会发现初乳之中还有一种初乳球："产妇于分娩后二三日间，其乳汁滞黄色，有如稀薄之脓，试取此乳汁，以显微镜照之，则见一大脂肪球中，包括无数之小脂肪球，此之谓初乳球。能滋养生儿及令其泻下腹中之毒。于分娩后而以此乳汁哺其初生儿，极合于初生儿之营养。"② 初乳之"荣养成分较多于常乳，量虽少，足充其荣养之资。故适于吸收力仅少之乳儿。此乃母乳依自然之作用，而分泌适合于乳儿之乳汁也"。③ 对初乳营养的这种认识，也使近代哺乳指导者特别提倡生母亲乳。④

---

① 志泽：《对于新生儿哺乳的常识》，《康健杂志》，第 2 卷第 11 期，1934 年，第 13 页。

② 单太年：《哺乳应遵守之规则》，《卫生报》，第 1 卷第 95 期，1929 年，第 4 页。

③ 南：《哺乳儿营养法》，《健康生活》，第 3 卷第 1 期，1935 年，第 18 页。

④ 不过，即便是均采用科学的话语，当时社会对初乳的认识也不完全一致，一位医学作者认为在用显微镜对乳母乳汁进行检验时，若发现初乳球、血球、脓球等，"均病症，不可供用"。见姜振勋：《代人选择乳母之标准》，《新医与社会汇刊》，第 2 期，1934 年，第 328 页。可见在西方医学知识在近代中国初传之时，即便是医疗工作者对一些问题的认识也大都是不确切的，但是这种相互矛盾的科学话语却能同时在舆论媒体上传播。尽管科学的初乳认识广泛刊登在各种哺乳指导的文章中，但是接受者很容易仅截取信息的片段，如一位新母亲可能从某处听来初乳与真正乳汁成分有所不同，但是她貌似仅记住了初乳的"轻泻"作用，反而以为是不好的，所以并不给她的初生儿吃，只是"暂饮以糖水"。见季真：《母亲日记》，《女子月刊》，第 2 卷第 6 期，1934 年，第 2484～2485 页。

表 3-2　不同阶段乳汁化学成分之比较

单位：%

类　别		成　分				来　源
		生质精（蛋白质）	糖	脂肪	灰分	
1	初乳	8.5	3.5	2.5	0.37	《乳腺(续)》①
	中间乳	2.25	7.5	3.0	0.3	
	真乳	1.25	7.5	3.5	0.2	
类　别		成　分				来　源
		蛋白质	糖分	脂肪	盐类	
2	初乳	6.6	3.6	2.5	0.312	《哺乳问题的研讨》②
	真乳	2.0	4.8	3.5	0.17	

随着近代西方生物医学的引进，人们对乳汁的认识越来越科学，对不同哺乳品之间的营养成分差异有了更加科学、精确的认识。这种以科学营养为基础的认识，均认定母乳是最佳的哺乳品，亲乳也是最好的哺乳方式。但有关卫生、传染病的科学认识，也提醒并不是所有的母亲都适合亲乳，那些患有肺痨、性病或其他传染性疾病的生母即不能哺乳。③ 一位作者将不适合哺乳的母亲的病症一一列举：

　　一、未满十八岁而分娩之妇，其乳不宜哺。一以其乳汁
　　中含荣养成分不足，又以母体发育未充分，若授乳则有害于

---

　　①　王有琪：《乳腺(续)》，《科学世界》，第 2 卷第 8 期，1933 年，第 574～575 页。

　　②　瞿志宏：《哺乳问题的研讨》，《妇婴卫生》，第 1 卷第 1 期，1941 年，第 8 页。

　　③　丽章：《哺乳须知》，《玲珑》，第 4 卷第 8 期，1934 年，第 498 页。

健康,使发贫血及肺病。二、月经来潮时,其乳不宜哺儿。因此时乳汁之分泌减少,且富于固形分,易害消化。三、妊娠时不宜哺乳。因此时制造乳汁之血液,既养胎儿,又养生儿,必致不足,遂使母体衰弱而胎儿亦不能充分发达。四、母体患梅毒、癫痫、癌肿、脚气、痨病……肺病、精神病等不宜哺乳。一则妨害女体易衰弱,二则妨病毒自乳汁入儿体。五、乳房罹病。症或乳嘴生裂创,如苦裂痛时不宜哺乳。六、停滞之乳汁不宜哺乳。据麻罹氏说,乳汁停滞二十四小时者,小儿吮之,起剧烈之消化障害。①

也就是说,太年轻的母亲不宜亲乳,月经重来、再次怀孕、身体患各种隐疾或乳房患病等情况下生母都不应哺乳,因为这对生母或小儿的身体均有很大的伤害。可见,近代科学的哺乳认识并不盲目地认为所有生母都应当亲自哺乳。

二、哺乳方法的科学指导

(一)哺乳方法与时间

1.对卫生的强调

对婴儿的哺乳,首先注意的是卫生。近代以来,科学话语对卫生的强调,与传统社会对卫生的解释围绕"保卫生命"不同,近代卫生观念更多地表现为对"干净、洁净及健康的要求"。② 由

---

① 邵楄山:《哺乳法》,《社会医报》,第 178 期,1932 年,第 3437～3438 页。
② 有关近代中国卫生观念的转变可参考雷祥麟:《卫生为何不是保卫生命? 民国时期另类的卫生、自我与疾病》,《台湾社会研究季刊》,第 54 辑,2004 年,第 17～59 页;[美]罗芙芸著,向磊译:《卫生的现代性——中国通商口岸卫生与疾病的含义》,南京:江苏人民出版社,2007 年。

于女性的乳房承担重要的哺乳责任,其卫生与健康状况特别受重视。而这种重视不仅仅是对生育后的母亲,生育前的女性作为未来的母亲也应特别注意乳房的发育与卫生。

《玲珑》杂志上曾刊发一篇有关乳部卫生的文章,在强调束胸对乳房卫生危害的同时,提醒女性应"注意乳的清洁,时时应加洗涤,否则乳房里面的废物排泄便不能畅快,乳腺也每易为污秽所阻塞。将来出乳时,不易顺利,在婴孩,吸吮费力;在自己,因积乳太多,时患肿胀"。①

随着近代西方生物医学对细菌认识的传入,社会对哺乳期妇女卫生的要求越来越高。报刊上有关哺乳方法指导的文章中,大都建议哺乳的妇女在授乳前后,应当用温水或硼酸水(浓度3%),或酒精擦拭乳头,这样小儿便可"免生口腔炎,胃肠等症,且乳嘴之疾患,亦可少矣"。② 这种对卫生的认识被一再强化,如一篇有关哺乳的译文中即强调:"婴儿在诞生之后——在每次哺乳前后,用开水洗过乳头,在未哺乳的时间,应以干净的绒布盖住,只能用十分干净的水来料理乳头。"③另一篇哺乳指导的文章中规定得更加细致:"在哺乳前,宜先以脱脂棉一块,吸入五十倍的硼酸水,然后在乳房和乳头上轻轻揩拭一回,使它清洁后,再行哺乳……哺乳告终后,亦以脱脂棉一块,同样吸入五十倍的硼酸水,把乳头处拂拭一回,使留下的乳汁去净无遗,否则容易引起疾病的发生,且仍有碍于小儿的卫生。"④除了擦拭

---

① 《乳部的卫生》,《玲珑》,第3卷第2期,1933年,第62～63页。

② 冯亚南:《哺乳儿荣养法》,《同德年刊》,1930年,第158页。

③ 马张日华译:《论婴儿的饮食(二)》,《真光》,第38卷第11期,1939年,第36页。

④ 蔷薇:《哺乳须知》,《现代家庭》,第3卷第10期,1940年,第22页。

乳房保持卫生外,还应在哺乳后为小儿漱口。如果"授乳之后,不为儿洗口,余乳留齿龈之间,亦生鹅口疮等症"。①

除了要时刻保持乳房的干净卫生外,也要注意哺乳期的乳房疾病,比如乳头内陷、龟裂等问题:

> 乳头凹进,则可用吸乳器常常来吸吮,或用手指把乳头引出,一日数次,行之不断,则向来低凹的乳头,必渐次突出,而适于哺乳。乳头过于柔软的时候,可用酒精和水的混合液洗之……龟裂的乳头,可用碘化大摩尔(Tymol Lodide)半打兰,橄榄油半盎司的调和药,搭抹乳头,行此方法后,须暂用脱脂棉把乳头包裹,哺乳之前必用温汤或温硼酸水洗涤,方可哺乳。②

妇女乳头内陷的问题多被认为是束胸导致的,而乳头过于柔软或龟裂则可能是因哺乳期间被乳汁浸泡所致。因为哺乳期难免乳汁溢出,或被小儿口含过度,此时更应特别注意乳头的清洁卫生。一方面使自己不受痛苦,另一方面也使小儿不至于从龟裂的乳房中吸吮到细菌或毒质。

2.哺乳时间的建议

在有关哺乳时间的讨论中,第一个问题是婴儿出生后应该何时进行第一次哺乳。这在各类科学建议中并没有一个共识。

---

① 宋国斌:《育婴常识》,《新医与社会汇刊》,第 1 集,1928 年,第 70 页。

② 李其光:《卫生常识:哺乳》,《卫生杂志》,第 18 期,1934 年,第 18 页。

有人认为初生儿"从出产后过二十四小时,才好施第一次的哺乳",①与之差不多的建议是,"足月婴儿,大约产后二十至廿四点钟起哺乳,倘在出世后之第一日夜啼哭甚多,则给以数小铜匙不加糖之茶或沸水"。② 这种认为初生儿要过二十四小时再行哺乳的观点是十分普遍的。当时上海十分著名的西医医师程瀚章也持这种观点,认为初生儿在二十四小时内不必授乳,"若初生儿在这一时期内不安或啼哭得厉害,可用些甘味晶水或浓茶给他,以补些水分"。③

但是也有人认为初生之小儿在安睡六至八小时而醒觉后即可哺乳,并对传统社会流传的习俗进行了批驳:"世俗每谓隔时间愈久,则小儿愈清秀。甚至有经过一昼夜而始授以乳者,实为谬见。"④一些西医医者认为在小儿产后八到十二小时之间应当哺乳。如《康健杂志》上一篇普及哺乳常识的文章从初乳营养价值角度出发,称:"产妇产下小孩以后,休息十个小时就可以开始哺乳。我国的习惯,说是要经过一昼夜后,方可哺乳。其实不必要经过这样长的时间,要知道早期的哺乳,有种种的利益,富有营养分的'初乳',对于小儿的体重可以增加,还有排泄胎粪的功能。"⑤《卫生月刊》上一篇哺乳指导的文章也认为"产后的婴儿

① 鲍絜胥:《通俗医事月刊》,第 1 期,1919 年,第 36 页。
② 罗荣勋:《妇女哺乳应知之事》,《医药学》,第 7 卷第 11 期,1930年,第 31 页。
③ 程瀚章:《人乳分泌的生理和授乳方法》,《现代父母》,第 4 卷第 10 期,1936 年,第 26~27 页。
④ 单太年:《哺乳应遵守之规则》,《卫生报》,第 1 卷第 95 期,1929年,第 4 页。
⑤ 志泽:《对于新生儿哺乳的尝试》,《康健杂志》,第 2 卷第 11 期,1934 年,第 14 页。

在八小时至十二小时,应哺第一次乳"。① 《现代家庭》杂志上的哺乳指导也建议"小儿产生下来之后,大约经过八小时,就要开始哺乳了"。②

而有关哺乳时间的第二个问题是西医传播者对每日哺乳次数的认识。传统中医医者对于哺乳次数并没有明确规定,仅笼统地强调"哺乳以时"或者强调"一日之中,几乳而足,以为常准"。近代医学杂志仍时常转述这种哺乳时间建议。③ 但这种模糊性很难掌握,致使传统的哺乳次数存在随意性,甚至漫无节制。这种哺乳行为在近代受到科学哺乳指导者的否定,有作者认为:

> 在母亲多暇时则可任其久吮,或遇其啼哭时辄以乳止之,其实此种举动,不特无益,且足戕害健康。盖母亲之暇时,非即婴儿之饥时也,婴儿之啼哭,亦非思食之惟一表示也。婴儿不识不知,有食则食,得食则忘乎一切,倘非有病,则不至胃容十分饱满不能自休也,若是,则胃壁常常过张,最低限度,亦足以惹起消化不良矣。④

母亲闲暇时便多哺,婴儿啼哭以乳止哭在近代西医看来十分不科学。母亲有空时并不见得是小儿饥饿的时候,婴儿啼哭可能有很多原因,仅以乳止之,也是不科学的。这种不节制的哺

---

① 编者:《哺乳应该注意那几点?》,《卫生月刊》,第6卷第3期,1936年,第160页。

② 蔷薇:《哺乳须知》,《现代家庭》,第3卷第10期,1940年,第21页。

③ 杨百城:《哺乳》,《医学杂志(附刊)》,第2期,1921年,第1003页。

④ 潘淑仪:《哺乳期婴儿之饮食法》,《新医》,第8期,1932年,第32页。

乳,对小儿身体的危害十分严重。宋国斌在其哺乳常识的文章中也认为:"授乳无时间之规定,每逢儿哭,则亟就乳之,以致小儿不是发生肠胃等症,即是长得痴肥。"①这里对消化的重视,实际上与传统中医在婴儿哺乳问题上重消化轻营养有共通之处。

意识到这种哺乳的任意性对小儿身体的伤害,近代科学的哺乳指导特别强调"哺乳以时"。不过与传统中医"哺乳以时"的模糊性定义不同,近代随着钟表的普及,新的婴儿哺乳时间的建议开始严格按照钟表时针展开。晨起几时授乳、每二十四小时授乳次数,每次授乳时间等都围绕机械钟表进行。

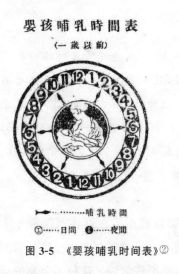

图 3-5 《婴孩哺乳时间表》②

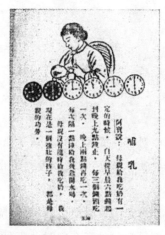

图 3-6 《哺乳》③

图 3-5、图 3-6 两种哺乳建议,均以钟表循环的模式呈现出来,使得学习科学哺乳的母亲能够十分直观地获得科学哺乳次

---

① 宋国斌:《育婴常识》,《新医与社会汇刊》,第一集,1928 年,第 70 页。

② 《婴孩哺乳时间表》,《体育季刊》,第 2 卷第 4 期,1923 年,第 6 页。

③ 梅李敬德:《哺乳》,《健全的家庭》,上海:时兆报馆,1935 年,第 45 页。

数的知识。这种以西洋时钟为准则的哺乳时间规定能够被采纳,与近代中国对世界时间的采用及钟表的普及有很大的关系。西洋钟表传入中国的历史尽管可以追溯到明代,但是直到19世纪末西洋钟表在中国富裕家庭中仍只是摆设,日常作息仍以传统的时辰为准。进入20世纪后,尤其是辛亥革命以后,西历纪元被视为"世界时间",获得民国政府的采纳,而钟点时间也逐步在近代都市中普及开来。近代工厂、学校、军队、政府等单位对世界时间的采纳,不仅仅影响到工人、学生、士兵、职员等日常生活的时间安排,也将普通大众的身体纳入钟点时间中去。①

正是因为世界时间的普及,近代报纸杂志对科学哺乳次数的建议才能以钟点时间为基础。如图3-5所示,这种不分昼夜,每隔三小时哺乳一次的建议并不被接受,更多的科学建议是小儿睡眠十分重要,夜间可以不予哺乳,或仅哺乳一次。如图3-6配图文字所示:"阿宝说:母给我喂奶有一定的时候,白天从早晨六点钟始到晚上九点钟止,每三个钟头吃一次,晚上两点钟再吃一次。每次隔一点钟给我几匙开水喝。母亲没有随意给我吃奶,我现在是一个强壮的孩子,都是母亲的功劳。"近代妇女或家庭期刊上刊登着大量类似的哺乳时间指导的文章,这些以科学为名的哺乳指导并不完全相同,对哺乳次数与时间的规定甚至五花八门(如表3-3所示):

---

① 有关近代时间问题,可参见叶文心:《时钟与院落——上海中国银行威权结构分析》,王笛主编:《时间·空间·书写》,杭州:浙江人民出版社,2006年,第18～42页;黄金麟:《历史、身体、国家:近代中国的身体形成(1895—1937)》,第四章"钟点时间与身体",北京:新星出版社,2006年,第143～187页。

表 3-3 科学的哺乳时间指导

每日哺乳次数	每次间隔时间	每次哺乳时间	夜间哺乳与否	资料来源	文献出处	发表时间
八次	两小时	—	一次	《育婴宝鉴》	《妇女杂志》	1915
五六次	三或三小时半	十或十五分钟	无须哺乳	《哺乳的次数》	《通俗医事月刊》	1919
八次	两小时半	—	一次	《育婴常识》	《新医与社会汇刊》	1928
六次	三小时	十或十五分钟	—	《妇女哺乳应知之事》	《医药学》	1930
五次	四小时	—	无须哺乳	《哺乳须知》	《兴华周刊》	1931
五次	四小时	不可超过二十分钟	不宜哺乳	《讲小国民的营养》	《医事公论》	1933
五六次	三或四小时	—	六小时哺一次	《对于新生儿哺乳的常识》	《康健杂志》	1934
八次	两小时	—	不宜授乳	《母亲哺乳须知》	《玲珑》	1934
五六次	三或四小时	十五至二十分钟	一次或不授乳	《幼儿的哺乳问题》	《玲珑》	1934
五六次	三或四小时	十五至三十分钟	—	《哺乳儿营养法》	《健康生活》	1935
八次	两小时	—	哺乳两次	《乳房及哺乳的处理法》	《社会医药》	1935
八次	两小时	—	无须哺乳	《哺乳问题》	《幸福杂志》	1936

注:表格是笔者根据杂志上部分哺乳指导的文章整理而成的,事实上,近代对哺乳次数与时间进行"科学"指导的文章数量要远远超过笔者在表格中所列的内容。

　　大多数声称科学的哺乳的建议,都如表 3-3 所示,笼统地规定每日哺乳的次数与间隔等,其中的大多数不过是人云亦云。事实上,小儿从初生到断乳一年左右的时间里,身体状况、消化能力等不断发生变化,真正科学的建议应是将整个哺乳期分成不同的阶段,再制定各自科学的哺乳时间。如有的文章建议:"婴儿初生一二月,每两小时哺乳一次;三月后,每三小时哺乳一次;半年后,每日哺乳约三次。夜间哺乳初则三次,以后逐渐减少。"[1]将哺乳期分为三个阶段的说法实际上还是略显笼统,有的文章针对小儿成长的不同时间段,对哺乳的回数与具体时刻均做了更详细的规定。这种规定是精确的,同时也是十分严格的:

　　　　凡哺乳最紧要者,须限定时间,不可移易。如时已至,虽熟睡当唤醒(唤法塞其鼻孔即醒)。时未至,虽号泣不妄与。盖哺乳不但充小儿之胃欲,且须养成其习惯。必须慎之于生初……世俗妇人之育儿哺乳,无定时亦无定量,每啼泣即哺之,昼则妨职业,夜则妨睡眠。不但母不甚(堪)其苦,即小儿亦苦。饮乳过多,积滞不化,遂发酸而下痢,其害不可胜言也。[2]

由于认识到哺乳不以时,母亲与小儿均受其苦,他才制定了严格的哺乳时间表。不过其中"时已至,虽熟睡当唤醒。时未至,虽

----

[1]　叶云贵:《婴儿的哺乳法》,《妇女杂志》,第 4 卷第 11 号,1918 年,家政第 4 页。

[2]　邵榲山:《哺乳法》,《社会医报》,第 178 期,1932 年,第 3435 页。

号泣不妄与"的规定过于刻板,施行起来有很大困难。近代作家鲁彦的妻子在医院生产后,每隔三小时哺乳的时间一到,看护妇就会把孩子抱给产妇。若孩子睡得很熟,看护妇就会把孩子弄醒,但是哺乳几口,小儿便睡着了,几次勉强弄醒无果。因为孩子总是不按科学的哺乳时间醒来,有一次看护妇甚至将孩子倒提着弄醒。鲁彦的妻子看到十分生气,但是终究不敢挑战医护人员的权威。① 另一位新产子的母亲也发现,按诸事实,隔三或四小时哺乳一次的建议似嫌太长,"孩子每每啼哭得厉害"。② 近代女作家苏青曾试图以严格的时间规定哺乳。清晨哺乳时间一到,她便把熟睡中的女儿唤醒哺乳,而且采用了邵氏建议的塞鼻法,最终导致女儿大哭不止。③

(二)关于断乳的建议

小儿应当在什么时间断乳,近代科学的哺乳指导中也有不同于传统中医医者的看法。传统中医对于断乳的考虑多从小儿的消化力出发,认为小儿过两三岁后仍食母乳,不利于其消化力增强,故而多建议在婴儿两三岁时便可断乳。近代西医科学除了重视消化之外,更加重视营养问题,认为在产后一年前后,母乳所含的营养素已经不能够供给小儿成长发育所需。至于确切断乳时间的规定,各种指导者之间的认识并不完全相同。

---

① 鲁彦、谷兰:《婴儿日记》,《东方杂志》,第 31 卷第 5 期,1934 年,(妇)第 14、15 页。

② 季真:《母亲日记》,《女子月刊》,第 2 卷第 6 期,1934 年,第 2489 页。

③ 冯和仪:《科学育儿经验谈》,《宇宙风》,第 1 期,1935 年,第 46～48 页。

表 3-4　关于断乳的建议

断乳时间	方法	资料来源	文献出处	发表时间
周岁以后	两期断乳法①	《育婴宝鉴》	《妇女杂志》	1915
十二个月	渐离法	《婴儿的哺乳法》	《妇女杂志》	1918
九个月	—	《卫生之婴儿哺乳法》	《青年进步》	1918
十五个月	渐离法	《育婴常识》	《新医与社会汇刊》	1928
十个月	辅食断乳	《哺乳须知》	《兴华周报》	1931
二十个月		《哺乳漫谈》	《家庭医药》	1933
一年	—	《小儿断乳后之变化》	《长寿周刊》	1933
一岁又五六月	两期断乳法	《母亲哺乳须知》	《玲珑》	1934
十个月内	渐减法	《哺乳儿营养法》	《健康生活》	1935
一年	—	《乳房及哺乳的处理法》	《社会医药》	1935
一周岁半	两期断乳法	《哺乳问题》	《幸福杂志》	1936

由表 3-4 可见,女性杂志或医疗期刊对哺乳问题的关注最多。它们对于断乳时间的规定虽不尽相同,但大致认为一周岁左右即可断乳。《玲珑》杂志多次刊发有关哺乳指导的文章,大都持"小儿十月或一周岁时必须断乳"的观点。② 在科学的认识中,哺乳时间过长,母乳中营养已经不能供给小儿发育。

---

① 即第一期先断母乳,第二期断代乳粉。

② 《哺乳与断乳——有婴孩者应知之常识》,《玲珑》,第 2 卷第 62 期,1932 年,第 544 页;丽章:《哺乳须知》,《玲珑》,第 4 卷第 8 期,1934 年,第 498 页;芳信:《授乳与断乳》,《玲珑》,第 4 卷第 6 期,1934 年,第 371~372 页;佚名:《哺乳与断乳》,《玲珑》,第 5 卷第 5 期,1935 年,第 284 页。

我国婴儿哺乳，每有至一年以上者。影响于婴儿的健康，甚为重大。婴儿断乳太迟，服混合食料太晚，体中缺乏维他命及各种矿质，妨碍发育，殊不相宜。我国育婴的旧习惯中，亦有此说。相传乳母月经重行来潮后，其乳即不宜服，乳母怀孕，乳婴必且生病，俗名继保。科学的实验，亦已有真确之证明。以月经含有一种毒质，谓之月经毒素。故月经重来时，乳汁发生变化，不宜于乳婴。至于重行受胎，则胎儿体中发出一种物质，抵制乳汁的分泌。[1]

可见，哺乳超过一定时间，危害不止一方面。除以上原因外，小儿受乳至三四岁，对消化力的伤害也是极大的，"到四五岁还不断乳，一时不会发生什么大毛病，到十几岁发育的时候，消化力不能十分健旺"。[2] 人乳哺育时间不可过长，"专用人乳营养一年或一年以上，小儿皮肤苍白，肌肉弛缓，甚至发生软骨症。因为人乳前半年很适宜，但在下半年小儿发育旺盛，养分就要分配不均"。长期哺乳对小儿及乳母身体均有损伤，因此近代哺乳指导者都一再强调适时断乳。

这些科学的哺乳建议，在现实社会中确实产生了很大的影响。比如上海商务印书馆在制定女工哺乳办法时，便参考了每日哺乳次数与每次哺乳时间的科学建议，规定："哺乳时间为每日上午九时半至十时，下午三时至四时、六时至六时半……乳儿就哺每次不得逾十分钟，乳儿只需家属一人抱来，不得约同二人

---

① 周蔚芬：《产科拾零·哺乳》，《医药学》，第13卷第12期，1936年，第16页。

② 公玄：《哺乳漫谈》，《家庭医药》，第5期，1933年，第8～9页。

或小孩到厂。"①也就是说，女工每天有五次哺乳时间，每次不得超过十分钟。其后政府关于工厂工人哺乳的规章制度也受这种科学哺乳时间的影响。1936 年 4 月，实业部颁行《工厂设置哺乳室及托儿所办法大纲》，其中第四条规定："女工亲生子女其年龄在六星期以上十八个月以下者，得寄托于哺乳室；十八个月以上六岁以下者，得寄托于托儿所。"显然是认可某一科学断乳指导中的一岁半断乳的建议，才将十八个月作为职工子女安置在哺乳室还是托儿所的分界线。而该大纲第十三条又规定："寄托哺乳室之儿童，其年龄未满六个月者，每三小时哺乳一次；六个月以上者，每四小时一次。每次最多不得过二十分钟。"②作为母亲的女工或许并不认可这种有关哺乳的时间规定，但她们显然必须根据制度规定使自我之身体逐步时间化。③

　　工厂女工是被制度规管着"施行"了科学的哺乳方式，而都市中一些现代"新母亲"则是在自愿的情况下选择科学哺乳的。比如一位女教师在产后坐月子期间便时常看产科学著作，这种阅读影响了她的哺乳行为。④ 另一位黄蕊珠女士在讲述自己的哺乳经验时称，第一次生育后，因为没有严格按照科学的方法哺育，她的女儿竟在一岁零三个月的时候夭折了。当第二次生育

①　《订定女同人乳儿进厂哺乳办法》，《商务印书馆通信录》，第 428 期，1936 年，第 12 版。

②　《工厂设置哺乳室及托儿所办法大纲》，《法令周刊》，第 306 期，1936 年，第 14 页。

③　有关近代身体时间化的过程，可参见黄金麟：《历史、身体、国家：近代中国的身体形成（1895—1937）》，北京：新星出版社，2006 年，第 143～187 页。

④　季真：《母亲日记》，《女子月刊》，第 2 卷第 6 期，1934 年，第 2489、2491 页。

时,她开始严格按照科学的指导哺乳。最初两个月"按照每隔两小时半一次哺乳,从来不曾有过违反,两个月后,便把喂奶汁的时间改为每隔三小时一次,夜晚是每四小时一次"。由于科学的哺乳,她第二个孩子的身体发育得很好,从来不曾有过一次小毛病。①

虽然黄蕊珠女士声称因为严格用科学的方法哺乳才使得第二个孩子发育良好,但是近代报章杂志上的科学哺乳规定繁琐而细致,实践起来并不容易。1935 年,作家苏青在《宇宙风》上发表一篇《科学育儿经验谈》(文章署名冯和仪),讲述自己在女儿出生后打算以科学方法哺乳而失败的过程。一开始她打算按照《育婴常识》的规定在产后十二小时后第一次哺乳,但是终究拗不过婴儿的啼哭,而向邻妇借了些奶给她止哭。两昼夜后她决定严格按照每三小时哺乳一次的方法哺乳,但是清晨六点女儿正在熟睡中,她不得已捏住女儿的鼻孔将她弄醒,却导致女儿大哭。而科学育儿又规定哭泣中是不能哺乳的,等女儿不哭后反而又睡着了。她遂打算以七点准时哺乳,但六点四十五分女儿醒后又大哭索乳,她只好打破时间规定为女儿哺乳。一直哺乳了半个小时,女儿才将乳头吐出,但当作者根据哺乳指导中的卫生要求决定用硼酸水为女儿漱口时,她又大哭不止,无奈只好又哺乳了十五分钟。夜间哺乳更是难以按时,不是时刻到了,她与女儿均未醒,就是女儿醒了哭泣索乳而时间未到,最终搞得"儿啼、母疲、仆怨、邻居被扰不堪"。后来又发生种种变故,使她

① 《黄蕊珠女士哺乳经验》,《兴华》,第 32 卷第 21 期,1935 年,第 15~16 页。

最终放弃了科学哺乳,而是将孩子交由奶妈用传统方法去乳养了。①

苏青尽管在文中采用第一人称的写法,但"我"并不一定确指苏青本人,她试图用来泛指一些刻板学习科学哺乳的"新母亲"。她对科学育儿的描写引起一位常读科学育儿文章的男性质疑,他怀疑苏青在文中就科学育儿败给传统育儿法的描写,有替"国医救国之流"的作挡箭牌的嫌疑;同时认为苏青的"科学育儿"之所以失败,实在是因为她对"科学育儿法"的研究太少,她用的科学方法"只'科学'了一点皮毛,离真科学尚远"。② 对此苏青进行了回应,称"育儿经验谈"的文章本是为攻击一些只知道科学皮毛的"现代母亲",产后授乳的经验均是"据实记载","名之为'科学'者,颇思有以讽之也"。③

这次有关科学育儿的争论并没有继续下去,因为《宇宙风》的编辑林语堂认为无再议之必要。他在两文结束后下了免议的按语:"冯氏发回养儿,赵生务须安分……此后若闻人作天癸高论,仰即免开尊口。"④在他看来,小儿哺乳不值得一再讨论,但是从这次讨论仍然可以看出,报章杂志上大量有关科学哺乳的指导,确实影响到都市女性的哺乳实践。只不过科学哺乳指导中对卫生及时间准确性等的要求,看似简单规律,在现实实践中

---

① 冯和仪:《科学育儿经验谈》,《宇宙风》,第 1 期,1935 年,第 46~48 页。

② 赵敏求:《关于科学育儿经验谈》,《宇宙风》,第 6 期,1935 年,第 309~310 页。

③ 冯和仪:《科学育儿经验谈之性质及命题》,《宇宙风》,第 6 期,1935 年,第 310~311 页。

④ 《语堂批案》,《宇宙风》,第 6 期,1935 年,第 311 页。

却存在很多困难。

甚至有人认为,践行科学的哺乳需要大量的花费,如近代著名的乡土作家鲁彦及其妻子谷兰便在其育婴日记中称:"不能用科学的方法养育儿童,最大的原因是在经济的力量……没有钱,即使有很好的医师、保姆,告诉了我们一切养育孩子的科学方法,也是无法做到的。"① 这里对科学哺乳花费的理解可能主要针对的是卫生要求,保持卫生所需要的药水、清洁用品等自然需要一笔不小的开支。但是他们显然是认可科学哺乳的,只是碍于经济原因无法实现。

小　结

近代以来,中国思想界存在一种唯科学主义的思想,一切问题均从科学角度出发论断。被视为科学的西医正是在这一背景下开始在中国都市中广泛传播,并逐渐介入女性乳房的医学认识与疾病的治疗中。

在医学认识上,借助西医解剖学,人们对女性乳房内部结构的认识逐渐加深,并具备了乳腺分泌乳汁的认识。而且随着对乳房与子宫之间联系的认识,女性的乳房逐渐被视为生殖系统的一部分。另外,西医外科手术对乳房疾病的成功治愈也逐渐改变了传统乳房疾病的治疗方式。

---

① 鲁彦、谷兰:《婴儿日记》,《东方杂志》,第 31 卷第 5 期,1934 年,(妇)第 11 页。

在哺乳指导问题上,西医借助卫生、营养等观念对传统的哺乳方式进行了全面否定。近代西医科学的哺乳指导集中于四个方面:一是强调生母亲乳。近代西医科学通过对母乳成分、初乳营养的分析及小儿吮吸乳房有利于妇女产后子宫恢复等方面的研究,证明生母亲乳是母子两益的哺乳方式。二是对营养的重视。近代西方生物医学中的营养学概念传入后,生物医学中的蛋白质、脂肪、糖类、盐类以及维生素等含量的差别成为判断乳汁优劣的标准,以这种科学话语证明母乳的优越性在近代中国特别有说服力。三是对卫生的重视。近代理解为"干净、洁净"的新卫生理念,围绕细菌学展开,细菌被认为是疾病发生的根源,因此要求哺乳者与哺乳环境均须保持卫生。四是对哺乳时间的精确性规定,这包括两个层面,一是日常哺乳的时间规定,二是对断乳的时间规定。前者包含非常严格细致的内容,包括每日授乳次数、每次授乳时间以及夜间授乳与否等。

这种科学化、时间化的哺乳指导施行起来虽然相当困难,但仍然影响了近代诸多都市中的"新母亲"。女性的乳房,尤其是产后母亲的乳房,越来越受卫生观念的影响和科学时间的规管,这些科学的乳房认识与哺乳建议不仅将女性的"母职"身份科学化了,也将女性身体之乳房科学化了。

在近代科学哺乳的研究中,应特别注意近代都市报纸杂志对小儿哺乳的重视与强国强种话语下的儿童重视之间的关系。这些科学哺乳指导的文章在强调科学哺乳重要性时,常与国族话语相结合,强调儿童对国家的重要性。科学的乳房认识,也被"天乳运动"的提倡者利用,成为束胸对哺乳危害的理论证据。在近代中国社会舆论中,科学话语时常与国族话语桴鼓相应,共同重塑女性乳房哺乳功能的政治意义,这也是笔者将在下章讨论的内容。

第四章　国族主义：近代女性
乳房的政治意涵

晚清政府在与西方国家的武力交锋中，一直处于劣势，尤其是甲午一战败于日本后，在知识分子间形成了一种普遍的亡国焦虑。以经邦济世为己任的晚清知识分子在国弱民弱的窘境下，认识到民弱是国弱的根本，并且将民弱的源头追溯到担当生育功能的女性身上，认为民弱乃"女弱"所致。女性群体由此进入变革者的视野。晚近知识分子在拟定各种政治变革蓝图的同时，提出了改善女性生存状况的主张。这些主张主要包含两个层面的内容：一是改变女性身体所在的位置，即倡导女性走出家庭，外出受教育或工作。由此，女性的活动范围开始由家内逐渐转到家外。二是再造女性身体的形态。反缠足、反束胸、剪发易服等，让女性的身体从束缚中解放出来。这些试图改变女性身体的观念，通过报章媒体广泛传播，更通过政府政令、法规及民间组织的活动得以实践。

1895—1937年，近半个世纪的时间里，近代中国知识分子在政治上的目标发生过多次变化。从改良到革命再到民族抗战，女性身体始终被裹挟其中。近代中国妇女身体解放的主题从反缠足到反束胸再到剪发易服等的变更，实际上是在适应不断变更的政治主题。对女体的重塑也总是以国家民族的名义实施，这种国族话语自进入中国语境开始，便带有绝对的正确性，任何个人都有责任和义务为国家民族付出。在国族话语之下，遭遇解放的女性身体始终是被动的，被来自国家的权力话语改造与规范。

笔者认为，近代国族话语对国民身体的重视，从一开始即侧重作为生育母体的女性。女性作为"国民之母"，有责任及义务保持自身身体的健康状态。面对中国女性多以紧小的背心或布条缠裹胸部的现象，近代知识分子普遍认为这是一种有损女体健康并最终将损害到新生国民身体健康的陋习。由于哺乳被认为是女性乳房最基本的功能，紧缠胸部将导致乳房萎瘪或易患乳疾并导致生育后不能哺乳，新生儿的健康便无法保障。为强国保种大计，女性应当维护天然的乳房健康，而不是将它们紧束。故此，近代反对束胸者与"天乳运动"的提倡者大都以国族主义为出发点，对女性乳房的存在形态进行改造。

在国族话语体系下，对近代女性乳房的干预不仅仅是一种社会行为，也是一种国家需求，因此，政府、学校一再通过禁令、校规对女性的束胸行为进行干预。劝谕与惩罚是政府在查禁近代女性束胸时最主要的处理方式，这种来自政府的干预力量在近代女性乳房的再造过程中起着重要的作用。本章将从权力与控制的角度分析近代女性从束胸到放乳的过程，探讨近代女性私下的、个人的与公众的、国族的两种生命历程如何交织体现在女性的乳房上。

第一节　束胸溯源及束胸之害的讨论

束胸是近代女性一种紧束胸部的内衣穿着形式,晚近女性多将胸部用布条紧缠或者穿着专门缝制的紧身背心。[①] 她们这样做的目的是让胸部看起来足够平坦,这不仅是因为传统社会以女性小乳为美,胸部平坦、乳房娇小同时还象征着贞洁。故此,这种束胸的风俗在清末民初十分兴盛。晚近知识分子在进行女体改造之初,将焦点完全放在了妇女的缠足上,而束胸行为所引发的弊端,直到 20 世纪初期才开始引起广泛的关注,反对女子束胸的声音也从这一时期开始逐渐增多。

一、女子束胸的历史与原因

(一)束胸历史溯源

中国女性穿着胸衣的历史十分悠久,就整个古代社会而言,内衣的式样与名称发生了多次变化。《左传》记载:"陈灵公与孔宁仪行父通于夏姬,皆衷其衵服,以戏于朝。"[②]这里的衵服,指

---

① 20 世纪 20 年代西方社会也掀起一股平胸潮流,女性多穿缩胸内衣使胸部尽量平坦,玛丽莲·亚隆认为她们是为了使长长的项链能够垂直挂在胸前。见[美]马莉莲·亚隆著,何颖怡译:《乳房的历史》,北京:华龄出版社,2003 年,第 190 页。笔者并无证据证明东西方女性束胸之间是否存在一定的联系。

② [周]左丘明著,蒋继骋标点:《左传》,长沙:岳麓书社,1988 年,第 126 页。

的即是夏姬的"近身衣"，后来汉魏时期的抱腹、两裆等都不能算是胸衣，它们的作用更可能是为了保护腹部而不是胸部。① 唐代女性内衣被称为"诃子"，相传是杨贵妃发明的，宋代《事文类聚》记载："贵妃日与禄山嬉游，一日醉舞，无礼尤甚，引手抓伤妃胸乳间，妃泣曰：吾私汝之过也。虑帝见痕，以金为诃子遮之，后宫中皆效焉。"② "诃子"可能是最早专门用来遮挡乳房的内衣，其后的抹胸、襕裙、肚兜等内衣穿着也都是为了保护胸部。宋元时期女性贴胸内衣的形式主要是抹胸，这种内衣上可覆乳，下可遮肚，目的在于遮羞。据《辽史拾遗》记载，辽妇女即穿这种胸衣，"物如小额（抹胸），通蔽其乳，脱若褪露之，则两手覆面而走，深以为耻也"。③ 明代基本上沿袭宋元的内衣穿着，女性内衣仍以抹胸为主，也称作襕裙。明代凌蒙初的《拍案惊奇》中描写道元调戏两位女尼："道元目不转睛看上看下，口里沓道，小娘子提起了襕裙。盖是福建人叫女子抹胸做襕裙，提起了是要摸他双乳的意思，乃彼处乡谈，讨便宜的说话。"④可见明代女性穿着襕裙作胸衣是比较普遍的。清代女性则多以肚兜当作胸衣，上面用带子套在脖颈上，腰间另有带子系在背后，冬夏采用不同的材质。从宋至清，女性的胸衣长短大小略有变化，但制式在几百年间几乎没有变化。胸衣或称为抹胸或称为肚兜，基本上都是用

---

① 黄强：《中国内衣史》，北京：中国纺织出版社，2008年，第16页。

② ［宋］祝穆：《事文类聚》后集卷十二《金诃子》，《景印文渊阁四库全书》，第926册，台北：台湾商务印书馆，1986年，第170页。

③ 《辽史拾遗》卷十五，转引自曹永年主编，邱瑞中分册主编，陶玉坤等著：《内蒙古通史》第2卷，呼和浩特：内蒙古大学出版社，2007年，第202页。

④ ［明］凌蒙初著，陈尔冬、郭隽杰校注：《拍案惊奇》卷十七，北京：人民文学出版社，2005年，第161页。

系带扎在脖颈和后背上。这种贴胸衣物的作用在数百年间也没多大变化,基本上都是用来遮挡或保护胸部。但是晚近兴起的女子束胸内衣与这些胸衣不同,新的束胸内衣十分紧小,将两乳紧紧缠裹并压至平坦。它是紧身内衣的一种形式,在不同地区,这种紧身胸衣有不同的称谓,大多数地区称其为小马甲、小衫或半臂、抹胸,也有地区称其为小背心、"帮身"等。① 这种胸衣的作用不再仅仅是遮挡胸部,更重要的是束缚两乳,使胸前看起来足够平坦。

女子束胸现象究竟起于何时,当时报纸杂志上有很多讨论。大多数知识分子认为束胸是近代才有的现象,如张竞生在其《大奶复兴》②的文章中提及他在与一位长者聊天时,那位长者告诉他,女子束奶不过是二三十年间的事情。而张文发表于 1927年,也就是说女子束胸大致是 1900 年前后兴起的风俗。和张文同时发表的另一篇文章,也称女子的"束奶缚胸"是"数十年来的劣习"。③ 1928 年,另一位作者也认为,"束胸之习尚,风行不久,内地尚未普及。早在十数年前,居内地之女子,多宽衣大袖,胸部发展颇觉自然",④即认为束胸是 20 世纪初期才产生的现

① 女性束胸的内衣因南北地区的不同而有不同的称谓。"小衫这件东西,长江流域以北,有许多地方都叫他做小马甲或叫做小背心,广州的叫做衫仔。"见张竞生:《论小衫之必要》,《幻洲》,第 1 卷第 8 期下,1927年,第 391 页。

② 张竞生:《大奶复兴》,《新文化》,第 1 卷第 5 期,1927 年,第 2~8页。

③ 徐徐:《我对于"提倡大奶"的意见》,《新文化》,第 1 卷第 5 期,1927 年,第 9~12 页。

④ 左天民:《缠足与束胸是真正的美观么》,《时兆月报》,第 23 卷第9 期,1928 年,第 31 页。

象。当时社会普遍认为女子束胸兴起于缠足陋俗渐减的时候,笔者常见"缠足之害始割,束乳之风又起"①,或者近代女子"方脱离缠足的苦海,又跳入束胸的火坑"②的表述。

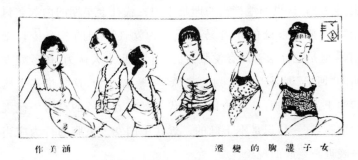

作美涵　　　　　　　　　　　遷變的胸護子女

图 4-1　《女子护胸的变迁》③

不过,由于中国女性穿着胸衣的历史很长,近代很多讨论束胸者,常把束胸的历史推到上古时代,认为女性束胸是一个古老的风俗。有人认为束胸是"妇女围于几千年遗传下来的恶习"④,或者笼统地称"千百年来这种束胸的陋习,一代一代的传

---

① 佚名:《论女子束乳之害》,《幸福杂志》,第 2 卷第 9 期,1936 年,第 46 页。

② 唐华甫:《束胸的患害》,《妇女杂志》,第 13 卷第 7 号,1927 年,第 30 页。

③ 涵美作:《女子护胸的变迁》,《上海漫画》,第 74 期,1928 年,第 7 页。图画作者勾勒了中国女子胸衣变化的历史,从右至左分别为诃子、肚兜、抹胸、小马甲,最后是西洋裙式内衣。近代一段时间里女性内衣穿着不一,清代流传的肚兜依然存在,而束胸的抹胸与小马甲是主流,但也有摩登女性穿着西式裙装的胸衣。

④ 浪漫生:《乳运声中之甲乙谈》,《广州国民日报》,1927 年 8 月 26 日,第 11 版。

统下来,上行下效,相习成风"①,但是都未给出有说服力的根据。另一位署名"醉蝶"的作者认为,束胸实际上滥觞于春秋时期,他举《诗经·鄘风·君子偕老》中的诗句"蒙彼绉絺,是绁袢也"②为例,这里的绁袢指的即是中国古代社会早期的内衣。讨论束胸勒乳害处的作者马开予认为女性束胸的恶习传自秦朝,③但是也并未引证有说服力的史料。也有人认为,杨贵妃发明的"诃子"即是近代束胸的起源。④ 笔者认为,这些论述束胸起源于古代的观点,可能是将古代女性穿着胸衣的行为一概视为束胸,这一认识是不正确的。近代中国女子束胸的行为应当是晚近新兴起的现象。

(二)近代女子束胸原因

至于近代中国女性开始束胸的原因,在当时的舆论上有很多说法。柴萼⑤在其《梵天庐丛录》的"襕裙花样"条中记载"蔡哲夫⑥藏宋媛奶阑花样,奶阑即襕裙……,妇人以乳高为羞,用

① 刘禹轮:《为提倡"天乳运动"告革命妇女》,蒲良柱编:《风俗改革丛刊》,广州特别市党部宣传部,1930年,转引自《中华民俗方言文献选编:风俗改革丛刊》,台北:文海出版社,1985年,第207页。
② 醉蝶:《古时女子束胸及接吻》,《申报》,1929年7月3日,第21版。
③ 马开予:《束胸勒乳》,《中国卫生杂志》,1931年合集,第306页。
④ 红棉:《束胸的故事》,《广州民国日报》,1927年8月27日,第11版;松庐:《诃子》,《申报》,1932年6月18日,第18版。
⑤ 柴萼(1893—1936),又名小梵、紫芳,浙江慈溪人,著《梵天庐丛录》,共37卷,56万余字,内容以明清遗闻掌故为主。
⑥ 蔡哲夫(1879—1941),广东顺德龙江乡人,近代书画家。蔡哲夫喜收藏,1919年曾有其17位友人(况周颐、徐珂、王蕴章等)为其收藏的《宋媛奶阑花样图》题诗或题识。

此紧阑胸部"①。即妇人以乳房的突出为羞耻,便以襕裙包裹胸部。尽管他将宋代的奶阑视为束胸的内衣并不确当,但认为古代妇人以"乳高为羞"大致没错。张竞生在《大奶复兴》中提到束胸的始作俑者是一班妓女,而近代妓女束胸的原因有三种:一是嫖客蹂躏她们的乳房太过,只好用紧身衣将两乳紧束;二是一些妓女的乳房肥大且松弛,被嫖客奚落接客太多、太淫荡,只好将两乳束起;三是因为嫖客最喜欢清倌(也就是雏妓),清倌年纪尚轻,乳房自然娇小,其他妓女为投嫖客所好,便将胸部缠得扁平冒充清倌。② 张竞生认为最后一种是最助长束胸风气的。而束胸之所以能从妓界传播到普通妇女,实在是因为"贫学富,富学娼"的缘故。张竞生将近代束胸风潮兴起追溯到妓女身上的说法是比较可信的,这也基本上符合晚近都市中妓女总是在着装上影响都市普通妇女的判断。③

不过也有人认为束胸最初是受男性审美左右,而逐渐成为风俗的。吴汉晖即称束胸:"其作俑者,不过为一二纨绔子弟和特殊阶级的分子,以女人当作玩具,嘲谑戏弄,虽其义气。而女子也不察,遂习成俗,传为美观,不肯相改,因此便沿成我国民族的一大缺点。"④也有人认为束胸是由女学生发明的,如《妇女杂志》1915 年第 1 期上即有文章称小半臂"是女学界新发

---

① 柴小梵:《梵天庐丛录》,第三册卷三十五,太原:山西古籍出版社、山西教育出版社,1999 年,第 1323 页(该书最早由上海中华书局在 1926 年出版手写影印本)。

② 张竞生:《大奶复兴》,《新文化》,第 1 卷第 5 期,1927 年,第 2~8 页。

③ [美]叶凯蒂著,杨可译:《上海·爱:名妓、知识分子和娱乐文化(1850—1910)》,北京:生活·读书·新知三联书店,2012 年。

④ 吴汉晖:《妇女界应赶快起来实行"天乳运动"》,《广州民国日报》,1927 年 7 月 23 日,第 11 版。

明之物"①,更有人讶异"束胸的恶风,不起于无知无识的女子,而起于自命为吸收新文化的女学生"。② 这种认识的形成,与当时社会上束胸的主体是女学生有关。

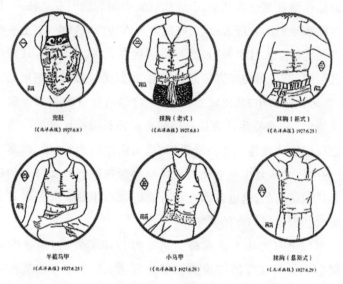

图 4-2 《中国小衫沿革图说》③

① 沈维桢:《论小半臂与女子体育》,《妇女杂志》,第 1 卷第 1 期,1915 年,家政第 1 页。

② 芳:《谈谈女子束胸》,《节制》,第 9 卷第 1 期,1930 年,第 13 页。

③ 绾香阁主文,丽君图:《中国小衫沿革图说》,《北洋画报》,1927 年 6 月 8 日、25 日、29 日,转引自吴昊:《中国妇女服饰与身体革命(1911—1935)》,上海:东方出版中心,2008 年,第 76 页。在紧裹胸部的风气形成之前,近代女性以传统的肚兜作胸衣,如图中一所示。其后有了紧身的抹胸,如图中二、三所示。近代束胸女性更多穿的是紧身的小马甲,图中四、五是两种长短不同的马甲,胸前密系小扣。这种马甲如果过紧,胸前的扣子会破开,更加不雅观。发展到后来,将扣子钉在一侧,即是图中第六的样式。

　　至于普通妇女束胸的原因，大都是出于礼教的考虑，乳房凸出会被视为不贞或者放荡。正如广东俗语所言，"男人胸大为丞相，女人胸大泼妇娘"。① 双乳膨胀是不贞的象征，少女如果双乳丰隆，便会引起社会上狎邪之男性的猜想，他们会认为"不是她已有了丈夫，就是有了不法的配偶"。② 社会对性的敏感，迫使年轻女性在发育过程中尽量掩盖身体的第二性征，大都"把胸部弄得平板，有时，这表示她们是贞洁的妇女"。③ 社会普遍认为处女的乳房不应该是丰满的："将处女的乳房当作阴部一般的可耻，极力要隐藏它。一到青春发动期，乳体内部的乳腺及输乳管连路，渐渐发达而膨大，高耸时候，就极力的把胸部压住，恨不得把乳峰平了下去。"④乳房隆起的羞耻感及社会由女性乳房形态而进行有关贞淫的联想，使得家长对年轻女儿的胸部十分在意，克士即观察到，"仆妇的女儿才十几岁，姿态与男子初有差别，她的母亲便要叫她低着头、驼着背走，以掩饰胸部的隆起"。⑤ 这位仆妇的女儿尽管没有束胸，却被要求通过低头、驼背来掩饰乳房的发育，可见当时社会对青春期少女的乳房是十分在意的。近代束胸者大都是青年女子，一般指从身体初发育

　　① 吴昊：《中国妇女服饰与身体革命（1911—1935）》，上海：东方出版中心，2008年，第73页。

　　② 鸿梅英：《女子的束胸问题》，《妇女共鸣》，第55期，1931年，第16页。

　　③ 林忆莲：《妇女束胸与束腰之起源》，《玲珑》，第3卷第42期，1933年，第2319～2320页。

　　④ 《处女的乳最丰满最美》，《光芒》，第1卷第6期，1934年，第13页。

　　⑤ 克士：《束胸习惯与性知识》，《妇女杂志》，第9卷第5号，1923年，评坛第14页。

的十三四岁始到结婚生育后止的女子，[①]以二十岁左右之摩登女子为甚。[②] 婚后的年轻太太也有持续束胸的，但基本上生育后不再束胸。

束胸的兴盛也和近代女性服饰的变化有关，清代女性服饰大都是宽衣大袖，其身材在这种衣饰内不大能显露出来。而清末民初女性服饰开始崇尚窄小，传统以女性胸部平坦为美的观念尚未改变，为了使乳部不因衣服窄小而突出，只好以"幅巾束而平之"。[③] 当时大多数女性的"上衣制法太短，如内无帮身则乳突必使下裙前掀"。[④] 即女性服饰尚短小，为不使两乳突起影响观瞻，或者导致上衣下摆掀起露出腹部，便只好将两乳紧紧缠裹。

近代女子束胸与传统社会的审美也有一定联系，过去社会以小乳为美，对女性身体整体的审美，偏好伶仃消瘦之美。而近代妇女衣服尚窄小，双乳丰隆会有肥胖之感，女性将双乳紧束，以便看起来婀娜消瘦。[⑤] 许多人认为，近代女子束胸确实有出于美观的考虑，"在一般的妇女，实行束胸的理由，说是胸前突然有两块东西，行动时很不便当，而且丑陋得很，故此把它束起来，一则可免这种不便当，一则可以增加美观"。[⑥] 乳房隆起有时还会被拿来与西洋妇人比较，如若不束胸，"挺胸凸乳若西洋妇女

---

① 王世森：《束胸》，《晨报副刊》，1927 年第 69 期，第 10 页。

② 石子：《服装与婚姻》，《申报》，1932 年 8 月 11 日，第 17 版。

③ 《编辑余谈》，《申报》，1911 年 9 月 26 日，第 35 版。

④ 龙子：《束胸之祸》，《兴华》，第 30 卷第 50 期，1933 年，第 17 页。

⑤ 尤学周：《束乳之害》，《幸福杂志》，第 2 卷第 9 期，1936 年，第 48 页。

⑥ 文心：《女子解放中的一个生理问题》，《广州民国日报》，1926 年 4 月 9 日。

者,则受路人指笑为面红耳赤矣"。① 因此,她们大都不敢不束胸出门去。在她们看来,"不穿小背心多难看啊",甚至"连走都不敢走出去了"。② 在中国妇女看来,乳房是身体的羞耻部位,"解开示人,固然是莫大的羞耻,就是隔着衣服高起来,都引为大辱"。③ 所以一般的妇女,均用小背心将胸口紧紧缚定。

而女学生普遍束胸的原因,可能和她们在家庭外的活动较多有关。女学生有更多的机会接触到社会上的男性,也就更多地暴露在社会上或校园里男性的目光之下。王春翠女士回忆她在初中时,她的女同学们都穿小背心束胸,因为学校里的教员都是男性。而若双乳隆起,"上起课来,给男教员看了"是极羞愧的事情。④ 可见当时女学生也是出于羞耻感而束胸,这与当时普通妇女束胸原因是一致的。

近代都市中的女性普遍束胸,"缚乳这事,在娼妓、姨太太、小姐和女学生中间都很流行,不过她们都是好奇,加一个'新'字也不为过"。⑤ 年轻妇人如果以天然之乳房出门,反会被讥笑为粗俗的村妇。当时报载广州的一位先生带妻子上街,由于其妻衣饰简朴,被三位穿着时尚的先生轻薄、粗鲁地耻笑,称她为"村下妇"。同行的一位友人的三姨太告诉他的妻子,是因为她没有束胸的缘故才被嘲笑。这位先生的妻子"不耐的人家的冷讽热诮,也不愿意配个村下婆的徽号",⑥最终向那位三姨太借了小

---

① 张舍我:《沪滨随感录》,《申报》,1920 年 4 月 25 日,第 14 版。

② 亦庵:《小背心》,《申报》,1929 年 11 月 1 日,第 22 版。

③ 彭天性:《医学上妇女解放问题》,上海《民国日报》,1920 年 7 月 8 日。

④ 王春翠:《小背心》,《芒种》,创刊号,1935 年,第 29 页。

⑤ 吴明:《为什么要缚乳?》,上海《民国日报》,1920 年 4 月 15 日。

⑥ 旅人:《只得由他束吧》,《广州民国日报》,1927 年 8 月 26 日。

衫依样制作,也束起胸来。丈夫百般劝她解放也没用。可见,在女子束胸习尚在都市中兴盛之时,社会普遍认为只有粗鄙的乡下妇女才会挺着胸脯出门,这也使得都市中的女性不得已而束胸。

最初,人们认为内地乡间的妇女是不束胸的,"乡间妇女事多任其自然,胸乳夙已解放,固不待提倡"。而大都市中妇女除婢仆乳媪外束胸最盛。① 束胸之习尚,在内地并不普及,"居内地之女子,多宽衣大袖,胸部发展颇觉自然,亦未听见有何不美观之评判,虽后来略染窄衣小袖之习,也不过略形缩小,宽窄却甚合体,毫无阻碍身体发育之患,也没有像在号为开通之处所见的妇女们,把胸紧裹"。② 但 1933 年,有人观察到大都市中的女性基本上意识到乳部曲线美而放胸,而乡间或县城里的女性依然是"水平面的胸廓"③,可见束胸问题不仅限于都市,内地乡村妇女也多有束胸。

图 4-3、图 4-4 中的两个例子也能证明束胸在农村确实存在,图 4-3 是记者于 1930 年在乡间调查时所摄。面对镜头的这位农村妇女穿着紧身小马甲,而背对镜头的另一位女性则穿着旧式的肚兜,较宽松。我们不能通过这种局部照片断定其拍摄的场景是在某农户的院子里还是在胡同口,但图片中的妇女仅穿胸衣就在树下乘凉,可以看出 1930 年代农村妇女的衣着十分暴露,颠覆了我们过去认为农村更封闭、保守的认识。图 4-4 描绘乡间女子到上海后的变化。服饰的变化是乡间女子进城后的一大特点,郭建英观察到这一点,也从一个侧面证明农村妇女是

---

① 张舍我:《沪滨随感录》,《申报》,1920 年 4 月 25 日,第 14 版。

② 左天民:《缠足与束胸是真正的美观么》,《时兆月报》,第 23 卷第 9 期,1928 年,第 31 页。

③ 裘景舟:《束胸与放胸》,《康健杂志》,第 7 期,1933 年,第 1 页。

束胸的。两图告诉我们束胸在农村妇女间也同样普遍，但是其放胸的过程晚于都市。1930年代进城做佣的娘姨，发现大都市上海已经开始以天乳为美后，便将束胸的小马甲脱掉了。社会关注的主要是都市妇女，认为农村妇女束胸，实乃愚昧所致，似乎也无关宏旨。如《妇女杂志》上一位作者所言："彼穷乡僻壤之黄脸婆，胁肩谄笑之丑业妇①，吾无责焉。"但是，那些受解放话语影响最深的女学生、"新妇女"束胸便不可理喻："独怪乎通都大邑，饱受文明教育提倡解放主义，开通之女学生、时髦之新妇女，亦相习成风，不知改革，岂风俗移人，贤者不免乎！"②故反对束胸的声音主要针对这些都市中的女学生（女青年）及"新妇女"，从而在社会上形成农村妇女不束胸的假象。

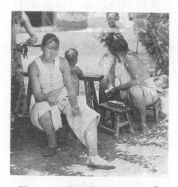

图4-3　《浦左女子之束胸》③

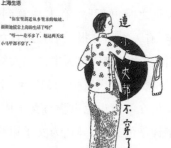

图4-4　《上海生活》④

---

①　丑业妇，指娼妓。

②　伍自培：《我之妇女解放谈》，《妇女杂志》，第6卷第9号，1920年，常识第14页。

③　W：《浦左女子之束胸》，《图画时报》，第659期，1930年，第4页。

④　郭建英绘，陈子善编：《摩登上海：30年代的洋场百景》，桂林：广西师范大学出版社，2001年，第36页。

综括来看,近代都市普通年轻女性束胸的原因大致可以分为两类:一则是出于礼教,认为乳房隆起是引起羞耻的身体现象,只有通过紧束乳房来躲避别人的目光;一则是以为平胸美观。传统平胸、小乳的审美观念加上妓女的示范,使得束胸在一段时间里成为摩登的装束。而社会中束胸的主要群体是年轻的女性,农村妇女中也有束胸的现象,但是社会普遍关注的是女学生及都市摩登妇女的束胸行为。

二、国族话语下对束胸之害的讨论

尽管近代女性以各种理由束胸,并一度成为清末民初年轻女性的着装时尚,但束胸对身体的伤害还是引起了社会的关注。早在20世纪初,当社会舆论界对于女性身体的关注依然集中于缠足之时,便开始有人注意到女子束胸对身体的危害。1911年,有人在西方报纸上看到有女性因为纽扣过紧,导致呼吸不畅而死亡的消息,认为中国妇女终日以幅巾紧束胸前,双乳紧束,迟早会发生病患。[①] 1915年,上海私立城东女学师范的舍监沈维桢在一篇讨论束胸与女子体育的文章中,对束胸的危害进行了详细的分析,她认为女子束胸伤及胸肺,其危害远甚于缠足。同时,女子有"十月怀胎、三年哺乳"的为母之职,而束胸将会导致"将来生产子女,虽有乳汁,必不畅旺;胎儿身体必不健全,甚至传染肺病、流毒骨髓"。新生之子女可能没有足够的乳汁乳养,胎儿还可能传染到母体的肺病,"弱国灭种之因岂非女同胞之罪耶?"为此,她呼吁女同胞要保护自然之发育,须"以强国强

---

① 《编辑余谈》,《申报》,1911年9月26日,第35版。

种为人身之要图"。[①] 在这篇文章中,作者将女子束胸的危害与其将来之生育、哺乳相联系,并由生育哺乳联想到国家民族之衰弱,束胸对女性身体本身的损害仅被其一笔带过,这种论述方式深受 19 世纪末维新人士在反缠足运动中将女体与国族相关联话语的影响。[②] 在清末反缠足话语中,女性缠足将导致产育子嗣羸弱,最终因民弱而致国弱的说法,曾受到社会普遍的认可。近代整个反缠足运动的推行也基本上是在这一认识理念的指导下进行的。20 世纪二三十年代的反束胸运动,也沿袭清末的国族话语,在当时的舆论中,时常拿束胸与缠足相比较。而且认为束胸的害处要远远超过缠足,因为缠足的伤害仅及足部,而束胸则伤及全身。更重要的是影响将来之哺乳,危及将来之"小国民"[③]的健康,最终将导致弱国弱民。

1920 年,刚到上海的张舍我,发现上海年轻妇女大都束胸。他对此现象十分不理解,认为在社会盛倡解放之时,女性不应为了美观而束缚自己的身体。由于束胸者多是处于身体发育中的

---

① 沈维桢:《论小半臂与女子体育》,《妇女杂志》,第 1 卷第 1 期,1915 年,家政第 2 页。

② 关于反缠足运动中的国家话语,可以参见杨念群:《从科学话语到国家控制:对女子缠足由美变丑历史进程的多元分析》,汪民安主编:《身体的文化政治学》,开封:河南大学出版社,2004 年,第 1~50 页;杨兴梅:《晚清关于缠足影响国家富强的争论》,《四川大学学报(哲学社会科学版)》,2010 年第 2 期,第 19~28 页;杨兴梅:《身体之争:近代中国反缠足的历程》,北京:社会科学文献出版社,2012 年。

③ 近代中国社会对儿童的重视远远超过过去任何时代,这主要是受晚清以来强国强种话语的影响。国族的衰落使得知识分子更多地将希望寄托在将来,而儿童正是将来之国民,因此近代社会将儿童称为"小国民",是国家富强的基础。而小国民的生产与养育职责全在女性,故而,在反束胸问题上对哺乳的重视,正是对儿童重视的反映。

女性,他指出,束乳妨害身体发育,最终导致身体不健全,而不健全的女性将来必诞育不健全的小儿;如若束之太过,还有可能损害乳腺,影响乳汁质量,并最终害及小儿的健康。[1] 当时对女子束胸的讨论,多从生育与哺乳两个层面分析其危害。1922 年,另一位作者进行了更加细致的论述,他认为束乳的危害至少有六种:

> 夫乳在胸廓之上,束之即久,则乳房不能充分发育,哺乳有碍,一也;胸廓缚束则呼吸不舒,二也;肺在胸廓之内,因胸廓之压迫而萎缩呼吸障碍,三也;心当左乳之右下方,乳即束缚则心搏动不舒而起循环系之疾病,四也;肝当右乳之下方,因胸廓之压迫而起绞窄症,五也;胃虽不在胸腔之内,然密贴于左乳之下,亦因压迫而起下垂症,六也。[2]

作者不仅将对哺乳的妨碍放在束胸危害的第一条,还用同乡妇人因为乳头内陷,两次生产都不能哺乳最终导致小儿夭折的实例来证明束胸对将来哺乳的危害,在这六大危害中他最关注的也主要是对将来哺乳的危害。

反对束胸者时常在报章杂志上罗列束胸带来的各种害处,大致不过上面所举六种,妨碍呼吸、阻碍胸部血液循环、阻碍身体发育、易患乳疾或肺病、阻碍乳汁之分泌等。[3] 也有文章认为胸与腰是一体的,大多数女性的束胸实际上附带着束到腰部,束

---

① 张舍我:《沪滨随感录》,《申报》,1920 年 4 月 25 日,第 14 版。
② 毕梦飞:《女子束乳之害》,《申报》,1922 年 2 月 21 日,第 20 版。
③ 式如:《妇女束胸问题之检讨》,《方舟》,第 5 期,1934 年,第 28 页。

胸同时会导致食量减少,影响消化机能。[①] 束胸对女性身体的
伤害是多方面的,但是我们发现反对女性束胸者的关注点并不
在女性身体本身,束胸对肺部的伤害即使是有患肺痨的危险也
未能引起更多的重视,讨论者将焦点锁定在女性身体的生育功
能上,更多关注的是束胸的潜在危险,即束胸对生育与哺乳的
影响。

　　这种从生育与哺乳的角度来反对女子束胸有一个认识的前
提,即将女性身体的生育与哺乳功能上升到国家的高度。在国
族主义话语下,近代社会对女性的生育认识不再仅仅是传统社
会观念里为家族繁衍后代,这种生育行为是为国家诞育"小国
民"。正如一篇文章所言:"培养儿女,绝不单为了家庭的前途或
者是种族的后裔,而且更为了国家为了民族,所以,要真正的做
一个贤良的父母,就该负起繁荣家庭和兴强国族二重的职
责。"[②]在这一话语体系中,产育对国家的责任时常超过对家庭
的意义。生育功能被视为女性身体最重要的价值体现:"报上说
有一般妇女,除了洗衣烧饭制造小国民外,简直一点事都没有,
我想制造小国民乃是一种最重大的任务,何况还能洗洗衣服烧
烧饭呢。"[③]女性能够生育"小国民"就是女性对国家最大的贡
献。有关哺乳功能的认识也从过去的家庭伦理上升到国家的高
度。传统家庭伦理的"母育子"被转换为"国民之母"对"小国民"
的哺乳,哺育强健的小儿就是为强国强种做贡献。女子的束胸
行为被认为伤及生育与哺乳,反对束胸者也多从这两个方面入

---

①　马开予:《束胸勒乳》,《中国卫生杂志》,1931 年合集,第 307~308
页。

②　羹:《雇用奶妈问题》,《家庭》,第 3 卷第 6 期,1938 年,第 28 页。

③　沈宝珩:《公余随笔》,《崇善》,第 79 期,1931 年,第 9 页。

手论述束乳之害。

就生育层面而言,反束胸话语与清末反缠足话语是十分相似的,即从"母体羸弱遗种逾弱"的角度入手阐发其危害。束胸不仅是"苟残其发育机能,贼其血液呼吸者",重要的是"他日育儿即不免有孱弱多病难养等患,良已先天不足也"。[1]"当少女正在发育的时候,即紧束胸部,本身即因而衰弱,为父母者即衰弱不强,即产生先天的衰弱的小儿。"[2]产儿即弱,则种族何以强?种族不强,国家必衰弱。因此,有知识分子向束胸的女性呼吁,"君辈之健康与否与人种之强弱有至密切之关系"[3],为种族计,女性应尽快解除束胸的恶习。

就哺乳层面而言,束胸对哺乳的影响有两种可能:一是乳腺不发育,分娩后不能分泌足够的乳汁哺乳;二是双乳紧束会导致乳头内陷,即便能分泌乳汁,小儿也无法吮吸。女性用幅巾或小背心紧束双乳,"首当其冲的是乳头,因为乳头位于乳房之前,而且特别的突出,既将乳房紧紧束缚起来,乳头就不得不往里退缩,久而久之,即不束胸,它亦自然的缩在内面,甚至成为一个凹陷"。[4] 分娩后,乳汁无法从乳头内排出而是积滞在乳房内,便会发生严重的乳腺炎,更重要的是小儿无法吮吸,营养必定不足。在一篇题为《赶速解除小马甲》的文章中,作者讲述她的一位女性友人因为婚前曾经把两乳束得紧紧的,两乳平伏得像墙壁一样,以为这样美观,但这导致她乳头内陷,生育后无法哺乳,

---

[1] 徐弢:《束乳之害》,《申报》,1921 年 10 月 13 日,第 17 版。

[2] 王世森:《束胸》,《晨报副刊》,第 69 期,1927 年,第 10 页。

[3] 李文瑞:《束胸问题》,《新医人》,第 1 卷第 1 期,1923 年,第 16 页。

[4] 雨三:《束胸的余谈》,《通俗医事月刊》,第 3 期,1919 年,第 53 页。

苦不堪言。[①] 由于束胸导致妇女产后无法哺乳,不得不雇乳母,而中下之家庭无雇乳之资,小儿往往因此而饿死;中上之家即便是能够雇乳,小孩在无知无识的奶妈手中也往往孱弱不堪,这事实上是一种极严重的"伤害种族进展的罪"。[②]

可以看出在近代反束胸话语中,无论是束胸对生育的危害还是对哺乳的影响,多是从新生儿的身体状况出发,认为女子束胸后自身衰弱导致其生育弱种,束胸后不能正常哺乳也导致弱种,所以束胸与民族主义有很大关系。因此,女性应当解除束胸,"以洗昔日柔弱女子之耻,并免外人东亚病夫之讥"。[③] 女性解除束胸,不仅能使自身身体强健,更能使种族摆脱"东亚病夫"的耻辱。近代国人"东亚病夫"的形象本是晚近中国知识分子的一种想象性建构。他们在检讨国人身体素质时,始终认为女性应承担更多的罪责。晚清反缠足运动时如此,反束胸时依然如此。[④] 在这种民族主义话语之下,女性不仅被要求应为强国强种改变自身的身体状态,也应为国弱民弱负责。

综上所述,尽管中国女性穿着贴胸内衣的历史很长,但是古代社会女性穿戴袙服、诃子、肚兜、阑裙等都不能视为束胸的行为,因为它们的作用在于遮挡胸部而不是束缚。根据近代报刊

---

① 砚孚:《赶速解除小马甲》,《女子月刊》,第 8 期,1933 年,第 36~37 页。

② 朱季青:《良母—奶妈》,《医学周刊集》,第 2 卷,1929 年,第 123 页。

③ 张森玉:《妇女束胸之害》,《新医与社会汇刊》,第 1 期,1928 年,第 391 页。

④ 有关近代"东亚病夫"的论述可参考杨瑞松:《想象民族耻辱:近代中国思想文化史上的"东亚病夫"》,台湾《政治大学历史学报》,第 23 期,2005 年 5 月,第 1~44 页。

上对女子束胸的关注与讨论,大致可以判断女子束胸是清末民初兴起的现象,最初可能是由娼妓传播到普通女性。笔者认为都市中大量普通妇女束乳和她们身体的位置变化有很大关系。与过去相比,近代以来,大量女性有机会走出家门,读书或工作,身体暴露在众目睽睽之下,遭受各方凝视,因此,女性束胸在一定程度上是为躲避社会上的目光。

社会舆论对于女性束乳害处的讨论,则基本上围绕束胸有害女体健康及妨害将来之生育与哺乳展开。受强国强种话语的影响,社会普遍从授乳与小儿健康的角度讨论束胸对国家民族的危害,①由此导致的弱国弱种一直被视为女子束胸最大的问题。

在这些反束胸话语中,女性的生育功能被一再强调,看似与传统社会对女性身体的认识没有太大差别,因为中国传统社会女性在家庭中的价值总是通过生育来体现。但近代以来,知识分子一再倡导妇女解放,近代女性被赋予"国民之母"的角色,其实际意义为"诞育国民之母"②。女性生育在家庭中的价值由此被拔高到国家的层面。在这一话语体系下,担当哺乳"小国民"重任的女性乳房不再全凭个人处置,"束胸"不仅受国族主义的社会舆论关注,也开始受国家行政力量的干预,反束胸政令的颁行即由此而来。

---

① 赵圭:《束胸和高跟鞋》,《申报》,1933 年 7 月 29 日,第 17 版。

② 金天翮著,陈雁编校:《女界钟》,上海:上海古籍出版社,2003 年版,叙第 4 页。

第二节　查禁束胸政令的颁行

进入 1920 年代以后,社会舆论对女性束胸危害的关注持续增加,报刊上大量文章呼吁女性解除束胸。近代上海舆论的主要阵地《申报》在 1920—1927 年间刊发讨论女子束胸的文章数以百计。有人主张通过改良妇女服饰以达到女性乳房的解放:"吾人所应提倡者,即妇女宜衣宽博之衣,虽其式不必如古装,而襟间腰际俱宜舒展,家庭中凡为父母兄姊者,以及女塾之中为校长职员者,皆宜共同注意而训勉之。"①建议女性应当穿宽松的衣服,而且家长和女学校的教职人员应负责监督训勉。1924年,一位女校的教务有感于女学生因穿小马甲束胸而多受肺病之苦,"甚望司教育之职者,各尽劝诚之心,慎毋再令青年女子,受无形之桎梏也"。②希望教育界多关注女性束胸问题,多加劝诚。当时呼吁女性放胸者多是希望女性自身能意识到束胸之害做到自行放胸,或者是呼吁女子学校的教职人员通过劝谕的方式使女性放胸,但最终发现这样收效甚微。女性在束胸方面不仅我行我素,更有愈加严重的趋势。到 1920 年代中期,社会舆论开始呼吁由政府出台政策,如 1926 年《广州民国日报》刊文认为解除束胸须用"命令式的手段",呼吁政府、学校出台查禁束胸

---

① 天鸟:《妇女宜御宽博之衣》,《申报》,1920 年 6 月 2 日,第 17 版。
② 吕胡纯:《小马甲妨害青年女子种种发育之我见》,《申报》,1924年 7 月 20 日,第 18 版。

的政策,建议:"第一步学校要限制女学生和女教职员的束胸,让她们做个表率;第二步是国民党妇女部通令女党员要一律放胸;第三是由政府告示各界妇女放胸。"该文作者将以上三者视为积极的办法,若实在不行则应当采取"如敢故违,定必惩罚"的消极办法。① 张竞生也曾呼吁政府出面查禁束胸:"望政府下令,凡女子束奶者,一律带警区罚锾。未成年而犯者罪及家长。我再望学校当禁止女生束奶,犯者记过,教育当局也以是考核校长是否尽职,如有女学生束奶者则当将其校长撤换。"②在这种社会舆论的倡导背景下,1927—1929 年间,国民政府曾连续三年颁行查禁女子束胸的禁令,国家开始以行政力量对女性束胸的行为进行干预。

一、政府查禁束胸

民国时期,地方和中央政府曾连续三年颁行查禁女子束胸的禁令。第一次是 1927 年广东省政府颁行的《禁革妇女束胸令》。1927 年 5 月,朱家骅③出任广东省政府第二届委员会委员,任广东省代理民政厅厅长之职,负责全省民政事务。是年 7月 7 日,他向国民党广东省政府委员会会议提交了《禁止妇女束胸的提案》,该提案后经广东省政府委员会第 33 次会议决议通

① 文心:《女子解放中的一个生理问题(续)》,《广州民国日报》,1926年 4 月 10 日。

② 张竞生:《大奶复兴》,《新文化》,第 1 卷第 5 期,1927 年,第 7 页。

③ 朱家骅(1893—1963),字骝先、湘麟,浙江湖州人。历任国民政府教育部部长、交通部部长等职。他于 1927 年 5 月出任广东省政府第二届委员会委员,并代理广东省民政厅厅长一职,其间施行风俗改革,7 月制定查禁束胸案。是年 8 月,改任广东省教育厅厅长,查禁束胸并未能很好地贯彻实施。

过实施。这在当时的舆论界引起很大的轰动，南北报章均将之称为"天乳运动"。①

　　对于 1927 年广州的"天乳运动"，过去学界有过一些研究。美国加州大学圣克鲁兹分校的安吉丽娜在其以 1920—1930 年间中国南方政府对都市中下层妇女的改造政策为研究重点的博士论文中，曾对广州的"天乳运动"进行过分析，认为广东省政府对都市下层妇女的改造政策实际上是新政府确立其合法化的努力。② 暨南大学的刘正刚教授与曾繁花的《解放乳房的艰难：民国时期"天乳运动"探析》③也是近年研究"天乳运动"较细致的论文，对广州"天乳运动"兴起的原因及社会反响都进行了评述，认为社会思潮、舆论的鼓噪是官方参与到查禁束胸中来的主要原因。而王心喜在其文章中，对广东"天乳运动"兴起的原因提出独特的看法，他认为 1927 年 4 月，"四一二"反革命政变后广州白色恐怖严重，广东省政府施行"天乳运动"便是为了转移社

---

①　当时报刊舆论在对朱家骅查禁束胸案进行报道时，多以"天乳运动"为名进行报道，笔者猜测这和近代社会人们对革命与运动的偏好有关，将稍有影响力的社会活动或事件均冠以"运动"之名。另外是对"天"字的偏好，自"天足运动"以后，对女性身体的改变多被冠以"天"字，如剪发运动被称为"天头"，反对妇女擦拭脂粉被称为"天面"，反对穿耳被称为"天耳"。在这些话语中，"天"代表天然、自然之意，这可能受法国"自然主义"的影响，近代一些论述中确有从卢梭的自然主义出发表达对身体的态度。

②　Angelina Yanyan Chin, *Bound to Emancipate: Management of Lower-class Women in 1920s and 1930s Urban South China*, Ph.D.diss., University of California, Santa Cruz, 2006, pp.99-108, 184-217.

③　刘正刚、曾繁花：《解放乳房的艰难：民国时期"天乳运动"探析》，《妇女研究论丛》，2010 年第 5 期，第 66～72 页。

会大众的视线。① 作者虽未给出可靠的材料来证实其观点,但这种看法并非全无道理。尽管"四一二"反革命政变的重心在上海,但是 1927 年 4 月 15 日,广州的政府也进行了"清党"活动,捕杀共产党及革命群众,关闭工会及团体组织等,引起了一定程度的社会恐慌。

对于政府推行"天乳运动"的原因,笔者更赞同安吉丽娜在其博士论文中提出的观点,即认为广东革命政府施行"天乳运动"及其他改造城市下层女性的措施,实际上是新政府确立其政权合法化的举措。某一政权通过调整性别关系从而实现自身的建立或维系的例子在中国近现代历史上比比皆是:清廷为政权维系所做的种种努力中即包括废缠足与兴女学;其后北洋及国民政府对妇女缠足及蓄妾制的废止也是通过控制性别关系来重建社会秩序;新中国建立初期对娼妓的彻底整治也是类似的性质。因此,将 1927—1929 年间国民政府实施的查禁束胸活动放在这种脉络中理解是十分合理的。

查禁束胸的禁令之所以最早在广州颁行,可能有三个方面的原因:首先是当时社会舆论对女子束胸问题的普遍关注与倡导放胸的影响。其次是广州自身的政治背景。政府试图借调整性别权力关系转移社会对于"清党"的关注。最后是近代中国整体的政治环境。北伐基本结束,广东省政府通过包括查禁束胸在内的风俗风化改革尝试确立新政权的合法性。

在以上背景下,1927 年 7 月 7 日,朱家骅向广东省政府递

----

① 王心喜:《近代广东"天乳运动"真相》,《知识窗》,1996 年第 6 期,第 13 页;《民国粤省"天乳运动"的台前幕后》,《婚育与健康》,1996 年第 3 期,第 41 页。

交了查禁束胸的提案。他从国族主义的角度出发，将女性的束胸视为远甚于缠足之害的陋习，认为束胸对女性身体、民族和种族的伤害深远，故而提议政府采取措施查禁：

> 为提议事，查吾国女界其摧残身体之陋习有二：一曰缠足，一曰束胸。缠足之痛苦，二十年前经各界之痛陈，政府之严禁，业已解除，现粤省三十岁以下之妇女，已无受此缚束者，惟间接感受之痛苦比缠足为甚者，厥为束胸。盖缠足陋习不过步履不便，其痛苦只及于足部。若束胸则于心肺部之舒展，胃部之消化，均有妨害；轻则阻碍身体之发育，易致孱羸，重则酿成肺病之缠绵，促其寿算。此等不良习惯，实女界终身之害，况妇人胸受缚束，影响血运呼吸，身体因而衰弱，胎儿先蒙其影响。且乳房既被压迫，及为母时乳汁缺乏，又不足以供哺育，母体愈羸，遗种愈弱，实由束胸陋习，有以致之。年来女界风气一开，但仍有以束胸为美观者，不知欧美各国女子无不注意胸部发达，并以丰满隆起为合卫生而美观者。
>
> 厅长有见及此，亟思将女子束胸之陋习，严行禁革，拟请由省政府布告通行遵照，自布告日起，限三个月内，所有全省女子一律禁止束胸，并通行本省各妇女机关及各县长，设法宣传，务期依限禁绝。倘逾限仍有束胸，一经查确即处以伍拾元以上之罚金。如犯者年在二十岁以下，则罚其家长。庶几互相警惕，协力划除，使此种不良习惯永无存在之余地。将来由粤省而推行全国，不特为我女界同胞之幸福，实所以副先总理民族主义之精神，以强吾种者强吾国也。是否有当，理合提出会议，敬候公决施行。提议者代理广东

民政厅长朱家骅。①

在这则提案中,朱家骅将缠足与束胸相比较,认为束胸的危害远甚于缠足。缠足对于女性身体的伤害不过在足部,而束胸则危及心肺,轻则身体衰弱,重则会患肺病而丧命,更重要的是女性身体的衰弱会影响胎儿健康,"母体愈羸,遗种愈弱"。事实上,在晚清的反缠足话语中,缠足也被视为导致女性身体衰弱进而导致国族衰弱的原因。康有为即认为妇女缠足致使"血气不流,气息污秽,足疾易作,上传身体,或流传孙子,奕世体弱"。②在晚清反缠足的话语中,常见"勿缠足、强种族"③的话语,也基本上是从国族主义角度反对缠足。笔者认为,朱家骅在此将妇女缠足对身体危害弱化的目的是强化女子束胸问题的严重性。束胸的危害不仅及于女性一身,腹中胎儿、新生儿的乳养都会蒙受其害。这种表述显然受当时舆论的影响,因为通过生育与哺乳"小国民"将女性身体与国家种族的关系紧密联系起来,始终是当时舆论反束胸的论述焦点。在通过弱国弱种话语对女子束胸危害进行论述的同时,朱家骅将查禁束胸上升为践行孙中山总理民族主义精神的高度,希望通过强种来达到强国的目的。

至于问题的解决方法,他建议先行三个月时间以劝谕妇女解除束胸,若逾限仍有束胸者再通过罚款惩罚,以杜绝束胸。

① 《朱家骅提议禁革妇女束胸》,《广州民国日报》,1927 年 7 月 8 日,第 5 版。

② 康有为:《请禁妇女缠足折》,汤志钧编:《康有为政论集》上册,北京:中华书局,1981 年,第 336 页。

③ 清如:《论女学》,《中国新女界杂志》,第 2 期,1907 年,第 9 页。

1927 年 7 月 21 日,广东省政府委员会颁行查禁束胸的布告、通令,将朱家骅提议原文刊发,并"通令各县晓谕,并分函省市党部、妇女宣传两部,广为宣传,暨行各女校知照……仰各妇女人等,一体遵照毋违"。① 但是这次查禁束胸政令并未能彻底贯彻实施。是年 8 月,朱家骅即改任广东省教育厅厅长并兼任国立中山大学校长,民政厅厅长之职改由李文范②兼任,而李并未严格贯彻束胸禁令。"天乳运动"在广州一地的查禁措施也没有得到严格贯彻。直到 1929 年,广州妇女的束胸问题仍未减轻,由于没有严厉的执行措施,依然是"禁者尽管禁,束者仍是只管束"。③

1928 年 6 月,南京国民政府内政部向全国颁行查禁妇女束胸令。是年,崇明县公民祝苏如等,认为妇女束胸妨害卫生并使种弱,呈请南京国民政府明令禁止。内政部查实后,认为"妇女束胸实属一种恶习,不但有害个人卫生,且与种族优生有损,亟应查禁,以重卫生"。同时,"诚恐学校女生或有染此陋习,弱身弱种,为害非轻"。④ 除批示并通令查禁外,也函请

① 《民政厅提议严禁女子束胸案》,《广东省政府周报》,1927 年第 1 期,第 11 页。

② 李文范(1884—1953),字君佩,广东南海人。1927 年任国民党中央宣传委员会主任委员、广州政治分会委员、广东省政府委员兼民政厅厅长。1928 年后任立法委员兼秘书长、国民党中央执委。1932 年任内政部部长。1935 年任国民政府委员。

③ 刘禹轮:《为提倡"天乳运动"告革命妇女》,蒲良柱编:《风俗改革丛刊》,广州特别市党部宣传部,1930 年,转引自《中华民俗方言文献选编:风俗改革丛刊》,台北:文海出版社,1985 年,第 207 页。

④ 《国民政府内政部公函第三七四号》,《内政公报》,第 1 卷第 3 期,1928 年,第 7、14~15 页。

大学院①查照核办。当时的大学院将内政部专函下发到各地方教育机构,并下发到各学校②,当时作为私立学校的厦门大学也接收了福建省教育厅转自大学院的"禁止女生束胸之训令",③但没有具体查禁情况的记录。由于当时南京国民政府刚成立不久,虽然名义上统一了全国,但是其再建国格的尝试频频受阻,对各地方政府的控制力度也十分不足。由"中央"下发的政令实际上流于一纸空文,少数地方政府机关尽管转发了中央政令,但多数情况下也不过是虚应其事。

1929年12月,南京国民政府内政部再次下发查禁女子束胸的训令。此次查禁束胸的提案是由湖南常德县督学郭璘提交的,其文称:

> 近来各地女校学生,均以束胸为美观。前行后效,相习成风,虽明知妨害身体发育,然以环境所趋,不肯独异,其住学校之日愈久,乳部因经过长期间之束缚,于生男育女,关系极巨,影响所及,足致民族于衰弱地位,其为害实倍于缠足束腰!乃各校女教职员,亦多染此陋习,暗资表率,是女

---

① 中华民国大学院,是民国初期国民政府掌管全中国学术及教育行政之最高行政机构,成立于1927年10月1日,相当于早前北洋政府的教育部、国民政府的教育行政委员会。大学院首任院长是蔡元培(原国民政府教育行政委员会委员)。1928年10月24日,大学院裁撤,恢复教育部与旧有教育制度。

② 《大学院严禁妇女束胸——市教育局已传令禁止》,《申报》,1928年7月7日,第21版;《大学院训令 禁女生束胸——令各校遵照》,《益世报》(天津),1928年8月10日。

③ 《公牍:关于禁止女生束胸之训令》,《厦大周刊》,第191期,1928年,第1页。

校不啻为女青年自杀之地,教职员无殊间接持刀之人,多招
一般(班)女生,即多增一分罪过,多设一女学校,即多制造
一杀人场,民族将由是日衰,国亡势将无日,恳请通令全国,
认真查禁,庶全国女青年,不致陷入赢弱状态,而民族新生
命,亦可日跻康强矣。①

作为地方督学,郭璘发现束胸行为在女学生中间极为普遍,而女
校教员又"暗资表率",使女学生束胸问题更加严重。他提请南
京国民政府在全国范围内查禁女青年束胸问题。与前文朱家骅
的提案相一致,郭璘对于女学生束胸的认识依然是围绕国族话
语展开,但与朱家骅相比,郭璘对女学生束胸表达出更强烈的焦
虑。"女校不啻为女青年自杀之地,教职员无殊间接持刀之人,
多招一般(班)女生,即多增一分罪过,多设一女学校,即多制造
一杀人场。"他认为束胸问题若再不认真查禁,"民族将由是日
衰,国亡势将无日"。可以看出,他关心的仍是"民族新生命"强
健与否,即仍是从强国强种的角度关注女性身体。

女学生成为此次政府查禁束胸的焦点,所以政令同时由内
政部与教育部发出。不过,与前两次的禁令相比,此次的中央禁
令受到了各地方政府的重视,各地方政府不仅将中央政令的内
容下发到各教育局、学校、县市政府,也制定了若干具体的实施
方案,查禁束胸最终在全国范围内展开。

二、政令与训令在全国的颁行

如前所述,民国以后,地方与中央政府曾三次颁行查禁束胸

---

① 《内政部、教育部会令》,《内政公报》,第 2 卷第 11 期,1929 年,第
22 页。

的禁令。第一次由广东省政府颁行束胸禁令,在舆论界曾引起很大的关注,但"中央政府"并无暇顾及。当时北伐尚未彻底结束,南京与武汉国民政府之间的分裂也尚未解决,而且两地均以"清党"为重心,故除却报章上的关注与讨论外,南京国民政府及各地方政府均未特别在意广东省的查禁束胸运动。1928年,南京国民政府第一次由内政部及大学院向各地方政府颁发了查禁女子束胸训令,但是也未能在全国范围内展开。这一方面因为新政府初成立,中央对各地方政府的控制力不足,另一方面中央教育机构大学院又于是年10月裁撤,两者都导致此次查禁束胸的禁令最终流于一纸空文,并未得到贯彻实施。直到1929年,南京国民政府内政部与教育部会令查禁女子束胸,才得到各地方政府的支持,不仅将来自中央的禁令刊布,多地政府还制定了具体实施的办法。各地方政府颁发查禁束胸的政令、训令情况见下表:

表 4-1　全国各地方政府关于束胸的禁令

编号	地方	禁令	年份	资料来源
1	广东	《民政厅提议严禁女子束胸案》	1927	《广东省政府周报》
2	无锡	《县党部联席会之议决案》	1927	《申报》
3	陕西	《陕西省政府民政厅训令:禁止妇女束胸以重卫生文》	1928	《民政周报》
4	福建	《令私立厦门大学:关于禁止女生束胸之训令》	1928	《厦大周刊》
5	上海	《大学院严禁妇女束胸:市教育局已传令禁止》	1928	《申报》
6	江阴	《江阴县党部指挥委员会议决要案》	1928	《申报》

续表

编号	地方	禁令	年份	资料来源
7	安徽	《女子不得违禁束胸》	1928	《安徽教育行政周刊》
8	天津	《大学院训令：禁女生束胸》	1928	《益世报》（天津）
9	天津	《官方推行"天乳运动"》	1929	《益世报》（天津）
10	安徽	《令饬禁止女子束胸》	1929	《安徽教育行政周刊》
11	上海	《严令查禁女子束胸》	1929	《申报》
12	松江	《严禁女子束胸案决议照准》	1929	《申报》
13	福建	《福建教育厅训令：训令省私各校及教局……切实查禁女子束胸》	1929	《福建教育周刊》
14	江西	《江西省政府训令：令各厅市县……禁止女子束胸》	1929	《江西省政府公报》
15	河北	《民政厅令各县奉令查禁女子束胸一案》	1929	《河北省政府公报》
16	宝山县	《训令民众教育馆、县师及完全小学：转饬宣传查禁妇女束胸》	1929	《宝山县教育月刊》
17	广东	《转教育内政部查禁女子束胸案》	1929	《广东省政府公报》
18	广西	《广西南宁市卫生运动大会执行委员会第五号公函：查禁束胸》	1929	《广州民国日报》
19	河北	《教育厅令各县教育局各直辖学校女子师范学院查禁女子束胸一案仰转饬严禁》	1930	《河北省政府公报》
20	浙江	《各县长劝谕该县妇女革除束胸恶习》	1930	《浙江省建设月刊》

续表

编号	地方	禁令	年份	资料来源
21	浙江	《部令禁止女子束胸一案通饬遵令布告》	1930	《浙江民政月刊》
22	南京	《禁止缠足束胸》	1930	《首都市政公报》
23	江苏	《部咨令知确实查禁女子束胸》	1930	《江苏省政府公报》
24	河南	《令各学校各社会教育机关各县教育局——禁止束胸……》	1930	《河南教育》
25	辽宁	《令各县政府为奉教育内政部令饬查禁女子束胸》	1930	《辽宁教育公报》
26	北平	《令公私立中小学校……禁止束胸》	1930	《北平特别市市政公报》
27	成都	《训令社会、公安局为转省令查禁女子束胸一案文》	1930	《成都市市政公报》
28	吉林	《本厅训令省立女师……令饬禁止女子束胸》	1930	《吉林教育公报》
29	南昌	《令公安局奉省政府令禁止女子束胸》	1930	《南昌市政府市政月刊》
30	山东	《奉省令转饬禁止女子束胸以除恶习》	1930	《山东教育行政周报》
31	天津	《天津特别市政府训令：……查禁女子束胸仰遵照令》	1930	《天津特别市教育局教育公报》
32	青岛	《青岛特别市政府训令……咨请查禁女子束胸转饬遵办由》	1930	《青岛特别市政府市政公报》
33	余姚	《令各小学各初级小学：查禁女子束胸痛除恶习》	1930	《浙江余姚县政府公报》

续表

编号	地方	禁令	年份	资料来源
34	广东	《查禁女子束胸令》	1930	《广东民政公报》
35	广东	《查禁女子束胸案》	1930	《广东省政府公报》
36	河南	《奉省令禁止妇女束胸仰遵照切实劝导》	1931	《河南教育行政周刊》

注：表格是笔者根据所见近代各地方行政刊物整理，实际上 1927—1937 年间颁行或转行查禁束胸训令的地区要多于本表所列之地区。

从表 4-1 可以看出，1927 年广东省政府查禁束胸的政令并未在其他省市颁行。1928 年南京国民政府内政部及大学院有关查禁束胸的训令也仅在陕西、福建、安徽、上海、天津等地获得刊布。而 1929 年由南京国民政府内政部及教育部会令的查禁束胸令则得到了各地方政府的重视，不但江苏、浙江、福建、广东、南京、上海等东南主要省市均将来自中央的训令下发到下一级地方政府，而且内地省份安徽、河南、江西、山西、山东等地也将查禁束胸的禁令刊布实施。一些地方还一再重申，足显其对女子束胸问题的重视。

三、查禁束胸的方法与成效

政府颁行查禁束胸令后，到底该如何查禁，是一个问题。1927 年，朱家骅在提案中曾提出先刊发禁止束胸的布告，并设法劝谕，让女性能够自觉放胸："自布告日起，限三个月内，所有全省女子一律禁止束胸，并通行本省各妇女机关及各县长，设法宣传，务期依限禁绝。倘逾限仍有束胸，一经查确即处以伍拾元以上之罚金。如犯者年在二十岁以下,则罚其家长。"①尽管有明确的查禁期限及罚款措施,但在具体操作上仍存在困难。近代文人梁实秋即注意到这个问题,他认为"女子束胸,实在应该禁",但束胸毕竟不同于缠足,仅从身体的外观而言并不能完全判定一位女性束胸与否,"实行起来,恐怕要很费苦心"。他调侃说:"譬如,一位胸部稽查员巷头伫立,见一女郎姗姗而来,胸部隐约坟起少许。稽查人若是胆怯一些,或客气一些,单凭眼力,便很难断定这位女郎是否犯束胸的罪。并且女子身体,参差不齐,有的胸部完全是一块平阳之地,实在不曾束胸;亦有胸部的肉像气垫子似的,东一块凸,西一块凹,而事实上胸部已经五花大绑的捆了好几道。这怎么办?"②

束胸不像缠足,后者可以根据鞋履的外观直接判定是否缠裹,但是年轻女性的乳房在不同年龄呈现不同的发育状态,且束胸的小马甲是内衣,从外观是很难看出来的,查禁束胸较查禁缠足要困难得多。在广东省政府颁行查禁束胸的通令后,有人建议"加设晒台女子警察",把女性晾晒的小马甲通通没收,不论好丑,一概销毁于东郊之外。她们见小马甲没有了,想束而无从束。"这么一来,不消一个月,束乳的臭风不禁而自消灭。"③无锡县党部联席会建议各校教职员口头解说利弊,或者强制实行

---

① 《朱家骅提议禁革妇女束胸》,《广州民国日报》,1927 年 7 月 8 日,第 5 版。

② 梁实秋:《束胸》,《梁实秋文集·骂人的艺术》,第 2 卷,厦门:鹭江出版社,2002 年,第 54 页。

③ 文海:《禁止束乳的妙法》,《广州民国日报》,1927 年 8 月 5 日,第 11 版。

查禁。① 也有人将束胸编入课堂讲义,在课堂上宣传束胸害处。② 有位教育家在谈及政府查禁束胸时,认为妇女束胸,畸形的人体美已成固习,"非设法干涉,固难矫正",但是"官方下令取缔,则以关个人身体自由,禁或易禁,查则难查,在执行上将感无从着手"。③ 可以看出,查禁束胸政令颁行以后,人们对于政令的执行效果是持怀疑态度的。但是各地方政府依然以"中央政令"为基础,制定了具体的查禁措施,这里仅以浙江省为例,来看地方政府在查禁女子束胸问题上的态度及其实施办法。

1929 年,浙江省政府有感于女子缠足束胸对种族之伤害,决计查禁。当时缠足问题除穷乡僻壤外大都已解决,而束胸问题在城市妇女间十分流行,"人人竞言解放,惟骛高远,而切肤之痛转置不顾"④,因此省政府就查禁束胸令而制定了详细的实施办法,其过程分为两步:第一步,是各市县要广为布告,限期四个月内自动革除;第二步,各市县党部、各地党部及妇女协会等设法实地劝谕,各市县女子中学及高小以上各校于授课中随时附带宣讲,务令各级学生以身作则,并于课余就地劝导,以期普晓而利事实。但若四个月后仍未解除束胸的,则另有取缔办法。"凡妇女不论年龄长幼,概不得束胸",否则将处以"银元两元以上一百元以下之罚金"。如若发现有反对妇女解放缠足与束胸或已订婚女子之夫家反对解放的,一经查实即"科反对者以十元以上五百元以下之罚金,并拘役五日至五十日",而罚金收入,

① 《地方通信·无锡》,《申报》,1927 年 8 月 4 日,第 10 版。

② 杨石癯:《妇女束胸问题零感》,上海《民国日报》,1930 年 6 月 28 日,第 4 版。

③ 《官方推行"天乳运动"》,《益世报(天津)》,1929 年 12 月 26 日。

④ 《严禁缠足束胸案》,《浙江民政年刊》,1929 年下册,第 104 页。

"悉数拨充各该市县女子教育经费"。①

与广东省查禁束胸通令相比,浙江省将禁令期限宽延为四个月,希望女性能够自动解除。与此同时,要求各党部及妇女组织设法劝谕,女学校教员应在课上随时宣讲,让作为束胸主体的女学生能以身作则,在课余向普通妇女宣导。禁令规定若四个月后女子仍束胸,其惩罚措施较广东省通令要更为严厉,不仅束者要被科罚,反对者或已订婚女子之夫家的反对者除科以重金罚锾外,还处以"五日至五十日"的监禁惩罚,足见浙江省政府彻底查禁的决心。

1930 年,《浙江余姚县政府公报》刊载了省民政厅查禁束胸的具体办法。首先是给各县随令附发"禁止女子束胸布告一百张",希望各县长一面广为张贴,一面设法劝谕。此外,倡导各地方团体之女职员、学校之女职员及学生应当首先放乳,以资表率。② 1931 年,浙江萧山县针对女学生束胸屡劝不止的现象,拟定定期检查,使女学生倍感难堪,但是也取得了一些成效。③

从 1927 年至 1930 年代初,各地方政府确实表示出对查禁束胸的重视,官方也确实通过行政力量对妇女的束胸进行了一些干涉,但是地方政令大都没有延续性,对妇女束胸现象的改观并不大。1930 年,上海一位女学生向《生活》杂志投稿,说她们学校里的女同学最多有三分之一的人不束胸,而这些不束者之中以广东人居多。这与广州较早开始放胸有一定关系,但是上海学校的查禁束胸活动并不积极,学监甚至还因为女学生胸部

---

① 《严禁缠足束胸案》,《浙江民政年刊》,1929 年下册,第 104~105 页。

② 《令查禁女子束胸痛除恶习由》,《浙江余姚县政府公报》,第 57 期,1930 年,第 17 页。

③ 陶丽亚:《束胸之检查》,《申报》,1931 年 6 月 13 日。

高耸,劝其穿小马甲。① 其他省份的情形也不甚乐观,直到 1934 年,国民政府在南昌开展新生活运动②,仍然有"禁止束乳"的规定,但是此时束胸不再被当作一个独立的问题看待,而是作为维持风化,改善妇女衣着、装束中的一条,与缠足放在一起查禁。③ 新生活运动中对女性服饰的规定极其细致,对衣服长短的规定每则都会精确到寸,如"左右开叉旗袍不得过膝盖以上三寸,凡短衣不着裙者,衣服须过臀部三寸、裙子最短须过膝四寸"④等,"禁止缠足束乳"的规定在这些条款中显然不是最重要的。

此外,受之前查禁束胸禁令及天乳审美的影响,至新生活运动时期,在都市中已经有许多妇女解放了胸部,社会出现束胸与放胸者并存的现象。一方面是摩登女性托起丰满的双乳,甚至故意裸露部分在衣外;另一方面是束乳者仍然大量存在,故而部分地区在实施新生活运动时,对女性的凸乳与束乳均行查禁。如成都市颁行"取缔妇女奇装异服办法",即同时对女性的露胸与束胸进行限制,在规定"无论中西式短服均不得亮胸"的同时,又"禁止缠足束乳"。⑤ 新生活运动以"礼义廉耻"为

---

① 陈瑶如:《监学和乳峰》,《生活》,第 5 卷第 33 期,1930 年,第 560~561 页。

② 新生活运动,指 1934 年起在中华民国政府第二首都南昌推出的国民教育运动,以"礼义廉耻"为理论基础,把"礼义廉耻"融入日常的"食衣住行"各方面,对民众的日常生活有诸多规定。

③ 《蒋委员长取缔妇女奇装异服　赣省府拟定取缔办法　先从女公务员等实行》,《申报》,1934 年 6 月 10 日,第 8 版。

④ 同上。

⑤ 《取缔妇女奇装异服办法》,成都市档案馆,全宗号 93,目录号 4,案卷号 685,第 56 页,转引自袁家菊:《20 世纪三十年代四川舆论对"摩登女"的认知及官方干预其装束的努力》,四川大学硕士学位论文,2006 年,第 42 页。

理论基础，妇女的"亮胸"是有伤风化的行为，而"束乳"是有害卫生且屡禁不止的陋俗，两者均在新生活运动有关妇女装束的取缔之列。

综上所述，受社会舆论对女子束胸问题关注的影响，在1927至1937年间，国民政府除三次明确地颁行查禁束胸政令外，在新生活运动时期依然对束乳问题持续关注。国民政府对女子束胸的认识，始终围绕国族话语展开，将束胸视为一种危及国家种族未来的陋俗，而且从三次禁令的内容来看，政府对束胸的关注逐渐聚焦于女学生群体。在这一过程中，虽然政府一直试图借助行政力量对妇女束胸进行查禁，但是效果始终不明显。这一情况似乎与近代中国政争不断有莫大的关系。自1927年4月南京国民政府成立以来，名义上是统一了全国的中央政府，但其对各地方政府的控制力度不一，由"中央政府"下达的政令很难在全国范围内推行。如1928年内政部与大学院向各地方政府颁发了查禁束胸禁令，但"中央"政府的重心并不在民政，大学院不久后即遭裁撤，政令实际上流于一纸空文。直到1929年，国民政府对全国的实际控制力度加强，内政部与教育部共同颁行的查禁束胸禁令才获得了更多的响应。各地方政府不仅将中央政令、训令转发，也制定了一些地方性的措施。尽管官方查禁束胸的成效很难估计，但政府试图以行政力量干预女子束胸的做法，已经使近代女性的乳房具有了政治的意义，并在舆论界引起很大的反响。政府从民族国家的角度对束胸的查禁一定程度上影响了后来舆论对女性乳房的政治认识。

第三节　报刊舆论的反响

近代报刊舆论对束胸的关注实际上早于政府，早在 1920 年代初报章就曾一再呼吁政府采取行动查禁束胸。1927 年 7 月 7 日，朱家骅在广东省政府委员会上递交查禁女子束胸的提案后，南北媒体均给予极大的关注，并刊发大量支持的文章。朱家骅提议查禁束胸的次日，《广州民国日报》即将提案全文转载。隔日，上海的《申报》也进行了报道。[①]《北洋画报》《益世报》《大公报》《晨报》等北方报纸也接连对政府查禁束胸问题进行了报道，并开始大量刊发与女子束胸有关的文章，呼吁"天乳运动"在全国展开。

一、广州舆论界对"天乳运动"的反响

1927 年，朱家骅提倡查禁女子束胸后，在广州本地率先掀起"天乳运动"之风："提倡天乳的铅字，还砌着印刷机里，油墨未干，已经惹起许许多多人，一口咬定，认为是一个好题目，你说说，我谛谛，真个口有咬，咬天乳，舌有嚼，嚼天乳，闹得不得开交。"[②]这些对政府查禁束胸的讨论，纷繁复杂，有赞成的也有反对的："有替民政厅着想，用何法去实行检查；有替天乳着想，给

---

①　《粤省军政近事纪》，《申报》，1927 年 7 月 9 日，第 4 版。

②　玟仪：《论天乳惹起的一群人嘴》，《广州民国日报》，1927 年 7 月 23 日，第 11 版。

她脱离压迫道一个出光大喜;有替小衣不平,凭空丧失了绝好地盘。"①对于查禁束胸对广州社会的具体影响,有人称自从民政厅提议查禁束胸之后,"新闻纸把这件事登了出来,茶楼座中马上多些聚讼的资料……报屁股的外卖记者,平地得了一条新鲜有趣的题目,因此编辑先生免得稿荒。从大处讲,能慰一般富于审美观念者的渴望,又因为小衫之废止或改良,而影响到卖栏杆花布骨钮的店商"。② 可见广州舆论界对"天乳运动"的关注度之高,讨论的角度也不止于一个方面。

不过,对广州市舆论界的关注度也不能任意夸大。《广州民国日报》是广东省政府的舆论工具,当时反束胸的文章大都发表于此。朱家骅提交查禁束胸的提案后,该报不仅于次日将提案全文刊载,更在 1927 年 7、8 月间刊载数十篇文章讨论女子束胸问题,但原定于 8 月的"天乳运动专号"出版却一再拖延。日报编辑在 8 月 10 日刊登征稿启事,原定于 8 月 16 日出版,故规定稿件须于 8 月 14 日之前寄达③,但是因为稿源不足后改至 8 月 20 日,在 8 月 24 日时又刊登启事,称:"嗣因投稿诸君纷请展期,兹特改期本月 27 日出版,关于该项稿件尚望论坛诸君源源惠教为盼。"④虽托称投稿者请求展期,但从 24 日还在征稿来看,显然是由于稿源不足而不得已延期。至 8 月 27 日"天乳运

---

① 玫仪:《论天乳惹起的一群人嘴》,《广州民国日报》,1927 年 7 月 23 日,第 11 版。

② 浪漫生:《乳运声中之甲乙谈》,《广州民国日报》,1927 年 8 月 26 日,第 11 版。

③ 《本栏启事》,《广州民国日报》,1927 年 8 月 10 日,第 11 版。

④ 同上。

动专号"出版，也仅刊登6篇文章。① 可见，称当时的广州"有报载，载天乳；有口道，道天乳"②，显然有夸大的成分。

其后，广州舆论界对"天乳运动"进行的讨论，大多根据政府查禁束胸禁令的内容进行阐发，即从女子束胸与国族关系的角度倡议女子放胸。如吴汉晖在呼吁妇女界赶快起来实行"天乳运动"时，即称束胸除却对女性肺部的伤害外，"尚有一层最要紧者，就是妇女们即因束胸而使身体孱弱，胸部损坏，则后来产出的胎儿，也必虚弱不堪，乳汁不堪，苟如此世世相传下去，我们的种族即衰弱了！ 其时，我们的民族，不待帝国主义来侵略和压迫，我们也自己归于灭亡了！"③直到1929年广州成立风俗改革委员会，并在《广州民国日报》上发行《风俗改革周刊》时，依然在致力于改造女性胸部，对于束胸的害处也还是从民族国家的高度立论。一篇署名"德"的文章称："中国人身体如此衰弱，我们实在不能不要女子负一半的责任，女子的身体发达与残弱，是直接影响到我们民族身体的健全的……我们如果要民族的身体都强健起来，一定要有天然的乳，天然的脚，天然的耳！"④如广州风俗改革委员会的刘禹轮所言："乳腺因胸部束缚，必然减少许多乳液的分泌，这样一来，不但影响于妇女本身生理上的健康，并且影响到中华民族母性底健全，许多中国的新生命——未来

---

① 《天乳运动专号》，《广州民国日报》，1927年8月27日，第11版。

② 狂佬：《束胸何以要待三个月后才一律禁绝呢》，《广州民国日报》，1927年8月12日，第11版。

③ 吴汉晖：《妇女界应赶快起来实行"天乳运动"》，《广州民国日报》，1927年7月23日，第11版。

④ 德：《改革风俗中的十种重要工作》，蒲良柱编：《风俗改革丛刊》，广州特别市党部宣传部，1930年，转引自《中华民俗方言文献选编：风俗改革丛刊》，台北：文海出版社，1985年，第25页。

的国民,为了他母亲体格欠佳,乳液过少,先天和后天,都将受很大的妨碍,这实是民族很大的危机。"他呼吁:"今后妇女解放运动,须先从本身乳头解放起,先由己及人,使全国的妇女都能够恢复她的天乳的自然美……确是一件救己救人救种族必要的工作,我相信各位革命的妇女同胞,一定能够去身体力行。"①

尽管广州舆论界讨论束胸的主流文章,都与朱家骅的提案相呼应,围绕女子束胸与将来之生育、哺乳的关系等问题展开,但是也有部分文章将"天乳运动"的讨论转向了女性身体审美。

一篇署名"老"的文章即发现广州社会将朱家骅从女性哺乳与生育角度入手的"天乳运动"转移到女性身体审美上,称:"自朱厅长提倡'天乳运动'之后,曲线美、曲线美之声浪此唱彼和,高唱入云。南中国为文化中枢,知识日开、文明日进,几乎士女们都流于曲线化。"②对女性身体曲线美的追求也被认为是广东省政府查禁束胸的背景之一,"观我生"的《女子束胸与胸部曲线》,认为女性身体以富有曲线者才算真美。曲线美包括面部、胸部与臀部曲线,而胸部曲线之美,要丰隆突起才算美观。他从寻求身体曲线的角度奉劝好修饰、寻求曲线美的女性解胸,因为"解胸便是美观了,解胸便是修饰了,解胸便是曲线丰隆了"。③但他对女性乳房与女体曲线之关系的文章,却遭到一位已婚女性的攻击,生育后的女性自然是解胸了的,乳房尽管很丰隆但是

---

① 刘禹轮:《为提倡"天乳运动"告革命妇女》,蒲良柱编:《风俗改革丛列》,广州特别市党部宣传部,1930 年,转引自《中华民俗方言文献选编:风俗改革丛刊》,台北:文海出版社,1985 年,第 208 页。

② 老:《曲线化》,《广州民国日报》,1927 年 8 月 12 日,第 11 版。

③ 观我生:《女子束胸与胸部曲线》,《广州民国日报》,1927 年 8 月 12 日,第 11 版。

并没有美观可言,这位女性认为"观我生"对曲线美的强调是对她们的侮辱,望其"以后勿谈人体美"。① 不过这篇来自女性的抗议文章并未阻挡近代都市对曲线美的追求浪潮。

有人认为从审美观上提倡妇女放胸,收效会更大。一位署名"落花生"的作者即注意到:"我们提倡解放胸部,打破羞耻界,首要从美观着手,在报屁股上大吹法螺,大倡曲线之美。女子看了,谁也醉心,谁也依然解放。"不过若过分强调天乳审美,会使女性从过去束胸转到束腰:"但是只注全力于美观上说,不从卫生上来讲,怕会有束腰以形其乳之大的弊端,把束上移作束下,毕竟还是束,究竟还是有碍卫生,所以我们提倡解放胸部,应要注意到未来的隐患——束腰。严防束腰,要与鼓吹天乳解放并举。"②甚至有借"天乳运动"做广告的,一篇名为《天乳的善后会议》的文章即借"天乳运动"为一种"生殖灵"药物做广告:

> 不高不矮,不肥不瘦的身材当然连带有一对不大不小、不软不硬的乳,解放起来,一定是勾魂夺魄。但是有些油料丰富,身材宏伟的,解放起来便像是六磅半的肉葡萄,累累然碍手碍眼,补救的方法,最好是服用"金盒的生殖灵",因男化的作用,减少过度的周径。
>
> 娇小的身躯,过度的压逼,虽然解放仍然平扁有害曲线美者,可服用"银盒生殖灵",恢复女性,使仍然膨胀,不用借

---

① 母夜叉:《给观我生君一个哀的美敦书》,《广州民国日报》,1927年8月15日,第11版。(哀的美敦书:拉丁文 ultimatum 的音译,即"最后通牒"。)

② 落花生:《"天乳运动"中最可虑的一件事——束腰》,《广州民国日报》,1927年8月27日,第11版。

重棉花。①

药商可能认为当时最先解放胸部的女性，并不一定是考虑到将来之生育，而是对新的身体曲线审美的认可，故借这种审美认识为其"生殖灵"做广告。另有作者称当时广州人对曲线的欣赏程度大高，对朱家骅提议查禁束胸，"早已若大旱之望云霓"，并期待三个月以后妇女放胸后的景象，"那时广州道上，目不暇给，定有一番好看"。② 由于注意到社会对女性乳房的审美关注，一篇署名"大姨妈主席"的作者即告诫男性，决不可因为女性天乳而心生猥亵："妇女胸部解放，本奉明令使然。从前南安腊鸭③，一概不准束缠。务求恢复天乳，曲线何等美妍。嗣后玉峰高耸，索友毋得垂涎。严禁禄山利爪，不许稍近胸前。倘有非礼举动，何止重罚金钱。胆敢末身摸世，定必当众笞臀。为此示谕索众，幸勿河汉斯言。"④女性放胸后，玉峰高耸，充满性的诱惑力，他警告男性不可有非礼举动，不然将会受到严厉的惩罚。另一篇有趣的文章描述身体的四肢五官对天乳的欢迎："自脍炙一时人口的天乳从解放声中钻起来，他的同乡，四肢五官各团体，首先开会欢迎。"为保护解放的天乳，规定："手足做招待和干事，目做纠察，耳做记录……次为天乳先生言说，述被缚束之经过，及解放

---

① 合生：《天乳的善后会议》，《广州民国日报》，1927 年 8 月 27 日，第 11 版。

② 狂佬：《束胸何以要待三个月后才一律禁绝呢》，《广州民国日报》，1927 年 8 月 12 日，第 11 版。

③ 南安腊鸭，对女子因为束乳导致平胸的一种称谓，也有称其为"金陵板鸭"。

④ 大姨妈主席：《"天乳运动"执行委员会六言韵示》，《广州民国日报》，1927 年 8 月 27 日，第 11 版。

后之希望，□望四肢五官，随时加以保护援助，庶禄山之徒，计无所逞云。"①作者尽管是采用调侃的方式，但显然是针对解放后的乳房审美而言，解放后的双乳要赖四肢五官的保护以免受异性对其凸起乳房的垂涎。

对于广州社会舆论将政府国族主义的"天乳运动"转向女体审美问题，刘正刚与曾繁花在其"天乳运动"研究的文中，认为这种审美偏向是对"天乳运动"理解的误区，片面强调曲线美是将天乳的卫生与健康本意抹杀。② 但是笔者认为对审美的诉求从一开始便是"天乳运动"的题中之义。朱家骅在查禁束胸的提案中即曾对传统的束胸审美进行否定，并肯定欧美丰满隆起的乳房状态既是健康的也是美观的："年来女界风气已开，但仍有（以）束胸为美观者，不知欧美各国女子无不注意胸部发达，并以丰满隆起为合卫生而美观者。"③一位署名"观我生"的作者也认为："朱厅长限令妇女解胸，不特为妇女求解放，为妇女之卫生，抑大有深意在那里的，便是求胸部曲线之丰隆罢了。"④他指出，朱家骅解放束胸的运动事实上有寻求女性胸部曲线美的目的。事实上，由于强国强种话语的影响，近代对女性身体的审美认识始终是将"健康"与"美丽"结合在一起的。

---

①　司马万：《四肢五官开欢迎天乳大会》，《广州民国日报》，1927年7月23日，第11版。

②　刘正刚、曾繁花：《解放乳房的艰难：民国时期"天乳运动"探析》，《妇女研究论丛》，2010年第5期，第70页。

③　《朱家骅提议禁革妇女束胸》，《广州民国日报》，1927年7月8日，第5版。

④　观我生：《女子束胸与胸部曲线》，《广州民国日报》，1927年8月12日，第11版。

二、其他地区舆论对"天乳运动"的反应

除"天乳运动"的发源地广州舆论对政府查禁束胸表示支持倡导外,上海的《申报》《民国日报》均积极响应,刊发劝谕女子放胸的文章。远在天津的《北洋画报》《大公报》也积极响应,仅《北洋画报》在 1927 年 7、8 月间连续刊登"天乳运动"及妇女服饰改良的文章就有数十篇。

《申报》在近代中国一直扮演的是全国性媒体的角色,它不仅一直关注中央政令、时事新闻等,对各地方政府的时政新闻也十分关注。1927 年 7 月 9 日,在朱家骅提议查禁束胸的隔日,《申报》即对其进行了报道。其后南京国民政府初期内政部颁行的两次查禁束胸禁令及各地方政府查禁束胸的办法实施情况,《申报》也均进行了大量报道。《申报》上赞成妇女放胸的文章,对束胸危害的讨论大都基于政府政令中就女性乳房对国家种族的影响而言。如一篇批驳妇女"新陋习"的文章,称束胸除对女性心肺有很大的危害外,"这种恶习于民族的健康也有很大的关系,因为乳房受了重大的压迫,乳头便微小,或者凹入乳腺,不能尽量发育,将来有了小孩,便不能有优良的乳汁,而使孩子们没有优良的母乳,当然地,体格便不能健全了"。[①] 上海《民国日报》上也刊有响应禁止束胸的主张,并且赞成政府采取强制措施查禁,称:"现在一般女子以束胸为美观,而今而后非将此观念打破不可。但是,观念改变,谈何容易。所以在目下起始的时候,应该稍有些强制的意味。第一步办法,由党部或行政当局,训令各女校校长,严禁学生束胸,如有违犯,一经查出,初次记过,屡

---

① 赵圭:《束胸和高跟鞋》,《申报》,1933 年 7 月 29 日,第 17 版。

犯者予以较严重的处分。学校的风气一变,社会自然也随着转移了。"①该文认为,应先从女学生层面推动查禁束胸,因为女学生在当时被认为是都市中新女性的代表,不要说普通妇女,即使娟妓也有学女学生装扮的。因此,改变女学校风气,自然能推动社会风气的转变。

天津的《大公报》也十分关注束胸问题,不仅对内政部政令积极报道,并称妇女束胸的"陋习相沿循至弱种弱国"。② 1931 年,一位署名"笨娘"的作者对女性束胸大加挞伐,称"你们把……有关种族的乳,捆的如膏药贴壁式的一般的丑,戕杀现代自然的美,和来者的生路……你们是将来优秀人群的母体、革命道上的健将,在奋斗的今日、存亡的今日",呼吁赶快解除束胸。③ 而在天津舆论中对女性束胸问题最为关注的是《北洋画报》。该报本就特别关注妇女问题,当朱家骅查禁束胸的议案颁行后,《北洋画报》便积极响应,曾连续刊发女子束胸危害的文章。其中一篇赞成"天乳运动"的文章写道,"禁止妇女束胸,实行天乳运动",这在提高女子生活质量的时代,是应时的举动。④ 同期另一篇文章也称:"南方的天乳运动,这虽是一件小事,而也正是一件大事。中国女人的'弱不禁风'、'娇小玲珑'、肚兜和小坎肩,是一种特别的镣铐。"⑤因此,作者对于政府的查禁束胸禁令,持十分支持的态度,并将国族主义话语贯彻到反对女子束胸的言论中

---

①　圣:《再谈女子胸部解放》,上海《民国日报》,1927 年 8 月 11 日。

②　《内政部提倡天乳运动　通令各省市禁女子束胸》,《大公报(天津版)》,1929 年 12 月 15 日。

③　笨娘:《女子束胸之我见》,《大公报(天津版)》,1931 年 4 月 23 日。

④　珠墨:《天乳运动》,《北洋画报》,第 3 卷第 108 期,1927 年 7 月 30 日。

⑤　鹤客:《乳的威风》,《北洋画报》,第 3 卷第 108 期,1927 年 7 月 30 日。

去。除阐发妇女乳房与国族之关系外,《北洋画报》更加致力于女性装束改革,即妇女解除束胸后该如何穿着内衣的问题。它在 1927 年 7 月至 11 月间,系统介绍了西洋妇女的内衣穿着情况,阐述西妇"束乳而不压胸"的道理①,对西方妇女胸衣的样式、功能进行详细的介绍,试图从装束改良上使妇女彻底解放胸部。同时,《北洋画报》对"天乳运动"中的审美倾向也特别关注,连载了大量西洋妇女的裸体画作与摄影作品,捕捉到了都市摩登女性对"天乳"审美的认可。

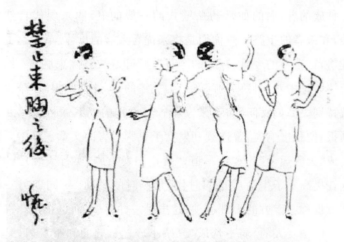

图 4-5 《禁止束胸之后》②

---

① 绾香阁主:《胸衣构造说明》,《北洋画报》,第 3 卷第 130 期,1927 年 10 月 19 日。

② 《禁止束胸之后》,《北洋画报》,第 5 卷第 205 期,1928 年 7 月 21 日。图片下方的英文意为:"现代中国摩登女子的三要素:短发、天乳与天足。"

　　除了报纸舆论的报道外，杂志，尤其是女性或家庭类期刊，也特别关注女子束胸问题。如《二师月刊》上一篇文章称："国家基础的坚固，民族精神的发展，都要恃着国民体魄的健康；国民体魄的健康，虽是后天的锻炼，可是最要紧的是在母腹以致脱离吸乳期间的营养的充分。"①束胸对将来国民的伤害，不仅仅是无法哺乳的问题，胎儿在母腹中即已受母体孱弱的影响，这将会导致将来之国民先天之弱。对近代女子的束胸"既伤肢体，复碍卫生，废种弱国，贻害无穷"②的认识，在报纸杂志上被广泛宣传。鸿梅英将女子束胸的害处总结为四条：第一条是女性或可能因此而害肺病，其余三条全是国家话语的表达。首先是对于种族，乳房被束缚过紧，影响乳量，母体发育不全，也导致生育的小孩身体衰弱，种族因此受影响；其次是对于民族，全国的国民都从因束胸而衰弱的母胎中产出，民族的强健是不可能的；最后是对于人类社会，女体渐弱，产子逾弱，人类社会自然会倒退。③

　　在对女性乳房改造的舆论中，革命话语也时常被借来使用。1924—1927年国民革命时期，革命被视为一种高尚的事业，"人人都有加入革命团体，做革命工作者的必要"，但"妇女参加革命，当先谋自身之解放"。④ 近代国人身体的政治化在女子束胸问题上也十分明显，"西湖女子运动大会"在倡导女子剪发放胸放足时，曾打出"不剪发、放胸、放足的女子，不配谈革命"的口

---

①　沈有栋：《束胸的害》，《二师月刊》，第3、4期，1929年，第35页。

②　《查禁女子束胸案》，《广东省政府公报》，第54期，1930年。

③　鸿梅英：《女子的束胸问题》，《妇女共鸣》，第55期，1931年，第16～17页。

④　黄传经：《妇女应速革除的习惯》，《学蠡》，第1期，1928年，第26页。

号。① 类似的话语时常出现,更有过激的言论称"束胸就是自杀","束胸的人就不配谈解放,更不配谈救国"。② 妇女解放束胸有四重目标:一为自身的利益;二为妇女解放的前途;三为种族民族的延续;四为人类社会的进化。③ 人类社会常被考虑进来,可能是受近代"世界主义"的影响。

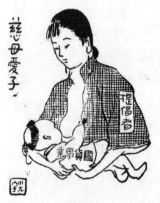
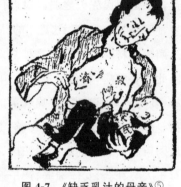

图 4-6　《慈母爱子》④　　　图 4-7　《缺乏乳汁的母亲》⑤

　　在"天乳运动"中,女性乳房的哺乳功能与国家种族未来紧密联系起来,这使近代中国女性的乳房逐渐政治化。这种政治化的乳房不仅体现在承担乳养"小国民"的政治责任,其他领域也借用乳房哺乳的政治意涵表达国族主义的观点。图 4-6 将国货运动的"提倡者"比喻为哺乳的母亲,而"国货事业"被比喻为

---

　　① 《西湖女子运动大会一瞥》,《申报》,1927 年 10 月 15 日,第 16 版。
　　② 李淑兰:《束胸就是自杀》,《天津特别市卫生局月刊》,第 1 卷第 2 期,1929 年,第 20 页。
　　③ 鸿梅英:《女子的束胸问题》,《妇女共鸣》,第 55 期,1931 年,第 18 页。
　　④ 《慈母爱子》,《国货评论刊》,第 1 卷第 2 期,1926 年,第 1 页。
　　⑤ 《缺乏乳汁的母亲》,《时事月报》,第 4 卷第 1 期,1931 年,第 1 页。

待乳的婴儿。女性乳房哺乳功能在这里是一种政治隐喻，接受乳汁养分的实际上是近代民族企业，贡献乳汁的女性实际上暗含呼吁女性购买国货之意。而图 4-7 的作者则将母亲的乳房视为国家提供的救济，而"灾民"则被喻为待哺的小儿。女性乳房哺乳功能的这种政治隐喻在近代"国族"与"母亲"相联系的话语中十分常见。

总括而言，"天乳运动"以后，各地方媒体对政府查禁束胸的活动积极响应，舆论界不仅一再对女性乳房的哺乳功能与国族关系的意义进行阐发，也注意到"天乳"与人体审美的关系。另外，逐渐政治化的女性乳房同时也被其他领域的国族话语借用，人们时常借用乳房的政治隐喻表达对时政的观点。

三、知识分子对查禁束胸的态度

对女性群体的关注是近代中国一个普遍的现象。在近代社会对女性身体改造的过程中，知识分子始终扮演着十分重要的角色。无论是社会舆论倡导还是具体行动的实施，很多都是来自知识分子的努力。在反对女子束胸问题上，具有深刻舆论影响力的知识分子胡适、鲁迅、张竞生、陆费逵等均对近代女子束胸问题发表过看法。

早在 1921 年，胡适就关注过女子束胸问题。1921 年 8 月，他在安庆青年会暑期讲演会的演讲中提及女子的束胸。他认为女性所受的束缚包括形体上与精神上的，而女性在形体上受束缚，主要是因为从前男子拿玩物看待女子，女子便以玩物自居。他的一个朋友曾经对他说，"假使个个女子都束胸，以后都不可以做人的母亲了"，①直接将女性束胸与其母职身份联系起来。胡适再一次提及妇女乳房的解放问题，是 1927 年 7 月在上海的中西女塾的毕业典礼中，他以"新妇女"为题发表演讲，称"中国女子是不配做母亲的，因为她们的奶子被压"，在演讲中，胡适多次提及"奶被压"，致使闻者捧腹大笑。② 事后，当记者就此问题向他询问时，他再三解说束胸的危害，称"中国现在的女学生，将来都不配做母亲，是种族上一个很大的问题"。③ 可见胡适对女性身体价值的理解完全囿于女性为"母"的职责，他从束胸有害女子生产的角度反对女子束胸，同时将这种母职实践与种族联系起来。

孙伏园也曾关注过女子束胸，他以《小国民的面包问题》为题讨论女子的束胸对哺乳的危害。他对于近代大都市的女性将胳膊大腿露在外面，反而将胸部紧束很不理解。"我们男男女女的手掌已经像了鸡爪，以致没有勇气和异民族的人们握手了还不够，非更把女子的胸部束到像平板一样，以断绝后世国民的粮食不快吗？""大腿或手臂的裸露，只是表示保护身体之不周，所以不甚介意，胸部的束缚，却有使中华民族绝种的希望。"④孙伏园的表达透露出晚近以来知识分子普遍的亡国焦虑。他们认为国家已经十分衰落了，而女性束胸致使无法哺乳小国民，最终将

---

① 胡适:《女子问题》，该演讲由陈东原、张友鸾记录整理，发表在《妇女杂志》上（见《妇女杂志》，第 8 卷第 5 号，1922 年，第 6～9 页）。

② 《教讯:中西女塾毕业志盛》，《兴华》，第 24 卷第 25 期，1927 年，第 33 页。

③ 圣:《女子解放胸部》，上海《民国日报》，1927 年 8 月 10 日。

④ 伏园:《小国民的面包问题》，《新女性》，第 1 卷第 7 期，1926 年，第 493～494 页。

导致中华民族的绝种。

鲁迅曾就广东的"天乳运动"专门发表文章《忧"天乳"》。与大多数知识分子将女性身体的改造裹挟进国族改造大潮不同，他特别反对政府对女性身体的粗暴干涉。他认为，近代以来，因为政府朝令夕改，军阀过地即改变政策，女性的身体因为小脚、断发等问题吃尽了苦头。针对近代女子的束胸，他也曾有过担忧，"以为将来中国的学生出身的女性，恐怕要失去哺乳的能力，家家须雇乳娘"。但是，对于政府的查禁束胸，他认为仅攻击束胸是无效的，他建议："第一，要改良社会思想，对于乳房较为大方；第二，要改良衣装，将上衣系进裙里去。旗袍和中国的短衣，都不适于乳的解放，因为其时（指哺乳时）即胸部以下掀起，不便，也不好看。"①可见，他是认可当时社会对于女性束胸将危及将来为人母时之哺乳的认识的。而且与胡适一样，他对女性身体的认识也仅限于其母职身份，评判女性装束的标准也直接与其将来为母时之哺乳联系起来，但是他并未将这种哺乳的母职上升到国族主义的高度。他虽反对政府对女性身体的粗暴干涉，但国族话语几乎是近代各政府对女性身体进行粗暴干涉的最正当借口。

1929 年，近代著名的教育家、中华书局的创办人陆费逵在《妇女问题杂谈》中也曾论及妇女束胸问题。他同时关注了审美与健康两个层面："现在事事要学欧美，何以此与生命人种有关的事，却不学欧美呢？西洋人双峰高崎，你看，多么雄壮，多么好看！女子以曲线美为贵，双峰高崎，胸部方才有曲线美，否则一片低平，不但妨害身体发育，而且像个痨病鬼。……这种生理上

---

① 　鲁迅：《忧"天乳"》，《语丝》，第 152 期，1927 年，第 8 页。

最重要的机关,加以紧紧的束缚,不是自促其生吗?自促其生还是自作自受,产生虚弱的儿女,遗国家社会家庭以极大的后患,能说不是国家社会家庭的罪人吗?"[1]陆费逵从女性身体审美与国族话语两个角度反对女子的束胸,将近代舆论反束胸的两个面向结合在一起。他认为无论是出于身体审美还是出于国族考虑,女性都应当放胸。最重要的是他还提出了近代中国的西方参照问题。近代中国处处学习西方,反对女子束胸的两个立论依据——身体曲线审美与国族话语——都是来自西方的观念。前者改变了传统的削肩、平胸、细腰的女体审美,并将女性身体审美的视点从小脚转移到乳房;而后者改变了近代中国对女性身体价值的判断,传统女性身体的生育与哺乳的家庭伦理价值被上升到国家民族的高度。事实上,近代中国知识分子在界定自身或女性时,始终袭用西方的尺度。

以性学闻名的张竞生也较早注意到女子束胸。他在提倡"大奶复兴"时,曾论及束胸对将来之生育与哺乳的危害,称:"女子的职责在留优种于人间,可悲的是束奶的女子,身体既不好,性趣又不行,这已经使她无好胎孩的希望了。更可悲的是胎孩出世后,平时束惯奶的母亲,到此奶部不发达,乳汁极少或全无,奶头又压扁不能伸出为小孩吸吮之用。"[2]女子的束胸不仅使她不能生育健康的婴儿,而且产后也不能哺乳,但是张竞生对妇女乳房关注的重点并不在其哺乳功能,他更强调的是乳房的美观。

张竞生认为女性奶部的发达是女性身体构造的妙处。他反

---

① 　编者:《非仅妇女之问题》,《生活》,第 4 卷第 12 期,1929 年,第 119～121 页。

② 　张竞生:《大奶复兴》,《新文化》,第 1 卷第 5 期,1927 年 6 月,第 5 页。

对束胸，因为奶部的发达可使女子同时获得美观与卫生，而且也可增加男女的性趣。[①] 他认为中国女性身体美最大的缺点即是奶部的不发达，而奶部的发达是女性曲线美的关键，因为"奶部发达，则胸部也发展，两粒奶头高耸于酥胸之上，其姿势为向前突出而与其臀部的后突成为女身的曲线形，这是女性之美处"。[②] 在《大奶复兴》中他陈述了类似的观点："束奶使女子美的性征不能表现出来，胸平扁的如男子，不但自己不美而且使社会上失了多少兴趣。……女子的大奶，不但使其周身有曲线美，而且于动作时另有一种颤动和谐的姿态，遂使男子见之不但有性念，而且有种种的美趣了。"[③]可见，与生育、哺乳相比，他更重视的是女性身体的曲线美及两性性欲问题。但是在"天乳运动"的衍生问题——小衫的去留问题上，他却坚决认为小衫应当保留，"因为小衫这件东西，是爱的艺术的结晶……小衫能起男性的美感"，"若果废了小衣，岂不是戕贼了男性们性欲的热度吗？"[④]由于认为小衫对于性欲有重大帮助，原本反对女子束胸的张竞生在小衫的去留问题上，反又认为束胸对女体并无害处，称：

> 妇女的束胸，近来有许多生理学家反对，要主张解放即是主张废除小衫，他们说束胸妨肺部呼吸，窒碍身体发育，

---

① 张竞生：《裸体研究——由裸体画说到许多事——为晓江氏女体速写而作》，《新文化》，创刊号，1926 年，第 57 页。

② 张竞生：《性美》，《新文化》，第 1 卷第 6 期，1927 年，第 5 页。

③ 张竞生：《大奶复兴》，《新文化》，第 1 卷第 5 期，1927 年，第 4 页。

④ 张竞生：《论小衫之必要》，《幻洲》，第 1 卷第 8 期，1927 年，第 391～392 页。

我虽不敢绝对说他无理,但生理的机能,是因其境遇而养成
适合的活动,妇女的束胸,即自少习惯了,伊的呼吸会自然
自如舒服,又何尝见妇女束胸之后,便妨碍呼吸,要背人脱
去小衫,来增加他的呼吸呢。①

审美与性吸引力是张竞生评价女性身体最重要的标准。由于强
调小衫的美感,他对束胸的认识前后发生了变化。认为束胸对
女体并无伤害的观点引起舆论普遍的反对。一位署名"亚灵"的
作者,将束胸与缠足相对比,驳斥张竞生的观点,称:"妇女缠足
不也是自少成为习惯的吗? ⋯⋯至于男子见了女子的小衫就有
'销魂'或'想到个桩事',并不是性育正当的发展,等于有些人见
了女子的三寸金莲的小脚而有所幻想一样的为变态,为畸形的
发展。"②一位署名"缩香阁主"的作者,在《北洋画报》上也就此
问题进行反击,认为女性束胸对身体、种族的伤害已经无需再做
讨论,并将张竞生在不同刊物上的言论进行对比,对张自相矛盾
的言论表示疑惑。但是他认为,为了女性身体着想,小衫是必须
改良的。③

可以看出,胡适、鲁迅、陆费逵、张竞生等知识分子对于女性
乳房的认识,与当时社会普遍重视乳房的哺乳功能基本一致。

① 张竞生:《论小衫之必要》,《幻洲》,第 1 卷第 8 期,1927 年,第 391
页。
② 亚灵:《论女子小衫与张竞生》,《幻洲》,第 1 卷第 8 期,1927 年,
第 393～396 页。
③ 缩香阁主:《妇女装束的一个大问题——小衫制应否保存》,《北洋
画报》,第 2 卷第 84 期,1927 年 5 月 4 日。缩香阁主:《妇女装束的一个大
问题——小衫应如何改良》,《北洋画报》,第 2 卷第 114 期,1927 年 8 月 20
日。

胡适在两次有关束胸的演讲中，都将重点放在了女性将来"为人母"之时，无法哺乳的问题上，并将之视为"种族上一个很大的问题"。就束胸有碍哺乳而言，鲁迅也是赞成放乳的，但是他反对政府对女性身体的粗暴干涉，而是建议先从改良社会对乳房的态度和改良妇女装束做起。孙伏园与陆费逵两者均从当时流行的国族话语角度议论女子束胸的问题。陆费逵还特别注意从宣扬西方人体审美角度倡导改造女性之乳房。张竞生也将女性身体视为生育主体，认为女性的职责是"留优种与人间"，但是他更注重的是女性乳房的审美功能，强调女性身体的曲线美对于人体审美及两性性欲的作用。

小　结

束胸是在晚近中国女性间兴起的一种以幅巾或小马甲、背心等紧裹胸部的穿衣形式。它可能最早在娼妓群体中流行，然后迅速传播到普通妇女。妇女束胸的原因有很多种，大致而言，可分为两种：一是出于礼教的考虑，女性自身对于乳房隆起的羞耻感与社会对于女性乳房大小的贞淫联想，束胸是遮羞与避免异性猜忌的做法；二是审美层面，传统的小乳审美在近代社会初期依然普遍存在，并发展为平胸美学。同时，晚近女性流行服饰的变化也是导致女性束胸的一个重要原因。清末民初社会开始流行紧小的上衣，而隆起的乳房不利于这种紧小上衣的美观，因此年轻女性开始普遍束胸。

最初女性这种紧束胸部行为并未引起太多的社会关注，直到 1910 年代初才有人注意到束胸对女性身体的伤害。在 1910 年代至 1930 年代,女子束胸问题逐渐严重,社会关注也逐渐增多。当时社会对束胸危害的认识不一,舆论对束胸危害的言论也相当多元。但是在这些言论中,还是可以归纳出两个中心:一是束胸对将来生育的影响,二是束胸对将来哺乳的影响,束胸对女性本身健康的直接影响反而不受重视。在生育议题上,论者普遍认为束胸导致女体孱弱继而遗种逾弱,因此,女性身体的价值主要通过生育体现。在哺乳议题上,论者大都认为束胸将导致女性乳房不发育或乳头内陷,致使将来产子后无法哺乳,而哺乳被认为是女性乳房最原始的功能。无论是从生育或者哺乳的角度反对束胸,论者始终围绕国族话语展开。在强国强种的话语下,女性担负产育重责,而其乳房被赋予了哺乳"小国民"的政治意义。束胸的危害对于国家民族来说是深远的,故而舆论界一再呼吁政府出面禁止女子束胸。

在舆论界的倡导下,国民政府在 1927—1929 年曾三次颁行查禁束胸的禁令,试图以国家行政力量干预女性束胸问题。第一次是由广东省政府民政厅长朱家骅提议。他在提案中将女子束胸与缠足相比较,认为束胸是弱国弱种的陋俗,并将查禁束胸上升为践行孙中山民族主义精神的高度。1928 年、1929 年南京国民政府两次颁行查禁束胸的禁令。这些政府颁行的查禁束胸法令始终从国族主义出发,将女性乳房的形态与国家民族的将来紧密联系在一起。近代中国政争不断,南京国民政府虽然名义上是统一中国的中央政府,但是对各地方政府的实际控制力度不足。最初由"中央"下发的政令时常流于一纸空文,查禁束胸的政令也是如此。尽管各地方政府均曾将内政部下发的查禁束胸禁令刊布,但是仅有少数东南地区贯彻实施。近代国家行政力量对束胸行为的干预力度是很弱的，而且成效甚微。

但是以国族话语判断女性乳房的功能与价值，使女性乳房的政治意涵逐渐加强。原本家庭中的"母育子"，因为国家的干预，转换为"国民之母"对"小国民"的哺乳。传统伦理道德对母职的要求被国族话语取代，女性具备哺乳功能的乳房成为近代中国达到强国强种目标过程中的一种"工具"。

尽管政府以强国强种为目标的查禁束胸政策，并未能在各级地方政府中得到很好的贯彻，但是得到了社会舆论的普遍响应。广州、上海、天津等沿海都市的媒体均对政府查禁束胸的活动进行了广泛报道并持续刊文支持，呼吁政府在全国展开查禁女子束胸。近代中国，很多问题都被拔高到国家层面，一种泛政治化的思维倾向始终左右着当时知识分子看待问题的方式，因此，从政治方面反对女子束胸也获得了知识分子的支持。舆论对束胸问题的响应，多数是对政府训令中的国族话语进行阐发，依然围绕生育与哺乳问题展开，一再强调女性生育对于国家民族的重要性，女性为母的身份是其不可推卸的"天职"。

但是在国族话语之外，也有借助"天乳运动"宣扬女性身体曲线美的话语，使得政府主导的"天乳运动"发生了转向。借国族话语改造乳房的声势，有人试图从健美、曲线美的角度呼吁女性放胸，对于都市中的摩登女性而言，其成效实际上大于政府实施的查禁束胸政令。1930年代，女性自觉解除束胸，实际上更多的是受社会审美观念变化的影响。在妇女放胸的过程中，观念的转变所起的作用要大于政府政令的限制。笔者将在下章讨论新的乳房审美观念如何借助消费主义在近代都市中确立。

第五章　消费主义：都市社会的
乳房审美与消费

　　自古以来,对女性身体的价值判断即包含生育与审美两个层面。尽管在传统的礼教体系里,生育一直被视为重点,但将女性身体视为审美客体在传统中国有着悠久的历史。在传统中国,尤其是明清时期,对小脚的审美偏好使小脚在数百年间一直是女性身体审美的焦点。但这种基于女性身体损毁的审美认识在近代发生了转变,残害女性身体的小脚在晚清士人的建构下转为丑陋与野蛮的象征。而在近代新的审美观念确立的过程中,对女性乳房的审美诉求逐渐凸显出来。不过与传统社会小乳审美偏好不同的是,近代都市男性更加追捧丰满高耸的乳房。尤其在"健美"与"曲线美"观念的影响下,乳房的丰隆与否逐渐成为现代女性身体审美的关键。

　　同时,近代西方人体写生与摄影艺术的传入,使女性身体逐渐成为供异性审视的艺术品。"丰满"与"曲线"始终是绘画与摄影艺术在对女性身体进行再现时试图凸显的重点,两者也被视为女性身体美的精髓。在这种注重丰满与曲线的身体艺术中,女性乳房始终是人体写生与摄影画面的中心。艺术作品对乳房的关注可能是受社会乳房审美的影响,同时大量人体写生与裸体摄影作品在报纸杂志上刊发，反过来也影响了社会普通大众对乳房的审美认识。

近代都市社会对女性乳房的审美关注，还与都市消费欲望相联系。近代大多数的女性人体写生画与裸体摄影照片不仅仅是艺术创作，更多情况下还表现为以销售为目的的商品生产。拥有丰满乳房的女性身体图像，不仅大量印刷在报纸杂志上，也以画册的形式单独销售。作为商品的女性身体图像主要是面向都市中的异性消费者，他们对女性丰满乳房的观赏不仅体现其作为都市新男性的审美品位，而且通过对乳房与性的关联认识，更能满足其情欲想象。除了这种作为艺术品的商品外，乳房丰满的女体图像更多地以广告图像的形式表现为商品。近代商业广告借助女性身体图像贩卖各种产品，无论这种商品与女性身体有无关联。另外，对乳房丰隆的"时尚"与"摩登"定位也刺激着都市女性消费者，她们消费着与乳房有关的衍生产品。在乳房商业化的过程中，女性本身既是商品也是消费者。

第一节　新乳房审美标准的形成

前述中国传统社会审美偏好盈手可握的小乳，小乳与传统女性娇弱的身体相配，呈现出的美感被传统文人一再地书写刻画。但近代以来受西方身体"健美"与"曲线美"观念的影响，中国社会对乳房的审美认识逐渐发生了变化。对女性乳房审美的关注不仅使乳房逐渐代替小脚成为女性身体审美的新焦点，乳房的审美偏好也从过去"隐约兰胸"的娇小诗意美感转向丰满、高耸的肉感审美。

一、健康美与曲线美论述

(一)近代中国的健美诉求与曲线审美

近代中国新的身体审美以健康美和曲线美为论述重点。传统社会的弱柳扶风、病态的女体审美基本被否定,代之以健康美的标准。这种对女性身体健康美的诉求与国族话语对强种、强身的诉求有很大的关系。晚近以来,知识分子认识到民弱与国弱之间的关系,认为唯有女性"有了健康的体格才能生育健全的'小国民'"。[①] 所以,过去病弱的女体美不仅事关一身之存亡,与国家种族的关系也十分密切。一些相貌娟秀的女子,循着传统病弱美:"低着头、弯着背,死气沉沉地像幽灵,衰疲消瘦地像病夫……妇女们的这个弱点,小之害了自己的健康,失了自己的美貌,杀了自己的威仪和生气;大之丧了民族底生气,造成懦弱无用的国民,苟且地生,苟且地死,等候着做没落的亡国奴。"[②]为国家种族计,必须特别强调女性身体的健康:"当这国际的狂潮摧残着中国,我们已经陷入苦难的重围,危险的境地……全国的男女老少,都提倡健康美,姿态美,以养成强壮优秀的国民,来应付这汹涌的狂潮。只有健康美才能打破中国底积弱,使种类优生化;只有姿态美才能扫荡苟且坠落的丑态,收到民族杰出的

---

① 郭秀仪:《从健美到俭美》,《妇女生活》,第 1 卷第 1 期,1932 年,第 13 页。

② 钱一苇:《妇女美的问题》,《妇女旬刊》,第 19 卷第 20 号,1935年,第 233 页。

效果。如此才能达到国家强盛的途径。"①这种从国族角度出发的健美话语，认为女性健美应是为了种族优生化的观点在近代报刊的健美论述中十分普遍。如一位作者在讨论健美女性的出路问题时，认为成为明星、运动员或者舞女之类的，都不能算是健美女性的出路，"健美女性真正的好去路，是及时的结婚和生育"。因为在任何民族中，真正健美的女子都是不多的，结婚和生育才能将其健美"延续不断，保世滋大"。②

但有关国家话语的健康需求，在都市消费主义的影响下，迅速转向了审美层面。健康不仅仅是新国民的身体标准，更是新女性身体审美的标准。报章上频见"今日女性之审美点，当在健康而不在外形"的论述，③只不过这种健康美在都市消费欲望及男女情欲想象中更多地表现为肉感与性吸引力。近代都市男性对女性身体的审美从"病态美"转变到"健康美"，而当时社会普遍认为女性对自身身体状态的处置是随着男性的要求而转变的，"男性要求健康美，于是她们努力地抛弃了袅袅婷婷、弱不禁风的积习"。④ 而且那些以取悦男性为目的的娼妓特别能闻风而动，引领"时尚"。一些健美、丰满的名妓很快获得嫖客的青睐，如专好评选花魁的天津《风月画报》便以"健美"为标准在津

---

① 钱一苇：《妇女美的问题》，《妇女旬刊》，第 19 卷第 20 号，1935年，第 235 页。

② 《健美女子的去路问题》，《华年》，第 2 卷第 17 期，1933 年，第 322页。

③ 家为：《金陵选举"健康小姐"》，《申报》，1936 年 6 月 5 日，第 19版。

④ 隐：《健美—美而不健—健而不美》，《摄影画报》，第 9 卷第 35 期，1933 年，第 34 页。

门妓女中评选"十二钗","以为择肥者介"。[1] 而对于普通女性，健美的身体于美感、于生育、于夫妻感情都甚为重要，因此，有人将"健美"列为其择偶的标准。如《女子月刊》有关理想爱人的征文中，就有一位男中学生将"健美"视为择偶中非常重要的一条：

> 女子要有"健而美"的体格，在现代的社会呼声最高，由男子找爱人的要求，进而至于男女共同的要求了。因为女子身体健美，不但于女子本身精神上、事业上有关，就是对于传种上，子女的遗传尤有关。所以男子要有健强的体魄，女子也应该要有"健而美"的体魄了。我们要打破从前所重视的所谓"娇小、娉婷、婀娜……"等弱质的"病态美"！我们今日所需要的粗壮的"健而美"！因这，我欲得一个健而美的身体的爱人。[2]

在健美之外，当时大众对女性身体审美还特别强调身体曲线，并着眼于对女性身体的审美与消费。传统中国女性服饰尚宽大，其身材曲线几乎不能显现。张爱玲在其《更衣记》中描述"里三层外三层"的传统服饰将"削肩、细腰、平胸、薄而小的标准美女"给淹没了。[3] 但晚近以来，受西方妇女"蜂腰鼓乳"的形象

---

① 肉迷：《健美钗选》，《风月画报》，第 2 卷第 33 期，1933 年，第 2 版。

② 李于影：《理想的爱人》，《女子月刊》，第 1 卷第 6 期，1933 年，第 147 页。笔者曾对近代中国青年男女的择偶标准问题进行过初步的研究，仅就《女子月刊》上的"理想爱人"征文来看，超过 75% 的男性都希望另一半有健美的体格。见黄顺力、王凤先：《近代中国知识分子的择偶倾向与取舍——以报刊媒介的两性话题为视角》，《厦门大学学报（哲学社会科学版）》，2012 年第 5 期，第 50 页。

③ 张爱玲：《流言·更衣记》，上海：大楚报社，1944 年，第 68 页。

影响,都市社会对女性身体的审美逐渐转向追求其身体曲线,
"削肩、细腰、平胸"的女体美开始被丰满、曲线的女体美取代,传
统宽衣大袖的女性服饰也逐渐被能够展现女体美的旗袍或洋装
替代。在图 5-1 中,"扬州脚、苏州头、肥大腿、肥大奶",展现女
性身体审美焦点的时代变化。"扬州脚"与"苏州头"代表着传统
的女性身体审美,"肥大腿"与"肥大奶"是近代新女性身体健康
与曲线的审美特征,绘画者以夸张的手法将这种审美的变化表
达了出来。

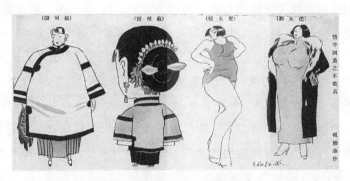

图 5-1　《惜呼四美之不能具》①

　　在曲线美的话语下,束胸女性将身体捆得笔直开始被认为
是丑陋的装束。如一篇反对女子束胸,提倡解放双乳体现曲线
美的文章称:"人体之美,全赖天生凹凸之适当,所谓曲线美是。
若使之平坦,直如电丝木一般,何美之有,反而失去女子之曲线
美。"②另一位作者也认为,女性肉体美中"最最美的地方,并不

① 程柳桑:《惜呼四美之不能具》,《妇人画报》,第 17 期,1934 年,第
7 页。
② 尹祥裕:《乳房的解放》,《大常识》,第 210 期,1930 年,第 1 版。

在肌肤,也不定面貌,更不在毛发,是在肉体上凹凸高低的地方",即肉体的曲线美。① 对曲线美的追求实际上与健美话语中对丰满的诉求有相通之处,"曲线美是代表正确的姿势与饱满的肌肉,只有这样,方是女体的真美"。② 近代都市新艺术家特别偏好女性的曲线美,正如一位作者所言,"女人身体的曲线,就是摄影家一个好的构图,画家好的画面,诗人好的题材"。③

曲线美之所以在都市社会受到追捧,公共媒体及出版界发挥了很大的作用,各报刊无不打曲线美的牌子。都市商业也特别借助曲线美招徕消费者,"纸烟公司的老板,买药为活的专家,都牵强附会,趁机大倡特倡"。④ 如广东烟草公司的星女牌香烟便一再借助曲线运动做广告:"星女牌香烟出世,星女今天出阁了。我的曲线美观,我的兰麝香泽,我的甜蜜爱情,给诸君享受美满了。花晨月夕,酒罢茶余,尤能一刻忘我否。……包内附有最妙丽的曲线画片。"⑤女性自身也十分追求曲线审美,不仅衣饰尽可能凸显身体的曲线,"流行的发髻为 S 髻,流行的耳环为 S 圈,流行的戒指为 S 戒"。⑥ 一些指导女性通过饮食、运动等获得曲线美的文章也一再刊登在女性读物上。

当然,并不是所有女性的身体曲线均可视为曲线美。许多人认为寻常佣妇或干瘪或臃肿的身体曲线并不具备美感,只有青春

---

① 陈美芳:《美人赏鉴之标准》,《性杂志》,第 1 期,1927 年,第 3 页。

② 静云:《曲线的养成》,《甜心》,第 26 期,1931 年,第 40 页。

③ 二次郎:《从女人外衣谈到乳罩和短裤》,《万影》,创刊号,1936 年,第 21 页。

④ 老:《曲线化》,《广州民国日报》,1927 年 8 月 12 日,第 11 版。

⑤ 《星女牌香烟广告》,《广州民国日报》,1927 年 8 月 8 日,第 5 版。

⑥ 张枕绿:《妇女装饰与曲线美》,《家庭》,第 7 期,1922 年,第 2 页。

期女子身体表现出来的凹凸有致及丰满流动才能被视为曲线美：

> 曲线美者,非指女子之裸体曲线独优于任何物相,乃指
> 人体之曲折变化独以女子为最美。寻常之模特儿以佣妇为
> 之,其所具之曲线乃为猪臀死蛇,何足言美？青春期之女
> 子,发育丰满苗条,而善舞动其俯仰拢展之姿,无时不有曲
> 线之优美。且其美不独乳臀二部一线之美,舞动之时全体
> 曲线皆有自然之韵致,各部分曲线之调连合成音乐之节奏,
> 其美乃不可形容。故写女子之曲线美不啻为舞动之美,若
> 云倚而坐,俯而拾者,率皆为曲线美。则鱼鳖螈蛇皆有曲
> 线,皆得言美矣。实则坊间所售之裸体画片,皆鱼鳖螈蛇之
> 曲线美也,世风日下,痛哉！①

健美与曲线美一时成为都市女性身体审美的新标准。许多关于健美或曲线美的文章对女性身体各细部都提出更精确的标准,尤其是乳房在健康美与曲线美中的地位逐渐凸显出来。

（二）健康美与曲线美中的乳房标准

健美的首要条件当然是健康,而胸脯的"冈峦起伏"是女性身体健康的一个重要表征："所谓健美,就是美中须带健康之色,面色不应白的像粉而应带一点红,身子不是腰细似柳而是健壮似男,胸膛不是平滑似镜而是冈峦起伏。"②在健美身体的诸多标准中,对乳房的要求最为突出。如一则丰乳广告所言："健美

---

① 李寓一:《论真美与曲线美》,《申报》,1925 年 9 月 2 日,第 17 版。
② 张大帝:《从健美说到女明星的乳房》,《时代电影》,新年号,1937年,第 1 页。

包含许多的条件,如肌肤的丰腴结实,身高体重的相称,态度的活泼,臀部的突出等,但是最主要的一点却在乳峰美。"①另一篇提倡"天乳"的文章也称,"天乳不但合于健康,尤为女性健美之表现"。② 由于健美一般被理解为天然之美,女子的束胸行为被视为对这种天然美的破坏,如一篇反束胸的文章称:"近世文化渐开,风俗不古,女子多事装饰不暇他求,而装饰之于生理有害与否不问也。……夫女子之所以束乳者以美为的,而美之为美则以不失自然之姿态为准,若我中国女子之束乳则非但不能达美观之的,且足以丧天然之态。"女性要获得健美、天然之双乳,必须解放双乳。③

那些因应"天乳运动"而产生的医药广告也特别强调乳峰对于健美的重要性:"健美的女性之所以这样可贵,而值得人们爱慕,这不能不归功于胸前的一对乳峰。因为女子的乳峰,正似琉璃塔上的顶尖,没有了它,那么这个塔身无论怎样精巧玲珑,总觉得不成样子。"④另一则广告中也特别点出了乳峰美与健康美的关系:

> 二十世纪最盛行的健康美,的确占据了美容条件的中心。女子的"乳峰美"和男子的"肌肉美",完全需要康健来做基础,于是各国女子对于"乳峰美"的研究,如醉如狂,认为就是有绚烂夺目的衣服,而没有高高的乳峰,依然要使旁

---

① 香港大学医科学士吴大超:《高耸的乳峰为健美的象征》,《申报》,1936 年 12 月 7 日,第 16 版。

② 黄萍:《乳房的形态美》,《大众画报》,第 4 期,1934 年,第 25 页。

③ 毕梦飞:《女子束乳之害》,《申报》,1922 年 2 月 21 日,第 20 版。

④ 姚崇培:《乳峰可以左右女性毕生的命运》,《申报》,1939 年 6 月 23 日,第 12 版。

人嗤之以鼻的。[①]

在这些论述中,乳房被置于女性身体健美的中心位置,乳房的丰满不仅代表着身体的健康,更是健美的体现。如果没有"冈峦起伏"的乳峰,即便是衣饰再美都无济于事。

在有关曲线美的论述中,也一般视乳房与臀部的丰满发达为女体曲线美的关键。如一篇品评女明星乳房的文章称:"曲线美到现在已成为一般人形容女性美的描写标准了……弹簧性的高耸的乳峰,瘦不盈握的纤腰,绣衫紧缚的肥臀,以及一切女性间时代性的健而美的各个弧形底体格发育! 这些就是诱惑力强烈的'曲线美'。"[②]另一篇标准女性美鉴赏的文章称,最有魔力的曲线美,"第一是乳房的膨胀,第二是腰力的弯曲,这两个地方是人身全体综合美最最重要的地方",也就是肉体美、曲线美所在。[③] 而且在这种曲线美的追求中,对乳房的讨论又远远超过臀部。如一篇讨论乳房美的文章称,"在整个女子的曲线中间,最值得赞美的便是乳房一部了"。[④] 还有对女性曲线美的论述将其身体曲线分为三部分:面部曲线、胸部曲线和臀部曲线,而最值得讨论的是胸部曲线,认为女性要得到胸部曲线美,必然不能束胸,因为胸部曲线以丰隆突起为美。[⑤]

---

① 如荷:《各国少女为乳峰而努(力)》,《南北》,第 2 卷第 3 期,1946年,第 7 页。

② 晨曦:《中国女明星的乳峰美》,《申报》,1933 年 4 月 1 日,第 27 版。

③ 陈美芳:《美人赏鉴之标准》,《性杂志》,第 1 期,1927 年,第 2 页。

④ 《乳房的美》,《摄影画报》,第 8 卷第 373 期,1932 年,第 103 页。

⑤ 观我生:《女子束胸与胸部曲线》,《广州民国日报》,1927 年 8 月12 日,第 11 版。

在近代对健康与曲线美的要求之下,乳房美自然与二者联系起来:"乳房的美是要圆、紧、滑、酥、柔,不能稍加任何束缚,那样的乳房才可以保持一种均整美、曲线美。但是更重要的是修养健康的身体,没有充分健康的身体是不能表彰出乳房美的。"①

图 5-2《健美竞赛会中》配图文字:"甲:那两个乳罩算什么的,俺们,可看不出伊的胸部美来啦。"只穿着胸罩与内裤的健美

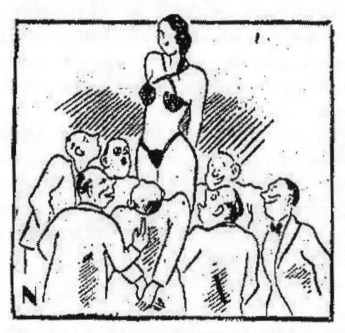

图 5-2 《健美竞赛会中》②

---

① 清:《女性乳房美》,《妇女杂志(北京)》,第 1 卷第 3 期,1940 年,第 68 页。

② 《健美竞赛会中》,《申报》,1936 年 4 月 6 日,第 14 版。

女性站在高台上，接受诸多男性的观看与品评。即便如此，男性对这种裸露仍不满足，他们将目光聚焦在她的乳房上，很能说明这种审美情趣。近代都市报章杂志中有关健美与曲线美的话语均将乳房的丰满视为达到健美或曲线美的必要条件。因此，在近代女性身体审美新标准确立的过程中，乳房代替小脚成为了女性身体审美的关键。

二、"新"的乳房审美标准

在健美与曲线美的话语下，乳房成为女性身体审美的关键。但是正如小脚审美确立的过程中，对其形态、大小都有细致的标准一样，在新的乳房审美标准形成过程中，对乳房的形态、大小等也逐渐有了越来越细致的标准。

新的乳房审美首先是对乳房的形态极为考究。乳房的形态"因年龄、结婚、妊娠分娩及授乳与否，或其他原因而有变化。大概有五种区别：圆盘形、半球形、圆锥形、钟形、袋形"。"圆盘形乳房，圆形的隆起较弱——初达青春期的女性，就是这种样子；半球形，仿佛将圆球剖分为二——已达青春期的女性，她的乳房是正确的半球，但限于未曾结婚的处女；分娩授乳的女子，乳房变为圆锥形，甚者变作钟形，有一部分引伸的很厉害，变作丝瓜状的袋形。"[①]这五种乳房形态基本上是按年龄划分的。也有人直接忽视授乳后变形的乳房，仅将乳房的形状分为圆盘形、半球形、圆锥形三种，认为圆锥形是野蛮人的乳房形态，而圆盘形与

---

① 《处女的乳最丰满最美》，《光芒》，第 1 卷第 6 期，1934 年，第 13 页。

半球形是文明人的乳房形态。① 医学话语也介入到健美乳房形态的标准中来。在医学角度上健美乳房的形态应当是："乳房短的像钓铲那样，筋肉是很紧张的皮肤蔽着，有从小指头大至拇指头那样大小的乳嘴，这是一种很完美的标准乳房，有这样乳房的妇人，在妇人科的医学上说起来是很健美的。"②

在近代乳房审美中最受好评的是半球形的乳房。中国传统社会对女性乳房的审美偏好娇小的、初生的小乳，但是在中国传统绘画中，情色审美的乳房形象并不多见，反而是饱满下垂的哺乳的乳房形象比较常见。这种饱满呈袋型的乳房象征着乳汁的丰满，而在近代乳房审美中却将这种袋形乳房视为丑陋的。"乳房最难看的，是所谓口袋式乳房。又过大的是由于脂肪过多，过小的是表现第二性征的贫弱……理想的乳房是像饭碗似的呈半圆形，比圆的半弧稍低或略等的最美，并且有弹力性与否，是决定乳房美的重要条件，应当也像皮球似的有反拨力弹性。"③然而，丰满、弹力、半球形等笼统的标准并不能满足乳房审美追求者的需求，正如明清时期对小脚"三寸"的精确要求一样，近代对乳房美的标准也有众多的尺度。最初，对新乳房的审美除丰满外，一般认为乳房大小以适度为宜，过大则患脂肪过多，过小则性欲薄弱，并且过大或过小均不美观。因为乳房过大将胸前的

---

① 陶秉珍：《乳房的美学和科学保护法(上)》，《申报》，1933 年 4 月 3 日，第 16 版。不过也有文章认为标准的美人乳房应当是圆锥形的，总体而言，半球或圆锥形是女性成熟乳房最常见的两种形态。见陈美芳：《美人赏鉴之标准》，《性杂志》，第 1 期，1927 年，第 2 页。

② 人得：《从妇科医学上所看到的女性裸体》，《社会医药》，第 4 卷第 3 期，1936 年，第 532 页。

③ 毕畹兰：《增进肉体美的五分钟美容体操》，《康健杂志》，第 2 卷第 10 期，1934 年，第 35 页。

位置占满,反会将她的曲线埋没。① 对于标准乳房的尺度,1932年《玲珑》杂志上刊载一则西方妇女身体健美的十条标准,其中关于胸部的标准是"胸部胸围三十四寸半"。② 《妇女共鸣》杂志也转引了这一标准。③ 1934 年,《妇人画报》上刊载了标准东方美乳的尺寸标准:

> 乳房两半球,私之意两枚此之状态的体积的就够Venus 的标准了的乳房了。半球状的一枚、半球状的一枚,今日悬于或(我)邦的女体上的乳房,已及格 Venus 的乳房了,其浮凸之状态之处尚没有失足到全球状或地球有两个的危险。没有赤露西珂的哺乳职业妇人的乳房像一匹小豕或一个床枕那样子的惨状。
>
> 再在我邦女体的高矮上立论,目下这样的容积的乳房对美方面是顾虑周至的了。超过目下的容积更大起来,悬于我们女体上不再是美观的了的。
>
> 日本方面宣称东方女儿的乳房之容积,其四周围之展拓为三十三"生的米突"(即英文 centimeter),高耸为五生的米突,直径为四生的米突。乳晕呈淡红色。乳作半球状。乳嘴的直径一生的米突。像这样的乳房方为东方最美的标

---

① 克伦:《乳房美与性生活的关系》,《时代生活》,第 3 卷第 1 期,1935 年,第 2~3 页。

② 陈珍玲编:《健美的标准》,《玲珑》,第 2 卷第 74 期,1932 年,第1112 页。

③ 《美国妇女界最新健美标准》,《妇女共鸣》,第 2 卷第 11 期,1933年,第 31 页。另一篇文章提及标准美人的身材尺寸与之相似,其中胸围尺寸是 33 寸至 33 寸半。详见文:《标准美人的条件》,《国光影讯》,第 1期,1937 年,第 3 页。

准的乳房云。①

在该文作者看来,中国近代都市女性半球状的双乳已经可以媲美被视为标准美的维纳斯的乳房了,并认为以中国女性的高矮论,过大的乳房并不美观。②

相较于形态与大小,有的人认为乳房审美更重要的是其位置:"形态位置能与肉体外线调和者,实为女性美之基本,具有至上之魅力。"③乳房最合宜的位置是乳头位于第四肋骨处,低亦不能超过第五肋骨,否则即视为下垂的乳房,丧失了美观。另外,与当下乳房审美对乳沟的重视不同,近代乳房审美认为两乳之间应有适当的距离,认为"乳房过大,左右连接没有空隙,和过小其中间隔过大",都是不美观的。④ 近代大量女性裸体绘画与摄影作品中的乳房也确实大都刻意呈现出两乳的间隔。如图5-3《标准美的乳房位置》,这种几何图画不见得当时所有的读者都能看懂,但是作者试图传达的是下垂的乳房是不美观的。图5-4 中,西医标准的乳房位置是左右两乳头与锁骨的中心呈 18 厘米的等边三角形,两乳头之间的距离是 20 厘米。不过这种数据不是绝对的,也有人认为应当结合锁骨的位置、宽度和身高而

① 欧外·鸥:《中华儿女美之隔别审判》,《妇人画报》,第 17 期,1934年,第 14~16 页。

② 日本有关东方美乳的标准可能更接近传统中国的小乳审美,高耸 5 厘米的乳房可能接近于 B 罩杯的乳房。直到 1935 年,美国的华纳公司才推出 A 到 D 的罩杯尺寸,并成为全球胸罩的规格标准。对乳房大小的判断不再以具体的圆周、直径等数据表示。

③ 黄萍:《乳房的形态美》,《大众画报》,第 4 期,1934 年,第 26 页。

④ 克伦:《乳房美与性生活的关系》,《时代生活》,第 3 卷第 1 期,1935 年,第 3 页。

计算,方能求出正确的乳房位置。[1] 然而,健康与美丽的双乳终究无法抵抗地心引力。

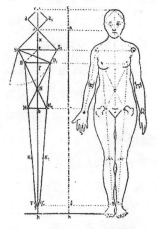

图 5-3　《标准美的乳房位置》[2]

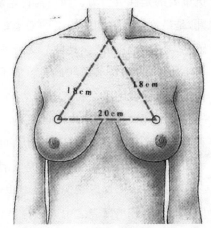

图 5-4　《标准的乳房》[3]

随着报刊舆论关于健美与曲线美的乳房表述逐渐增多,乳房在整个身体审美中的地位愈来愈突出。近代都市文化对乳房的赞美超过了女性身体的任何其他部位,如有文章称,"乳房的美,是女性美的极致,是肉体美的纯粹"。[4] 有人将乳房视为女性身体的顶点,高耸的乳房更能带来无限遐想,"圆弧形成了女人身上的顶点,胸部便是波浪的高潮,远望去,那是使人遐想的,

① 克伦:《乳房美与性生活的关系》,《时代生活》,第 3 卷第 1 期,1935 年,第 3 页。

② 黄萍:《乳房的形态美》,《大众画报》,第 4 期,1934 年,第 26 页。

③ [美]马莉莲·亚隆著,何颖怡译:《乳房的历史》,北京:华龄出版社,2003 年,第 253 页。

④ 毕畹兰:《增进肉体美的五分钟美容体操》,《康健杂志》,第 2 卷第 10 期,1934 年,第 34 页。

至高无上的喜马拉雅山峰"。①

应当说明的是,当时的舆论认为乳房的丰满除了美观之外,更重要的是性吸引力。如一篇讨论乳房美的文章所说:"女人的乳,是最富于肉感和曲线美的姿态的,尤其那软绵绵,腻滑滑的感觉,是使人'沉醉'、'神驰',无怪乎现在一般'不知肉味'的毛头小伙子要'寤寐求之'的了。"②报刊上的丰胸广告也特别强调乳房美对异性的吸引力:"乳峰贵高耸而有弹性,在蝉翼似柔薄的衣衫下,隐约地露出中间凹人的一条,两旁双峰突起,似欲穿衣而出。走动时微微地一起一伏,更显得弹性的丰富。异性们不知不觉地被其吸引住,可说是女性美的最动人的一点。"③另一位论述近代女性乳房美的作者也认为:"摩登妇女双峰高耸,显豁颤动于轻绡薄壳之中,其诱惑异性实具非常之魔力。"④

丰满的乳房审美观念确立后,原本无乳或小乳的美感转而被视为是丑陋的。《语丝》上一篇品评女性妍媸的文章写道:"无乳的女子穿什么也不美,洋服尤甚,因为宛如一个怕冷的水鸟。无论男女,胸部不鼓蓬都不能是完全的美,因为鼓蓬的胸是有磅礴的可爱的生气,合少女的美形的。"⑤

作家郑逸梅在一篇有关女性健康与乳房的文中称,他的一位朋友因为受女性丰满乳房审美的影响,其择偶的唯一条件就

---

① 因士:《神圣的乳房》,《星光》,新第 21 期,1946 年,第 2 页。

② 元钏:《关于女人的乳》,《申报》,1933 年 8 月 22 日,第 16 版。

③ 吴大超:《高耸的乳峰为健美的象征》,《申报》,1936 年 12 月 7 日,第 16 版。

④ 纸帐铜鉼室主:《乳之美》,《金钢钻月刊》,第 6 期,1934 年,第 4 页。

⑤ 燕燕:《读自然美论》,《语丝·随感录之九》,第 143 期,1927 年,第 17 页。

是对象须有肥大的乳房；而他认识的一位导演，在招选女演员的时候，也将乳房的肥大与否定为去取的标准。① 还有一位署名"老牌"的作者在其《理想的女人》一文中，对女性身材的要求是"奶部与臀部一定是要发达匀称的……胸部与臀部则不能不丰满而富于弹性"。② 近代都市中，女性高耸、丰满的乳房在其身材上的重要性越来越突出，成为其现代、摩登的象征："试想一位交际场中的女子，如果她的乳房有缺陷，对于她是有多大的遗憾呢。"③

当然，在新的乳房审美观念形成过程中，并不是所有人都看好丰满高耸的乳房。1928 年，《北洋画报》上一篇品评女性各部位之美的文章，对乳美的认识仍是"隐约兰胸、菽发初匀"的传统小乳之美。④ 1938 年，杜弇箫在一篇文章中对"高耸宛如双峰插云的、形状不大而有弹力的、左右不同的、大而平的、平坦如男子的、两乳如袋悬垂胸前的、双峰硕大无朋的"乳房一一进行品评。他认为女性乳房最完美的还是"一把奶"，这种乳房"不大不小，俗称'一把奶'，用手摸上去，恰巧一把，而且有相当弹力，这种，可称鸳鸯蝴蝶派"。⑤ 也就是说，在他看来，女性最美的乳房还是传统的盈手可握的小乳。一位署名"虾须"的作者在阐述其

---

① 郑逸梅：《女性健康与乳房》，《康健杂志》，第 4 期，1936 年，第 233 页。

② 老牌：《理想的女人》，《申报》，1934 年 1 月 15 日，第 20 版。

③ 秋：《乳房的健美与保护》，《沙漠画报》，第 1 卷第 19 期，1938 年，第 2 页。

④ 《美人十五美图》，《北洋画报》，第 5 卷第 201 期，1928 年 7 月 7 日。

⑤ 杜弇箫：《大奶奶主义实现》，《现世报》，第 14 期，1938 年，第 14 页。也见徐卓呆：《大奶奶主义》，《乐观》，第 1 期，1941 年，第 18 页。

"理想美人"的身体标准时,仍然以传统的"娇小"作为判断女性身材的标准,其中还特别强调希望他理想的美人"耳欲其小,乳房欲其小,足欲其小"。[①] 女作家张爱玲也完全不买丰乳美的账,在她看来不发达的小乳更有诗意。她在《红玫瑰与白玫瑰》中形容振保妻子的小乳:"她的不发达的乳,握在手里像睡熟的鸟,像有它自己的微微跳动的心脏,尖的喙,啄着他的手,硬的,却又是酥软的,酥软的是他自己的手心。"[②]

这正如当年社会普遍形成天足审美时,仍然有大量"不合时宜"的小脚爱好者一样,肉感的"天乳"形象在都市公共空间虽随处可见,但仍有人爱好小乳。不过,就总体而言,社会上更多的是对双乳丰满、高耸的追捧,尤其在二三十年代的裸体绘画与摄影中,女性乳房始终是这些艺术作品的焦点。

第二节　艺术与社会:艺术文化中的女性乳房

受西方人体雕塑与绘画的影响,近代中国绘画与摄影艺术也越来越关注女性裸体。中国明清时期的春宫画也有大量的女性裸体图像,但与近代人体写生、裸体摄影不同的是,传统的春宫画更多的着意于性描写,而且只有在私密空间才可以看得到,而近代都市中的女体写生与裸体摄影则以艺术的名义广泛刊登

---

① 虾须:《理想中之美人》,《广州民国日报》,1927 年 7 月 16 日,第 11 版。

② 张爱玲:《红玫瑰与白玫瑰》,北京:台海出版社,1998 年,第 34 页。

在公共媒体上。在健美与曲线美的影响下,这些绘画与摄影作品特别着意呈现女性身体的乳房美,这些广泛刊登在报章杂志上的女性裸体艺术品,不仅反映了近代都市社会的审美诉求,同时也引导着艺术品消费者的审美倾向。

一、社会对女性裸体画的态度

西洋裸体画大致在 19 世纪中后期传入中国。早在 1872 年,《申报》上就曾刊载一首咏西洋裸体绘画的竹枝词:"洋画纷纭笔墨搋,琉璃小镜启晴窗。爱看裸逐知何事,为说波斯大体双。"[①]晚清时期,街市中供人观赏的西洋镜中时常故意掺入女性裸体画以吸引消费者。这些西洋裸体画作一直被视为"贻害世风、坏人子弟",且"最足以伤廉耻而导淫邪"的"淫画"。故此,官府不但一再示禁,并曾多次捕获贩卖外国淫画者。[②] 整个晚清时期,西洋裸体美人画一直被等同于传统的"淫画",始终在禁书之列。

但是进入民国后,这些在晚清遭禁的西洋裸体绘画却在《申报》上做起广告来。1912 年一则《满清禁书》的广告中便包括"珂罗版的西洋美人裸体游戏图、东洋美人出浴图、俄国美人裸体画景、法国裸体美人画景"等。[③] 之后,《申报》曾一再刊登售卖裸体美人画的广告。不过并不能据此判定进入民国以后,社会或政府对于女性裸体画的态度就发生了根本的转变。裸体美人画能够公然在报章上做广告,原因可能是初成立的新政府,还

---

① 《沪北西人竹枝词》,《申报》,1872 年 5 月 29 日,第 3 版。

② 《申报》,1872 年 7 月 29 日,第 3 版;1879 年 10 月 4 日,第 2 版。

③ 《满清禁书广告》,《申报》,1912 年 5 月 11 日,第 5 版。

无暇顾及。其后禁止出售淫画的记载又频见于报端。如 1916 年一家镜架店因为"将裸体美人画悬于店堂出售",被处以五十元罚款,并禁止以后再售裸体美人画。^① 1917 年,一位街头兜售淫画者,被以"有伤风化罪"判押七天,并将淫画焚毁。^② 一年后,另一名街头小贩因为试图强卖淫画与西人,而被"判押西牢二月,淫画焚毁"。^③ 1920 年代,民国政府也曾数次禁止裸体画,但已经注意到西洋裸体画与传统淫画的差别。如 1924 年,北京教育部在查禁图书馆淫书淫画时便称,"至裸体画一种,本与淫画有殊,但本部为整顿风俗、防止流弊起见,亦经分别查禁"。^④ 这说明政府已经注意到这种差别,但为整顿风俗,仍与淫画一并查禁。可见,进入民国后,政府对于裸体画像的态度与晚清政府相比,并没有太大变化,裸体画仍然被视为是有碍风化的。而随着学院艺术话语的介入,才逐渐改变了这种认识。"有碍风化"的裸体美人图像,逐渐以纯粹的人体艺术美的"名义"流传开来。

近代新式学院将裸体画纳入艺术领域,当时从事西洋绘画的美术工作者主要从绘画艺术的技术角度强调人体写生的难处与意义:

> 人体写生为各国画学上之基本法术,而在吾国则以为有关风化,殊不知人的裸体其肌肉凹凸最难摹仿、最难绘

① 《禁售裸体美人画》,《申报》,1916 年 2 月 18 日,第 10 版。

② 《兜售秽亵图画》,《申报》,1917 年 5 月 8 日,第 11 版。

③ 《售卖淫画之惩治》,《申报》,1918 年 7 月 16 日,第 11 版。

④ 屏:《教育部图书馆无淫书淫画》,《申报》,1924 年 7 月 29 日,第 10 版。

出，是以各国均注重于裸体写生，以为裸体画最能显出真美。而吾国以为此种裸体写生最为败坏风化之事，此东西之思想高下之不同，而文野之程度亦由是而高下也。①

换句话说，"难于摹仿"或"难于绘出"正是裸体画在艺术上的价值。被西方人视为能够反映人体"真美"的裸体写生在中国却被视为败坏风化之事，东西思想之高下、文野程度之高下由是可见。言下之意，是指中国人在思想程度上远不及西方人。近代中国新思想文化的倡导者，处处以西方为标准，在中西观念冲突之时，被否定的一向是中国的传统思想。

另一位署名"宇"的作者则认为裸体绘画的难处要更深一层，"绘画人物其难处不在躯廓与姿势，而在神情与骨肉，故西洋名画家往往作裸体美人画以显其能"。② 这种"神情与骨肉"接近于后来刘海粟所说的"生命表现"。刘海粟曾强调：

> 研究绘画最要紧的东西就是人体，这是稍有艺术和知识的人都晓得的，但是研究艺术为什么要写人体，现在一般人的心胸里，却仍是横着迷惑，还未十分明了。……要画活人模特儿的意义，却在能表白活泼泼地一个"生"字，表现其他自然界的万物却也都是表的"生"，却没有人体这样多方面的"生"，因为人体的曲线是能完全表白出一种顺从生的法则，变化的很顺畅，再没有丝毫不是（自）然的地方。人体上的颜色是能完全表出一种不息的流动，变化的很活泼，再

---

① 《美术研究会成立会纪事》，《申报》，1918 年 10 月 8 日，第 10 版。
② 宇：《裸体美人》，《申报》，1916 年 2 月 18 日，第 10 版。

没有一些障碍。人体有这种顺从和不息的流动,所以就有美的意义,美的真价。因为美的原理,简单说来便是顺着"生"的法则。①

这里的"生"应当理解为生命,刘海粟在另一篇文章中便特别强调了艺术与表现生命的意义。② 原本被视为淫画的女性裸体图画,在艺术领域内被视为绘画能力的最高体现。无论是人体写生还是裸体摄影,在为裸体辩护之时,均强调裸体创作的困难,并以此证明裸体绘画或摄影的艺术价值。

由于当时社会多从"诲淫"的角度对裸体写生进行攻击,刘海粟在文中还特别注意将学院艺术与社会上流行的商业裸体画作区分开来,并强调:"真艺术表现的原因,是表现的生命,仿佛妇女怀胎的原因是爱情。假艺术发现的原因是利欲,正仿佛娼妓一般。"③

西洋绘画进入学校教育后,市面上所见的裸体画作的主角就不再仅仅是西洋妇女了,中国的西洋画家开始以中国女性做裸体模特。刘海粟称其上海美术专科学校自 1915 年便开始雇用裸体模特供学生人体写生。但是最初都是男模特,④直到1920 年 7 月,才雇到一位肯全裸登台的女性。其后,上海其他

---

① 刘海粟:《记雇用活人模特儿之经过》,刘海粟、蒋:《人体模特儿》,速写第一集 A,美术学会,1924 年,第 1 页。

② 刘海粟:《艺术与生命表白》,《新教育》,第 9 卷第 1～2 期,1924年,第 251～256 页。

③ 同上,第 256 页。

④ 最初雇了一个十五六岁的男孩作为模特,后来有劳工模特,直到1917 年夏天才有模特肯接受裸体。见刘海粟:《记雇用活人模特儿之经过》,刘海粟、蒋:《人体模特儿》,速写第一集 A,美术学会,1924 年,第 1 页。

学校的西洋画科也开始雇女模特供学生写生。但雇用女性来做裸体模特与传统礼教大相径庭,引起社会与政府的极大关注。有关裸体模特及裸体艺术的争论在近代报章舆论上持续十数年之久。1925 年,上海淞沪警察厅还明令禁止美术画社作模特儿画:"近查辖境以内所设美术画社,竟以发行模特儿图画号召一时,侈言人体曲线之美观,大背整饬风化之宗旨,诲淫败俗。有心世道者,抱为隐忧。……况吾国注重国粹,夙称文学之邦,考核精详,搜罗宏富,如果研究美术,取法本极宽宏,又何必舍正轨而入歧途,致为法律所不容、舆论所诟病?"[①]这种做法是将人体模特儿视为"诲淫败俗""罔视礼教"的行为,从整饬风化的角度反对之。刘海粟的美专因为地处法租界,并不在警察厅管辖范围内,本不应遭到查禁,但上海县公署最终与法总领事交涉,勒令上海美专取消人体写生科,否则即予以封校。[②] 社会上也有人认为雇佣裸体模特及绘画裸体不仅"诲淫败德",更残害"气血未定之青年",青年均为他日救国之人,"今青年学生而被他人引诱,势将日流于污下……他日国家之前途不觉为之过虑也"。[③]

　　裸体摄影也遭到质疑,裸体女性摄影或画像被认为不过是变相的春宫图。郑逸梅曾以打油诗的形式调侃当时市面上的女性裸体照:"玉体横陈绝世姿,荡人心魄惹人痴。分明片面春宫册,艳说西方模特儿。"[④]也有人对当时女性裸体画报的泛滥表示不解:"走过书店的门窗,里面陈设的差不多全是画报,而画报

---

① 《警厅查禁模特儿图画》,《申报》,1925 年 8 月 28 日,第 15 版。

② 《县公署封闭美专学校之公函》,《申报》,1926 年 7 月 11 日,第 15 版。

③ 葛承祥:《观模特儿曲线画有感》,《青年镜》,第 44 期,1925 年,第 43 页。

④ 郑逸梅:《模特儿》,《新上海》,第 6 期,1925 年,第 61 页。

又以裸体居多……无一不是半裸或全裸女人像片。"他质疑道："为什么艺术家摄影一定要摄女人,而且必定要脱掉女人的裤子? 这种诲淫的方法、变相的春宫算是艺术吗?"①

面对社会对裸体画色情要素的谴责及认为其伤风败俗的非难,近代著名西洋画家倪贻德认为在观看裸体画时,应将现实和其假象同一相视,以为裸体画是挑拨肉感的,实际上是文化幼稚的国民之看法。他从学院派的角度为裸体绘画辩护:"裸体的描写,于研究形态美最为便利,较之其他静物和风景,更易得复杂的面和线的知识。又裸体上的光线的明暗,于研究绘画技法上的色价之妙最为适当。而更重要的,裸体是一种活的存在,而其肉体所给予我们的美,有唤起青春喜悦的力量,由这种练习,更可养成我们对于其他一种物象也以生命的感觉去描出之。"他建议:"当我们看裸体画的时候,不要当作一种影像的裸体,而应分解其面的美、线的美、质量的美等,鉴赏其调和状态,这是鉴赏裸体画的最好的方法。"②

与人体写生一致,裸体摄影也通过强调其创作之难来证明其价值与意义。如《摄影画刊》上一篇文章所言:"在许多艺术摄影的项目下,裸体摄影要算得最感困难的了。这种摄影需要美的趣味,精巧的技术和精深的研究。我们常以为得一习熟于姿态的模特儿,便可使一位无经验的摄影家不费吹灰之力而侥幸成功。却不知摄人体在姿态以外,更有别些困难的东西。如焦

① 一平:《再谈裸体画》,《民族周刊》,第 2 期,1935 年,第 14 页。
② 倪贻德:《裸体画之美》,《青年界》,第 3 卷第 4 期,1933 年,第 127～134 页。

点、距离、光线、环境，皆所重要。"①

由上述可知，近代社会，人们对于肉体的态度是矛盾的。"菽发之胸乳，视为哺乳则神圣，视为调情则秽亵矣，视为敦夫妇之情则神圣，视为引诱荡子则秽亵矣。"②对女性裸体图像的态度也始终在艺术与色情的界定中徘徊。在当时都市中的情况是：一面是政府从风化的角度一再查禁裸体美人画；一面是裸体绘画与摄影作品的公然出售，女性裸体表演也以艺术的名义在戏院、舞厅等场所兴起。

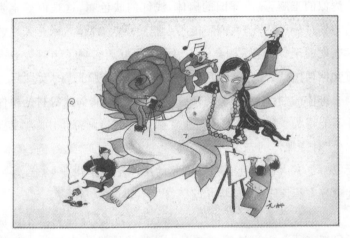

图 5-5 《？》③

笔者认为，尽管学院的人体写生一再规避裸体艺术的情色意义，但观赏者更愿意强调其"肉体美"及"性刺激"。如 1914

---

① 长素：《谈裸体摄影》，《摄影画报》，第 12 卷第 25 期，1936 年，第976 页。

② 彭兆良：《裸体辩护》，《摄影画报》，第 10 卷第 25 期，1934 年，第 4 页。

③ 刘元：《？》，《中国漫画》，第 6 期，1936 年。

年,《香艳杂志》刊文对裸体美人形象予以极大的肯定,认为女性裸体形象不仅于美观上、美术上大有帮助,而且明确肯定女性裸体的性吸引力,认为裸体对男女之爱情多有帮助。① 还有人对女性裸体艺术带来的"肉感刺激"进行了细致的描写:"我们所要重视裸体艺术的崇高,是因为她能给我们美妙的陶醉,人体的全部,无一不是表现美的。……最可贵的,都是神洁的少女的丰盛的肉体,她那微微饱满隆起的乳峰,象征她处女的宝贵,她的肥大的臀部,与那纤纤的细腰相映,更显出婀娜的姿态,她的两条湾湾似的玉腿,显出浑圆的肉体,浅红的肤色啊,这是何等宝贵的艺术!……因此,我们不能不大胆的承认,裸体艺术是人生艺术表现的至尊者。"②柳椮的一幅漫画很好地表现了当时一般人对女性裸体认识的心理变迁(图 5-6):"丰乳肥臀"的女性尽力拗着身体的曲线,在健美与曲线美的影响下,非如此身材的裸体并不能视为美的裸体。漫画作者柳椮尝试勾画都市中的"摩登先生"对待裸体的态度:惊讶、鄙弃、试一亲顾、追求、拜倒、麻木、厌倦。也有人认为社会对模特儿的关注不过是出于好奇,等待这种好奇程度下降,模特儿问题终将不禁自禁。③

与纯粹的艺术鉴赏相比,正是这种"肉感"与性刺激才使得近代都市社会中男性消费者对女性裸体图像表现出极大的热情,他们是裸体美人图像的主要消费者,"摄影展览会中若有裸

---

① 周盘撰词,天然润色:《论裸体美人》,《香艳杂志》,第 2 期,1914年,第 1～3 页。

② 痴人:《裸体艺术谈》,《蕙兰》,第 2～3 期,1930 年,第 125～126 页。

③ 严独鹤:《好奇心与模特儿》,《春之花》,1926 年 3 月,第 1～2 页。

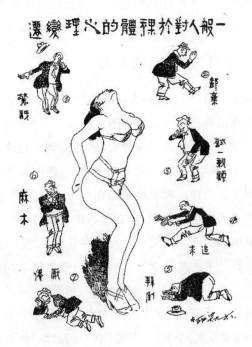

图 5-6　《一般人对于裸体的心理变迁》①

体出品,则参观者更为踊跃"。②"烟仔说包内有裸体,便有人去吸。刊物说书内有裸体,便有人去看。影画戏说片内有裸体,便争先恐后去制做人山人海。总之,不外为裸体两字所兴奋。"③尤其进入 1930 年代后,裸体女性图像通常以"艺术品"的名义刊登在各类画报、杂志上,或者以画片、画册的形式在书店中售卖。

①　柳桑:《一般人对于裸体的心理变迁》,《新上海》,第 1 卷第 7 期,1934 年,第 14 页。

②　林泽苍:《摄影漫谈》,《摄影画报》,第 10 卷第 18 期,1934 年,第 19 页。

③　北风:《裸体》,《广州民国日报》,1927 年 11 月 2 日,第 11 版。

拥有丰满曲线的裸体女性形象是社会健美与曲线审美的再现，更逐渐形塑着都市异性消费者对"现代女性"的情欲想象。

二、艺术图像中的乳房呈现

民国成立以后，原本被视为淫画的女性裸体图像，在学院艺术的辩护下逐渐被视为可供鉴赏的艺术品。一些西洋画家一再强调人体写生对艺术精进的重要性，甚至有画家提出，"苟不从人体写生入手，欲增进美术，必不可得"。[①] 裸体图像逐渐从艺术层面获得了正当性。而受健美与曲线美观念的影响，西洋绘画与摄影艺术的创作者强调，惟有富有曲线美的女性裸体才能被视为有价值的或真正的艺术。在这种认识基础上，乳房审美便成为这些新艺术品的焦点，正如一位热烈追捧着"乳房美"的作者所言："艺术作品中，最富于诱惑性、刺激性，同时令人感到至上美丽的感觉性的就是女性袒胸的雕刻塑像和绘画。"[②]

1928年《紫罗兰》杂志的"画集"曾专门出版"解放束胸运动号"[③]，刊载了12幅西洋女性裸体绘画作品（如图5-7、图5-8），绘画中的女性呈或坐或卧的姿态，但其重点均放在了女性裸露的乳房上。画报的编辑试图通过对西方女性丰满的裸乳进行夸赞，以迎合当时社会有关"天乳运动"的舆论。有趣的是，这些画作大多以裸女所呈现的姿态命名，如《抚爱》《娇惰》《嫣然》等，这些充满情趣的画名轻易地将当时政府发起"天乳运动"的哺乳诉求引向了乳房审美层面。

---

① 丁悚：《说人体写生》，《美术》，第1期，1918年，第24页。

② 日葵：《乳房礼赞》，《申报》，1930年2月27日，第25版。

③ 《紫罗兰画报：解放束胸运动号》，《紫罗兰》，第3卷第10号，1928年。

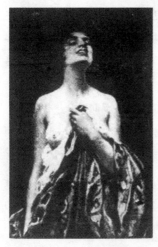
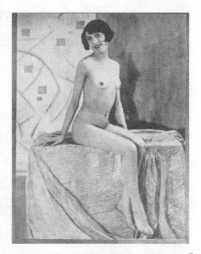

图 5-7　《忍俊》①　　　图 5-8　《曲线美写真的标准模特儿》②

　　最初刊登在画报、杂志上的裸体美人基本上都是外国女性，其中部分是国外绘画或摄影名作选登，部分则是中国的画家或摄影者雇用外国模特的作品。在中国女模特开始出现以后，一些杂志仍热衷于刊载西妇的裸体图像，这与社会对中国女性身体的健美不满有关。当时许多画家认为，愿意做裸体模特的中国妇女，多数是因为家境穷困，而她们的身体并不符合绘画艺术对健美与曲线美的要求。有人即曾批评上海美专所雇之模特没有一个符合女性健美标准："她们只有粗横的身材，短的脚，浮垂的乳部，棕黑的裤带痕，反之，即骨瘦如柴，满身病气。"③因此，一些画刊更愿意刊载西妇之裸体图像，认为西妇之身材更加丰

①　《紫罗兰画报：解放束胸运动号》，《紫罗兰》，第 3 卷第 10 号，1928 年。
②　《曲线美写真的标准模特儿》，《健美画刊》，第 11 期，1933 年，第 6 页。
③　《参观美专人体写生的有感作：提倡肉体的保养》，《都会》，第 29 期，1940 年，第 454 页。

满,更符合近代对人体美的要求,也更能代表裸体的艺术性。在他们看来,无论是人体写生还是裸体摄影艺术都传自西方,这些西方妇女的裸体图画、在艺术价值上被认为优于中国画师或摄影者的创作。

此外,在 20 世纪二三十年代,颇受读者欢迎的《北洋画报》也频繁刊载裸体绘画与摄影作品。最初以西洋作品为主,图5-9《凝酥》即是其中一幅。画报编辑并不直接将图画的英文原名 nude 翻译成"裸体",而是借用中国古代社会形容乳房的词语"凝酥"来命名,提醒观者注意照片中女子丰满的乳房。图 5-10 是当时《玲珑》杂志上一组裸女图中的一幅。侧立的法国女子,

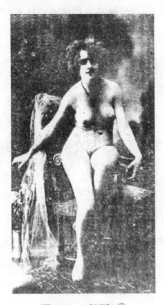

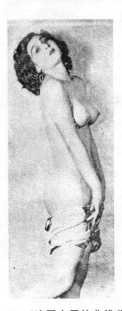

图 5-9 《凝酥》①　　　图 5-10 《法国女子的曲线美》②

① 《凝酥》,《北洋画报》,第 4 卷第 205 期,1928 年 7 月 21 日。
② 《法国女子的曲线美》,《玲珑》,第 1 卷第 42 期,1932 年,第 1675 页。

乳房高耸、充满美感，与臀部曲线美相得益彰。这幅法国女子的裸体照片在近代新乳房审美确立的过程中，时常被作为标准的乳房形态宣传给读者。

除大量以西方女性为主角的裸体绘画与摄影艺术外，近代都市西洋画家与摄影者也创作了许多以中国妇女为模特的裸体图像。最初，由于受传统观念的束缚，中国女子在众人面前裸裎需要冲破的不仅仅是社会礼教的制约，女性自身的心理障碍也是很大的问题。因此，早期中国模特儿的图像大都如图5-11所示，女子用手遮住自己的脸颊。但此图中遮脸的动作应是摄影者故意设计的，因为可以看出在胳膊的掩盖下女子的嘴唇微启，露出不好意思的娇羞状，使观者更感情趣。可以想见，这幅半裸摄影的场景应是在画室之类的场所，画中女性大腿上的"遮羞布"也是西方绘画或摄影艺术中常见的道具，这种场景与姿势的再现，多是近代中国早期西洋艺术家有意模仿西方绘画或摄影艺术作品的结果。由于裸体摄影艺术十分强调模特的身材，尤其是乳房一部，故称"乳部下坠、发育不平均"者，不能采用。[①]从这幅照片中的乳房特写，也可以看出摄影者对乳房的偏爱。

而图5-12中的景象看起来不像刻意准备好的裸体摄影，更像一位女性随意地倚在窗前，接受了摄影者拍摄乳房的建议。阳光在乳房上形成的阴影，显露出乳房丰满的姿态。由于《风月画报》[②]以

---

① 林泽苍：《摄影漫谈》，《摄影画报》，第10卷第18期，1934年，第19页。

② 《风月画报》，创刊于1933年1月1日，由天津名士叶庸方出资主办，经理为宁波人吴葆甫，主笔是诸暨人魏病侠，1935年由姚惜云接办，1937年7月停刊。画报内容主要是风月场中故事或时事，除妓女外，舞女、女招待等女性群体均在其关注之列。

刊登妓女图像为主,笔者猜测图像的主角极可能是一位妓女。与大多数画室裸体女模特表现出的羞涩不同,她随意地倚在窗前,上衣也未脱去,仅是将解开的衣服拨向身体的两边,直视镜头的表情显出其对自己身体的自信。[1] 而《风月画报》的编辑在图题中特意点出"天乳运动",反映了丰满乳房的审美观在娼妓身上的体现。

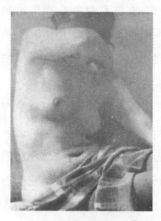

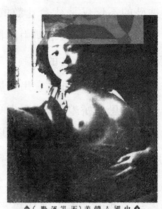

◆(天乳迎勤)中阁人体美◆

图 5-11 《不好意思》[2]　　图 5-12 《中国人体美(天乳运动)》[3]

　　除西洋绘画与摄影之外,近代漫画作品也特别关注女性的乳房。中国漫画在清末民初兴起,最初被称为讽刺画、滑稽画、时画、谐画等。直到 1920 年代中期,"漫画"这一名称才逐渐确

---

　　① 与早期的裸体女模特不同,近代妓女或者舞女面对裸体摄影表现得十分大方。《风月画报》上还曾刊载一位舞女的上身半裸照,她不仅直视镜头,甚至还双手叉腰倚在门框上。见 X 摄:《前月宫舞女赵妹之半裸照相》,《风月画报》,第 2 卷第 33 期,1933 年,第 2 版。

　　② 《不好意思》,《文华》,第 29 期,1933 年。

　　③ 《中国人体美(天乳运动)》,《风月画报》,第 1 卷第 8 期,1933 年,第 2 版。

立，尤其到 1930 年代，漫画刊物陆续发行，中国漫画获得空前的发展。[①] 这种通过讽刺、幽默的手法呈现近代社会变迁中众生百态的画风很受读者的欢迎。近代都市社会有关女性裸体及乳房审美的讨论也被漫画作者融入创作中。图 5-13 表现的是一位置身于众多装饰品中却裸露着全身的女性，画家成功地对都市社会中那些过于注重修饰的女性进行了讽刺（原图将乳头与嘴唇绘成同样的粉红色，增加了漫画的性吸引力）。图 5-14 中女子丰满如球的双乳上印满了吻痕与手印，画家将其命名为《遗恨（痕）》，暗示一次性经验后，男性在女性乳房上留下的痕迹，表达了乳房与性的关联。

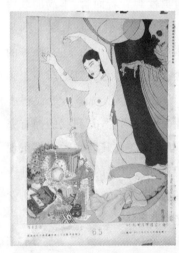

图 5-13　《她，这样埋没时刻》[②]

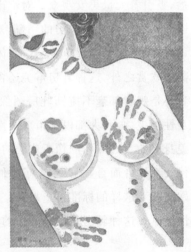

图 5-14　《遗恨（痕）》[③]

---

①　毕克官、黄远林：《中国漫画史》，北京：文化艺术出版社，1986 年。

②　孙青羊作：《她，这样埋没时刻》，《上海漫画》，第 65 期，1929 年，封面。

③　竺继忠作：《遗恨（痕）》，《中国漫画》，第 3 期，1935 年。

倘若我们任意翻检近代报章杂志上的女性裸体图像，便可以发现，丰满的双乳经常成为绘画或摄影作品的焦点，透露着美感与性诱惑。尽管当时有关乳房的哺乳功能在报刊舆论中受到了更多的讨论与重视，但近代艺术创作很少呈现乳房的哺乳景象。笔者曾翻检了20世纪二三十年代在都市中广泛流行的各类画报与女性杂志，描绘乳房哺乳的图像屈指可数。笔者认为，在近代都市消费文化中，对乳房审美功能的重视，完全超过了其哺乳功能。至少仅就近代艺术作品而言，在报刊舆论有关乳房的审美功能与哺乳功能的争夺中，审美功能胜过哺乳功能。这些艺术作品中的乳房呈现，以商品的形式在都市公共媒体中传播，吸引着大量男女观众。对都市男性观看者而言，丰满的乳房逐渐被看作女性身体美的精髓，对女性身体健美或曲线美的品评，同时也成为男性审美品位的体现。需要指出的是，在纯粹的美感欣赏之外，这种乳房审美还含有强烈的"意淫"成分，不论画者还是观者都毫不掩饰乳房图像的情色意义。此外，近代很多女性画报、画刊大都以都市新女性为预期读者，其刊载的拥有完美身材的女性裸体图像所代表的审美标准及其性暗示对都市现代女性读者而言，不仅重塑了她们对乳房审美的认识，更激励着她们朝着这样的标准再造自我。笔者将在下章讨论近代都市女性主体在这种乳房观念转变中的生命经验。

第三节　商业化的乳房

在近代中国新兴的都市中，一种新的资本主义的消费欲望在摩登女性、时尚先生、知识青年及普通市民之间蔓延，对物质及享乐的需求左右着他们的消费行为与理念。近代新的消费伦理将社会上的一切都商业化了，其中也包括女性身体。传统社会女性身体的商品性主要体现在娼妓业，但近代都市商业广告、电影等大众传媒对女性身体的符号化利用，使更多的女性身体表现为商品而被大众消费，尤其是近代商业广告对女性身体形象的利用，使女性身体形象更广泛地出现在近代各类报刊上。

事实上，在近代都市消费文化中，拥有乳房的女性本身既是供消费的商品，也是商品的消费者。新的乳房审美观念确立后，不符合这种审美的都市女性消费着义乳、胸罩、丰胸药物、隆胸手术等与乳房相关的衍生商品。乳罩更被商业、医学话语联合打造成女性必需品，将都市女性卷入乳房商品的消费中去。

一、商业广告中的乳房图像

（一）商业广告中的女性身体形象

近代商业广告是西方资本主义世界在产品输入过程中传入的现代化经营方式之一。[①] 近代以月份牌、报纸、杂志等为载体的商业广告试图以生动的图像与文字说服读者购买他们的产品。在广告图像的运用中，商家逐渐发现女性身体图像在广告上的效力。当然，利用女性身体作广告形象，不能视为近代中国都市商业文化的独特发明，这种经过特别设计的广告文案是随近代西方商业广告营销模式一同传入的。在这一传播过程中，

① ［美］高加龙著，程麟荪译：《大公司与关系网：中国境内的西方、日本和华商大企业》，上海：上海社会科学院出版社，2002 年。

对女性身体的商业化利用迅速本土化。近代商业广告的设计者利用都市男性对女性身体的欲望想象,塑造了无数的女性广告形象。最初的女性广告形象多是梳髻、着裙衫的传统形象,到1920年代中期以后,女性广告形象发生了很大的转变,不仅以时尚造型为主,更出现了一些肉感、裸露的广告形象,以感官刺激吸引消费者对其商品的注意。这些广告中的女性身体形象与广告产品大都没有直接关联,但广告艺术却使女性身体和商品的这种视觉及观念联系必然化了。

随着都市消费文化的发展,女性身体的广告价值与效力越来越被重视。一位研究者对《申报》上女性商品广告所做的抽样调查发现,1910年代,采用女性形象的广告约占抽样广告总数的40%,到1920年代,约占抽样总数的73%,而到了1930年代,女性形象广告已经占抽样广告总数的80%。[①] 这一数据还不是《申报》女性形象广告的全部,因为大量与女性用品无关的产品(尤其是男性用品、家居用品)也普遍借用女性身体形象以吸引消费者的注意。可以说,女性身体在近代广告形象中占主体地位。这些广告在面向不同的消费者群体时采用不同的女性身体形象。一般而言,面对女性消费者的商品广告,多将女性身体置于舒适的家庭环境中,女性形象也总以最时髦、舒适的姿态展示自己。商家试图借助这种图像传达时尚摩登的生活标准,通过刺激女性消费者向广告中传达的生活标准或身体形态看齐来激起女性观者的消费欲望。而面向男性消费者的女性形象广告,一般只是利用异性对女性身体的欲望,借女性身体形象吸引

---

① 王楠:《从〈申报〉商业广告中的女性形象透视编辑的女性意识》,《编辑之友》,2013年第10期,第111页。

消费者的目光。这类广告中的女性身体一般以性感、妩媚的形象为主，充满着性刺激，尤其是把女性裸体当作广告图像时，其性暗示更为明显。如图 5-15 中，烫着卷发、穿着高跟鞋的摩登裸女背着招登广告的牌子在街上奔跑，手中举的可能是自己的裸体照片，背景是百货公司在高楼上挂出的减价招牌。

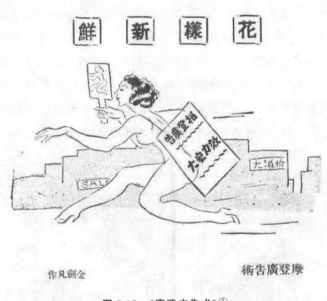

图 5-15　《摩登广告术》①

①　金剑凡作：《摩登广告术》，《中国漫画》，第 7 期，1936 年。图中的女性以裸露的肉体招徕商家刊登商业广告，几乎将女性身体的广告效力发挥到极致，但笔者并未查得近代都市中是否确实存在这种流动的女体广告。不过，漫画中这一景象若从讽刺画的角度理解更为合理，漫画作者可能试图借此讽刺报章上频见的女性裸体广告形象，或者是讽刺百货公司以衣着性感的女店员招徕顾客的行为。

(二)商业广告中的乳房

1.报刊广告

报刊是近代都市商业广告最主要的载体。近代以来刊载在报刊上的广告数量与商品种类远远超过其他任何形式的广告载体。由于乳房审美新观念在都市文化中逐渐确立,商家很快注意到乳房能够带来商机。女性裸乳的形象被各种与乳房无关的商品利用,并成为近代女性身体广告形象中最吸引消费者的一种。

用女性裸体作广告本身即是以性暗示来吸引消费者。在乳房与性关联认识形成的近代,特意凸显乳房在广告图像中的位置更能刺激男性消费者的情欲。如图 5-16 中商家销售的这种"拔毒、生肌"的药膏并未特别说明是乳房专用药,其治疗范围应

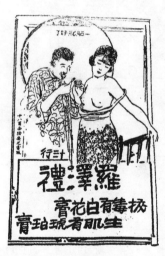

图 5-16　疮药广告①

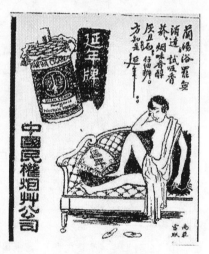

图 5-17　延年牌香烟广告②

①　《珠江星期画报》,第 1 期,1925 年,第 13 版。
②　《广州民国日报》,1927 年 8 月 10 日,第 5 版。

当是身体各个部位的脓疮类疾病，但广告却以男性为女性乳房敷药的形象出现，引导观者向抚乳与性刺激的方向联想。在近代女性裸体广告图像中，出浴图是最常见的形式，在东西方文化中，"妇女出浴"均是性描写的重要场景。图5-17是1927年《广州民国日报》上频繁刊登的"延年"牌香烟广告，图中出浴的裸女半卧在西式沙发中，呈现出舒适的身体状态，露出的一侧乳房微微凸起，广告语："兰汤浴罢无消遣，试吸香烟。"图中乳房实际上并不符合后来对乳房丰满审美的诉求，但在1920年代后期，这种裸露程度已经足够吸引男性消费者的注意了。

　　2.月份牌广告

　　月份牌广告是中国近代商业广告的独特形式。从19世纪70年代起，已经有关于月份牌的记录，不过早期在《申报》上登广告出售的"月份牌"应该是阴阳历对照的日历，而不是后来流行的广告日历画。[①] 刘家林在其关于广告史的著作中认为，近代中国最早标明"月份牌"的广告画可能是1896年上海鸿福来票行随彩票发送的《沪景开彩图》。[②] 而早在1880年代，《申报》就曾频繁刊载各洋行、公司赠送月份牌的广告。《申报》馆也于1885年刊登随报附送月份牌的广告。[③] 郑逸梅曾特别介绍近代月份牌广告特点："各大公司、商肆借以为广告者也，中为画幅以引人爱赏，四周即为历日表及广告地位，或夸其资本之雄厚，或炫其物品之精良，用以贻主顾意，甚善也。"[④]这种彩图加日历的广告图画，大都制作精美，深受消费者的欢迎，尤其是女性裸体的画作更

---

① 《华英月份牌》，《申报》，1876年1月4日，第6版。

② 刘家林：《新编中外广告通史》，广州：暨南大学出版社，2000年。

③ 申报馆主人：《分送月份牌启》，《申报》，1885年1月29日，第1版。

④ 郑逸梅：《月份牌谈》，《紫罗兰》，第2卷第7期，1927年，第1页。

是如此。很多产品多以赠送月份牌画吸引消费者,如近代鸳鸯蝴蝶派杂志《眉语》便曾通过赠送月份牌画为广告语吸引订阅者,称"凡订阅本志半年者,奉赠郑曼陀君画裸体美人月份牌一幅"。①

民国时期制作精美的月份牌广告之所以能够流行,与印刷技术的进步有很大关系。因为印刷术的发展,近代广告商才能够以低廉的价格印制大量彩色图画分赠消费者。最初月份牌广告以风景画为主,后来是历史故事画,再后来是古装仕女图,在1915 年前后开始以时装仕女为主。进入 1920 年代以后,尤其是自裸体模特儿风行之后,月份牌画家纷纷制作裸体美人月份牌,其中尤以谢之光、郑曼陀所作最多。一女子还曾登报呈请政府禁止郑曼陀作画,认为他的画作有侮辱女性的嫌疑。② 总体而言,尽管裸体绘画在整个近代时常受到攻击甚至查禁,但是月份牌画始终热衷于呈现女性裸露、肉感的身体形象。

在图 5-18 中,画者杭穉英试图将女性身体置于传统山水画的场景之中。泛舟湖上的景色及充当背景的竹子,是十分常见的传统绘画元素。这种将女性身体置于自然景物之中的做法,是传统绘画手法的审美偏好。图中女性护胸的内衣也是传统的红肚兜形式,但其发型及丰满的身体都证明月份牌画的主角是一位现代女性,被解开的吊带垂在身体的两边,一侧乳房的乳头半隐半露,留给观者想象的空间。图 5-19 则完全相反,画面中的女性瘦小的脸型及逗鸟的形象是中国传统绘画中女性特质,郑曼陀却将其置于完全西化的室内环境中。图片中的女性穿着

① 《申报》,1916 年 1 月 16 日,第 13 版。
② 悲秋:《呈文:图画女子呈禁曼陀画师不准再绘裸体文》,《余兴》,第 28 期,1917 年,第 23 页。

西式的蕾丝内衣,这种睡裙式的内衣在都市女性解放束胸后而乳罩尚未传入前的数年间,一度充当女性胸衣。女性滑落一侧的

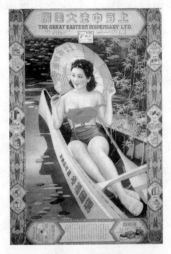

图 5-18　1930 年代杭稺英为上海
中法大药房制作的月份牌广告画①

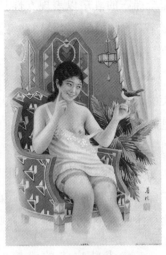

图 5-19　著名月份牌画家
郑曼陀作品

肩带,貌似不经意地露出一只乳房,与完全的裸体美人画相比,反而更有挑逗性。与学院美术中的裸体女模特侧身或将头痛苦地转向一边的景象不同,月份牌广告画中的女性则十分自然地展示着身体,甚至不经意地卖弄,这与他们使用的模特身份有关。据称月份牌画家多使用妓女做模特,②她们深谙吸引男性之道,可能也正因为此,月份牌画上的女性性诱惑力总能胜过其他种类的裸体画像。

---

①　张锡昌编:《美女月份牌》,上海:上海锦绣文章出版社,2008 年,第 55 页。

②　陈定山:《春申旧闻》,第 2 卷,台北:晨光月刊社,1967 年,第 20～21 页。

上述广告图像对女性乳房形象的利用显然是受都市新乳房审美观念的影响，但是广告图像并不像近代裸体艺术一样绘出完全裸露的乳房以表现女性身体的曲线美。广告中的乳房图像多半遮半掩，给观者预留想象的空间，反而吸引观者的目光，这也是商业广告的成功之处。

在近代女性乳房审美认识层面，消费主义的影响无疑是巨大的。商业广告不但推动销售摩登男女渴望的现代商品，广告里的女性形象更是构筑了人们对女性身体审美的标准。报刊上的女性图像与艳丽的月份牌绘画实际上是属于商业美术范畴。女性赏心悦目的身体，被物化为男性观赏的对象。近代以来的广告设计者利用都市男性对女性身体的欲望，乐此不疲地将女性身体置入广告图像中，以此吸引消费者的购买欲望。

二、丰乳广告的滥觞

1927 年，在"天乳运动"初期，当社会普遍反对女子束胸之时，"解放"后的女性该如何对待凸出的双乳是个大问题。女性放乳后，两乳并不再有保护与支撑的衣物，有人认为这样会使两乳下垂，导致"两乳巅摆于胸前，有类母畜"，十分不美观。这与被迫放足后，女性面临着服饰选择的困惑类似。① 致力于束胸女性内衣改良的《北洋画报》曾连续刊载图文介绍西洋妇女的胸衣，讲述其胸衣"托乳而不压胸"的原理，强调西妇的内衣不是压制双乳而是衬托曲线美，主张中国妇女在放胸后可仿用之。②

---

① 杨兴梅：《被忽视的历史：近代缠足女性对于放足的服饰困惑与选择》，《社会科学研究》，2005 年第 2 期，第 127～153 页。

② 绾香阁主：《妇女装束上的一个大问题——小衫应如何改良》，《北洋画报》，第 3 卷第 114 期，1927 年 8 月 20 日。

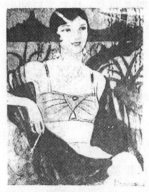

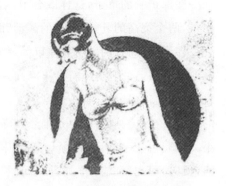

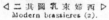

图 5-20 《西妇束乳图》①

在乳罩传入中国并普及之前，改良传统的内衣是唯一可行的办法。首先是改良半臂的形式，将原本用来紧束胸部的小半臂放宽，使之能够刚好托住双乳而又不压迫；或者改良外衣的样式，遮挡双乳的凸出。② 另有人建议，束胸不可直接解放，而应当由束胸时代，先过渡到"约胸时代"，"对于女的乳部似乎可以

① 《西妇束乳图》，《北洋画报》，第 3 卷第 115、117 期，1927 年 8 月 24、31 日。事实上，在这种内衣被引介到中国之前，西方妇女穿戴胸罩的历史也不过十数年，1910 年代前后西方妇女开始尝试脱掉紧身褡。1914 年，一位美国女性用两只手帕制作了简易的胸罩，并将专利卖给华纳兄弟紧身褡公司。1920 年代初，一家纽约的服装公司开始生产符合乳房曲线的胸罩。直到 1935 年，华纳公司开始生产从 A 到 D 不同罩杯尺寸的胸罩，并成为全球胸罩的规格标准。见［美］马莉莲·亚隆著，何颖怡译：《乳房的历史》，北京：华龄出版社，2003 年，第 189～191 页。进入 1930 年代以后，西洋胸罩开始大量进口，中国都市女性开始与西方女性共享这一内衣改造的成果。

② 李寓一：《解放束胸之后的装束问题》，《申报》，1928 年 10 月 1 日，第 21 版。

加一些保护它的罩子,这样既合卫生,而又雅观,不至于行动的时候,两个突高的乳峰,十分的颤动"而导致不舒服。①

在丰满、高耸的乳房身体审美观形成以后,都市年轻女性更多的是为自己的乳房不符合丰隆高耸的审美观而困惑。尤其是进入 1930 年代以后,都市的摩登女性对乳房的态度发生了根本的转变。在束胸风行之时是唯恐其隆,到 1930 年代则是唯恐其小。1933 年,一位产后的新母亲曾因为自己乳房不挺拔十分苦恼,便向《玲珑》杂志的"美容顾问"栏目投稿咨询。② 1936 年,另一位署名"青青"的十六岁女孩,也向《玲珑》杂志咨询自己两只乳房畸形发展的问题。③ 可见都市新女性已越来越在意乳房的美观。

鉴于都市女性对丰乳的普遍需求,报章上常见指导乳房发育的文章。多食营养食物、多做健身运动等是比较常见的丰乳建议。如《大常识》上一则有关乳房发育的文章称:"勤加运动,常用冷水摩擦及摄取滋养(脂肪水分)丰富之食物。相传多食鱼腥有效。"④而对乳房发育不好的,"须常行按摩或吸吮,也可以渐次达到胀大的目的"。⑤ 在一篇有关人体健美操的文章中介绍说:"支右手于腰部,上体向右倾,然后轻移左手,举至右肩之上,随又向后移动(时可弯曲),尽可能地举至后肩以上。摆

---

① 琬:《裸足与解放束胸后》,《妇女生活》,第 1 卷第 22 期,1932 年,第 551 页。

② 《乳部低落》,《玲珑》,第 3 卷第 24 期,1933 年,第 1875 页。

③ 《乳的畸形发展》,《玲珑》,第 6 卷第 31 期,1936 年,第 2045~2046 页。

④ 墨绳:《发育乳部》,《大常识》,第 211 期,1930 年,第 1 页。

⑤ 秋:《乳房的健美与保护》,《沙漠画报》,第 1 卷第 19 期,1938 年,第 2 页。

动时腕不可硬直，极自然地、柔和地、轻轻地由胸部摩擦而过，使乳房部的筋肉感受刺激。像这样地左右手各反复运动十次，不仅可增加美观，而且因为乳房是最柔腻的、灵动的部分，经这么一来，它可以格外活泼了。"①有一本明星杂志上刊登了某好莱坞女明星的丰胸秘诀："每天清晨，立在窗口，解去衣服做空气浴。同时须深深的呼吸，笑、唱……是发育你胸部的绝妙良法。"②

除了这些丰乳建议之外，报章杂志上还登载大量有关乳罩及医疗丰乳的广告。这些广告常常宣称摩登女性若要使自己的乳房符合新的审美标准，可以采取两种措施：一是佩戴胸罩或者假乳，使乳房看起来丰满；二是彻底改变乳房的大小，但这需要通过服用药物或手术治疗。这两种丰乳广告在近代报刊上最为常见。

（一）胸罩、假乳广告

近代乳房审美观的变化，直接影响到都市女性的衣着选择，天生拥有丰满乳房的女性挺起了胸脯，而并不具备丰乳的女性便开始借假奶或义乳衬托，以使乳房看起来丰满。

在"天乳运动"初兴之时便接受了"天乳美"的摩登女性，为了达到乳房丰满的效果，一般自己动手制作假乳房。最初这些特制的假乳房，主要以棉花为材料。1927 年 8 月，《广州民国日报》曾连载一位原本束胸的摩登妇人在"天乳运动"之初即积极

---

① 毕畹兰：《增进肉体美的五分钟美容体操》，《康健杂志》，第 2 卷第 10 期，1934 年，第 35 页。

② 爱神：《跟女明星学时髦　腰臀胸的美》，《银画》，第 3 期，1932 年，第 22 页。

放乳的故事。故事中这位富人家的二少奶每日参与各种交际应酬,一日参加了一个"天乳运动"的集会,深受感染,回去后即将双乳解放,还将原来所有的小衫马甲全部剪碎,以表示自己实行乳解放的决心。[1] 但是二少奶的双乳因为过去缠得太紧,十分扁平,放胸多天后也完全没有变大。为此她去找娘家的老妈子刘妈,向她咨询使乳房变大的方法,但是刘妈给她的是妇女生育后下奶的偏方,除了导致小便频繁外并未使乳房变大。[2] 最终二少奶想到了制作假奶,因为她听闻外国的舞女时常带假乳,但是她身边的女性友人除了有孩子的,大都是扎着双乳的,即便是作假乳也找不到模仿的对象。二少奶想要的是处女般丰满的大乳,于是到处寻找,最后终于找到年轻漂亮的梳头佣娥姐。她因为拥有一对丰满而高耸的乳房而被原来的主妇辞退。[3] 娥姐在上海时也束过一次胸,但是禁不住肿痛便不再束了,所以才有一对丰满的天乳。[4] 二少奶在卧室中认真观摩了娥姐的乳房形态,最终用棉花依样制作了假乳。[5] 二少奶将制作的假乳镶嵌在内衣上,连泳衣内也套上嵌有假乳的内衣,完全不会被识破。

---

[1]　痴子:《二少奶乳的解放》,《广州民国日报》,1927 年 8 月 9 日,第 11 版。

[2]　痴子:《二少奶乳的解放(续)》,《广州民国日报》,1927 年 8 月 11 日,第 11 版。

[3]　痴子:《二少奶乳的解放(续)》,《广州民国日报》,1927 年 8 月 12 日,第 11 版。

[4]　痴子:《二少奶乳的解放(续)》,《广州民国日报》,1927 年 8 月 13 日,第 11 版。

[5]　痴子:《二少奶乳的解放(续)》,《广州民国日报》,1927 年 8 月 18 日,第 11 版。

如此一来,她不仅赢得了同性的赞美,更赢得了异性的注目。[①]
这则故事杜撰的可能性很大,但作者以调侃的笔调试图展现出
在"天乳运动"话语下,女性的身体并没有因此获得解放,她们从
迎合一种审美转向迎合另一种审美,过去受小马甲束缚的双乳
转而受假乳或胸罩的束缚。

事实上,刚刚传入中国的乳罩,被认为是"一种变相的小马
甲,是有碍卫生,阻止女子身体发育的",但大多数人仍认为它是
代替束胸的最佳内衣。1932年《玲珑》杂志曾刊文称乳罩为妇
女的必需品,它不但"对于身体发育丝毫没有妨碍",反而对于胸
部美很有帮助。该作者认为女子佩戴胸罩的好处至少有三点：
一,当夏天穿薄衣时,乳罩可以遮挡乳头的黑点,使之不致露出
显得不雅;二,女子生育子女后,乳房便会下垂丧失美观,而乳罩
可以托起双乳,增加美观度;三是生来乳部小的女性,不能凸显
女性美,乳罩可以使乳部增大,凸显女性美。[②] 另一位作者更加
详细地叙述了乳罩的好处,称体操尽管能稍助乳房美观,但是为
保护乳房形态美,不能不借助"文胸"：

> 目的在使乳头不受衣服之摩擦而生刺激,并固定乳部
> 位置,俾身移动时,可免不快的摇动。且无论或行、或走、或
> 跳、或俯,但不致显现其局部的摆移,因衣服有时牵制乳房,
> 使感受苦痛,而发生肩骨疲劳之病。用适合本身尺度而紧
> 贴的文胸,即能遮掩乳房的或松或垂之不美,复可防止其更

---

① 痴子:《二少奶乳的解放(续)》,《广州民国日报》,1927年8月23
日,第11版。

② 徐吴兰英:《妇女必须的乳罩》,《玲珑》,第2卷第63期,1932年,
第580～581页。

进的衰萎。①

近代女性新式胸衣名称很多，一般被称为乳罩、乳托、奶罩、义乳、乳束、文胸等。这种新式的胸衣对解除束胸后的女性而言，好处多多，但最重要的是保持乳房的形态美，使乳房固定在胸前，防止其下垂，达到美观的效果。②

不管是出于保护乳房的目的，还是出于美观的考虑，报刊上的文章大都建议解除束胸后的女性应当佩戴乳罩。1930 年代中期以后，《申报》开始频见奶罩销售的广告。如，"印度绸奶罩一元买二只"，③或者"精美摩登奶罩，每对自一元半起"。④ 为了吸引更多的女性消费者，这种奶罩还时常减价销售："妇女乳罩，美国好莱坞出品，系丝绸质料精制，用之美瞻舒适，原价每副洋三元半，现减售每副洋一元五角。"⑤从这些广告来看，普通奶罩的价格在一至三元之间，致力于乳房美观的舞女、明星或一般中上层家庭的主妇应该消费得起。但那些能够使乳房看起来更加丰满的假乳的价格要高于乳罩。《申报》上一则进口假乳及连带假乳的乳罩广告称："特制假乳，专供乳部不丰满之妇女所用。美国出品，用法简易，且用之甚感舒适，使胸部美瞻，每对售洋六元五角。""一九三六最新出品乳罩连假乳，美国特制此罩使胸部不丰满之妇女用之，不致减少曲线美，与天然乳无异，用法且舒

---

① 黄萍：《乳房的形态美》，《大众画报》，第 4 期，1934 年，第 26 页。

② 黄擎天：《科学观和美学观的乳房保护》，《康健杂志》，第 3 卷第 7 期，1936 年，第 18 页。

③ 《申报》，1935 年 6 月 26 日，本埠增刊第 17 版。

④ 《申报》，1939 年 2 月 1 日，第 1 版。

⑤ 《申报》，1936 年 11 月 15 日，第 23 版。

适非常,乳罩系美丽粉红色,兰丝纱质料精制,每对售洋十二元五角。"①这种假乳或连着乳罩的假乳是针对胸部不够丰满的妇女而设计的,价格较普通乳罩贵得多。

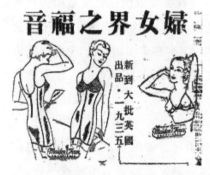
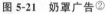
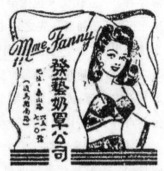

图 5-21　奶罩广告②　　　　图 5-22　发艺奶罩公司广告③

从图 5-21 中广告语"新到大批英国出品一九三五最新式奶罩,适合中国妇女胸部角度,紧俏体贴,办为衬衣,是无上佳品,各界莅临参观,竭诚欢迎"可以看出,乳罩广告大都从美观角度入手。广告图像中的女性也大都拥有曼妙的身材曲线及高耸的乳房,吸引着都市摩登女性的消费欲望。可以说,乳罩是近代都市女性乳房商业化过程中最主要的副产品,其广泛流行的原因在于它不仅可以使娇小的乳房看起来丰隆,还能"把下垂的两乳(尤其对于一个结婚生过孩子的女人)提高起来,保持健美的状态"。④ 而一些尊西趋新的摩登女性更乐于借用假乳装饰达到

①　《申报》,1936 年 10 月 18 日,第 22 版。

②　《妇女界之福音》,《申报》,1935 年 3 月 10 日,第 25 版。

③　《发艺奶罩公司》,《申报》,1945 年 5 月 20 日,第 1 版。

④　玫子:《奶罩·吊袜》,《沙漠画报》,第 2 卷第 15～16 期,1939 年,第 8 页。

乳房丰隆的效果,乳罩遂逐渐成为摩登女性的必备品。1934年,一份有关摩登女子春装花费的清单将奶罩列入其中,与之并列的是皮鞋、丝袜、吊袜带等新式衣物,构成一位摩登女性的日常穿着。① 近代文人包天笑在其有关乳罩的回忆文章中说:"西风东渐,新潮涌起。先之以电影明星,继之以欢场歌女,于是放弃小马甲,受命于乳罩,闺阁中人,本亦非顽固者流,见此推陈出新之物,也就随时顺势而改变了。"② 都市好摩登的女性们热烈地欢迎着乳罩,尤其是胸部平坦的女性,"得此乳罩,如获至宝,公然奇峰突出,往之俨然"。③

乳罩的舶来品性质也十分明显。如图 5-23、5-24 中的两幅图景,是 1930 年代来华的奥地利画家所绘。二图场景一致,只是图 5-24 中在橱窗外驻足的中国观众被置换为日本人,后者可能绘于日本占领上海之后。乳罩是近代女性乳房观念转变过程中十分关键的服饰衍生品。与丰满、高耸的乳房认识深受西方文明的影响一样,图 5-23 下方英文意为"西方文明的教化",实际上是将橱窗里的内衣展示视为西方文明,而橱窗外穿着传统服装的中国人或日本人的驻足实际上代表的是对西方文明的接受。

---

① 费志仁:《春装的估价:摩登女子最低的费用》,《时代漫画》,第 1 期,1934 年。

② 包天笑:《衣食住行的百年变迁·妇女不离裙》,苏州:苏州市政协文史编辑室编,1974 年,第 68 页。

③ 阜东生:《乳罩、臀罩》,《三六九画报》,第 10 卷第 1 期,1940 年,第 18 页。

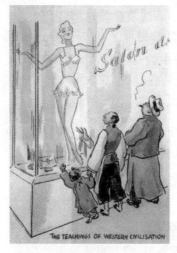

图 5-23　橱窗中的胸罩(一)①

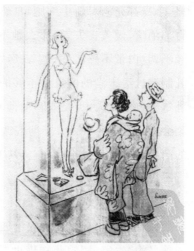

图 5-24　橱窗中的胸罩(二)②

(二)医疗丰乳

在健康美的话语影响下,乳房的娇小,不仅不美观,而且也被视为是身体的病态,需要药物治疗。药物丰胸的广告大都称:"美丽的乳峰,只有健康的人方会具有。那些身体衰弱,先天不足的女子,生殖腺的内分泌不足,发育困难,乳房怎么能够发育得如此成熟。"③更有广告称:"女子的体格健全与否,只要看她们的乳臀两部即可,如女性的乳峰现高耸而有弹性状态,臀部丰腴而圆润者,即可断知其生殖腺卵巢机能必健,新陈代谢作用旺

①　[奥]希夫画,[奥]卡明斯基文,钱定平译述:《海上画梦录——一位外国画家笔下的旧上海》,北京:中国人民大学出版社,2005 年,第 42 页。

②　[奥地利]卡明斯基著,[奥地利]希夫绘,王卫新译:《奥地利画家希夫画传》,上海:上海文艺出版社,2003 年,第 70 页。

③　吴大超:《高耸的乳峰为健美的象征》,《申报》,1936 年 12 月 7日,第 16 版。

盛,全身都充满着新生细胞,自然毫无暗病。反之,如乳峰萎瘪,臀部消瘦,健美丧失者,那么她不是曾犯自渎束胸,便是患有月经不调、白带不感诸症。"①乳房娇小的女性仅靠佩戴胸罩或义乳制造乳房丰满的假象是不够的,"许多乳瘪失健的女子戴上了乳罩来自欺欺人,可是衣衫单薄或罗襦初解之时,丑陋的原形立刻会露出来"。② 因此,要彻底改变小乳的事实,必须服用丰胸的药物或进行手术治疗。

1.药物丰胸

药物丰胸的广告早在 1927 年"天乳运动"初始时期就已经开始在报章上出现。笔者在第四章中曾记述《广州民国日报》上一种名为"生殖灵"的药物借助"天乳运动"之声势所做的广告。该广告称乳房太大或太小均可借助其药物(不同包装)获得缩胸或丰胸的效果。③ 处在报章角落里的这则广告在当时未必能引起苦于胸大或胸小的女性的注意。到 1928 年,该药物商家再次以"发达乳房"为药效刊登广告。该广告通过描述在英国伦敦举行的一次妇女赛乳大会引出其药物,宣传说:"(在英国)近开一盛大之赛乳会,以引起妇女界之鼓动,将乳大放而特放。自此之后,伦敦妇女竞以双峰突起之大乳相夸,乳之小者,耻不敢露其乳,遂争服德国返老还童女用'生殖灵',以发达其乳房云。"④新

---

① 姚崇培:《乳峰是女性美的要点》,《申报》,1939 年 6 月 17 日,第 12 版。

② 吴大超:《高耸的乳峰为健美的象征》,《申报》,1936 年 12 月 7 日,第 16 版。

③ 合生:《天乳的善后会议》,《广州民国日报》,1927 年 8 月 27 日,第 11 版。

④ 《伦敦妇女赛乳大会趣闻》,《申报》,1928 年 9 月 7 日,第 15 版。

闻报道点出伦敦妇女以大乳相夸,事实上是在向近代中国都市
女性灌输西方审美观念,而要达到丰满乳房的效果,则可借用
"生殖灵"药物。这是以新闻报道做药品宣传的广告方式。

另一种名为"施务露金鸡铁树酒"的药物,也打着能使妇女
乳房高耸的招牌,并认为一些女性乳房消软下垂与其生理或生
育有很大的关系:

> 高耸乳房乃为妇女健康曲线美之表示,而亦为近代讲
> 求摩登所不可缺者,然大多数妇女,每因月事不调,过度生
> 产哺儿,血液多耗,年轻岁老而乳房消软下垂,盖因其血液
> 不足也。故若欲乳房高耸、持久美观,必须注意滋补,使其
> 血液充足,而滋补血液最良最速圣品,实无可比拟于施务露
> 金鸡铁树酒者。……饮后能即直接化为血液,故常饮之妇
> 女,不但乳房高耸美上加美,持久不软,即已软垂之乳房亦
> 能速变充实而高耸,且身体各部肌肉均觉充实,曲线美丽
> 常春。①

丰胸的药物广告通常迎合都市乳房审美,称高耸的乳房不仅是
妇女健美的显示,更是追求摩登的条件。这则广告将妇女乳房
消软下垂的原因归结为"血液不足",可能受到传统中医话语的
影响。传统中医的"气血理论"多视妇人以"气血"为生,生育、哺
乳、经期不调都会导致女性血亏。近代报刊医药广告也确实多

---

① 《施务露金鸡铁树酒》,《申报》,1933 年 10 月 7 日,第 3 版。

从血亏的角度论证某些病症,并从补血的角度出发施药。①

在近代报章杂志上还有两种更常见的丰胸药物:一是"生殖素"(也可能是前文中提到的"生殖灵"的另一种名称),二是"补女容"。两者均建立在西医科学对生殖腺的认识上,称其药物可以通过刺激生殖腺(卵巢)的发育达到丰胸的效果。对于妇女乳房萎瘪的原因,两者的解释也极其相似。如"补女容"药物广告的推介医生认为:"身体发育不全,乳房平坦、臀部削弱、贫血的女子……其原因都不外卵巢机能的失常,青春腺的早衰。"②"生殖素"广告的推介医生也认为:"乳峰萎瘪的主要原因,为卵巢机能遭受白带、痛经、自渎、贫血、营养不良、多产亏弱等症所摧残,影响新陈代谢作用所致。"③

为刺激女性的消费欲望,这些丰胸的药物一再强调乳房丰满对妇女人生的重要性。如"补女容"药物便称,女性乳房丰腴、臀部高耸不但是人体美的标准,也是女性毕生幸福很重要的要素。唯有乳房和臀部发达的女性才具备贤妻良母的资格。④ 而"生殖素"的广告则完全将女性置于男性审美客体的位置,在其广告语中一再勾画乳房丰隆的女性不仅在交际场上受人赞扬和

---

① 黄克武:《从申报医药广告看民初上海的医疗文化与社会生活,1912~1926》,《"中央研究院"近代史研究所集刊》,第 17 期下册,1988 年,第 169~171 页。

② 武钟麟:《女子健美之水准线》,《申报》,1936 年 10 月 9 日,第 18 版。

③ 姚崇培:《乳峰操纵着你的命运》,《申报》,1939 年 12 月 21 日,第 8 版。

④ 武钟麟:《女子健美之水准线》,《申报》,1936 年 10 月 9 日,第 18 版。

尊敬，而且在家庭生活中也十分和睦的情景。[1] 而乳房萎瘪的女性将会被时代男子所鄙弃，未婚者乳房不丰则无缘嫁入富贵之家，已婚者乳房萎瘪则被丈夫厌恶，命运都将十分悲惨。[2]

1938 年《申报（香港）》上一则谢医广告提及其丰胸成功即是通过服用药物，但是何种药物并未点出。广告称："乳美与不美之分，在乎人之体格发育健全与科学昌明。社会愈文明，人类愈奢侈，尤以女界欲望最无穷，而其注重要点就是乳房曲线美，设或乳房平坠，无不戚戚于心。妹身躯肥硕，肌肉松弛，乳房平坠，多方医治均不能举，幸赖南洋张家宝女医师疗治，服药后果然日渐隆耸，迥异寻常，盛慰之下特登报鸣谢。"[3]

从近代报刊上的这些药物丰胸广告来看，女性乳房的不丰隆、萎瘪或下垂被视为需要治疗的妇科疾病。这种广告话语不仅加深了社会对乳房丰满的审美认识，同时这种将女性乳房丰隆与否与其家庭婚姻幸福相关联的话语，也使得近代解放胸乳的女性仍以男性审美为其修饰身体的标准。

2.手术丰胸

在药物丰胸之外，借助医疗手段的手术丰胸也在同一时期出现。本书在第三章中曾提及西医外科手术通过对身体的损毁而再造的疾病治疗方式获得认可。疾病治愈的记载显示

---

[1] 姚崇培：《乳峰是女性美的要点》，《申报》，1939 年 6 月 17 日，第 12 版。

[2] 姚崇培：《乳峰萎瘪的悲哀！》，《申报》，1939 年 5 月 22 日，第 8 版；《乳峰是幸福的主宰者》，《申报》，1939 年 7 月 14 日，第 12 版；《乳峰操纵着你的命运》，《申报》，1939 年 12 月 21 日，第 8 版。

[3] 《一九三七年美乳祖师》，《申报（香港）》，1938 年 4 月 26 日，第 3 版。

西医手术逐渐在疾病治疗领域确立了其地位,甚至被认为是"神奇的"治疗方式。[①] 手术丰胸则是通过对身体的损毁达到美观的效果。

在丰胸手术传入之前,《申报》曾介绍西方女性因为乳房太大影响美观而施行割乳手术的例子,并提及乳头凹陷者,也可通过整形手术使乳头凸出。[②] 1933 年,《越国春秋》杂志上转载一家医务所改造乳房的广告,国立广东大学的荣术医学士首倡"人工天乳运动",其广告称:

> 能使平者涨、凹者凸,小者大、不均者平衡。现在实验治疗上所得之结果,凡乳房发育不全、或乳房不发育者,多兼患月经不调、久不受孕、性欲减退及哺乳期乳汁缺乏之并发症,凡到本所改造美的乳房者,除收获增进女性美外,并可治愈上述各症。[③]

尽管广告中并没有介绍其手术办法,但是其"能使平者涨、凹者凸,小者大、不均者平衡"的广告语对于急于达到乳房丰满的女性来说具有很大的诱惑力。《申报》上还曾连续刊载一种名为"天乳健美器"的广告。据广告词所言,它是一种"与盖斯勒管[④]相同之低度真空器械,可在家自用"。"凡不发育及畸形乳房或

---

① 《割愈乳癌　鸣谢良医》,《申报》,1930 年 2 月 8 日,第 20 版。

② 陶秉珍译:《乳房的美学和科学保护法(下)》,《申报医药周刊》,1933 年 4 月 10 日,第 17 版。

③ 罗斯:《改造美的乳房》,《越国春秋》,第 1 卷第 49 期,1933 年,第 47 页。

④ 即真空管。

哺乳失形、乳腺病均得治愈,及能充分发育。"①这可能是一种通过真空气压吸涨乳房的工具。

1939年,《大公报》刊载一则健美胸部广告。广告以放大的字体呼吁"摩登的小姐们,不要装胸作势","罗四维女医师选用法国新发明人工天乳术,救治妇女一切乳萎、体弱或原因多产而致坠垂、不匀、偏态等","包能于十五分钟内即收饱满效果,来时去时判若两人……保证丰隆无变化、无危害、无痛苦,确与大言伪夸者不同"。②《申报》上也曾连载一则健美整形院的广告,称:"妇女乳房先天萎小或授乳后下垂、一大一小,甚不雅观,健胸手术能使胸部高耸丰满,与天然无异,绝非吸涨器、卵巢剂注射等所能比。"③十五分钟即能收效的"人工天乳术",广告虽并未详细介绍其丰乳方法,但据同时期西方丰胸方法来看,应当采取的是注射丰胸。在生殖素药物的广告中,一位女性服用其药物近两个月双乳才丰满高耸起来。④ 因此,与药物丰胸相比,手术丰胸的立竿见影,可能更吸引一些急于求成的女性。

1946年,有一篇文章详细介绍了当时新兴的两种手术丰胸的办法,并给予充分的肯定:

> 女子的青春表演的最力的,当然要算她们天赋和天生的两座乳房了,不但如此,女人的曲线,最重要部分,也是在于此,事实上至为明显。不过,天生的乳房,不一定人人能

---

① 《天乳健美器》,《申报》,1939年11月3日,第5版。

② 《健美胸部》,《大公报(香港版)》,1939年8月19日,第5版。

③ 《申报》,1942年10月22日。

④ 如荷:《各国少女为乳峰而努(力)》,《南北》,第2卷第3期,1946年,第7页。

够青春毕露,有些年华正富的女人们,苍天竟靳与这种赋予,而徒唤奈何!

可是现代科学昌明,这个缺憾可以弥补了,人工造乳越演越进化,装二只假乳房到底不够味,必要有本体发酵出来,才算弥补这个缺憾。据说现在有几家私人医院,能够用两种不同的方法改造乳房,一种是打针改造,价二百万元,保"胀"三年,一种是用开刀手术改造,价三百万元,保"胀"十年。改造不着痕迹,且不碍生育和喂儿。医药和科学的神秘,真是不可思议![1]

对乳房丰满美的强调是导致手术丰胸盛行的重要原因。打针改造乳房的方法,仅能"保胀三年",开刀手术也仅能"保胀十年"。在通货膨胀的初期,二三百万的丰胸手术费仍是一笔不小的费用。1947年,《新光》杂志曾刊载一位富翁的妾室因为乳房的平坦而寻求医学改造的故事,其费用是五百万,但是就治疗方式来看,更像中医的按摩:

当地富翁董敏超,年逾望六矣,好蓄艳妾,姬人中有一九姑妖艳人骨,销人魂魄,惟体不甚发育,胸坦荡荡,妾嫌有失美观,翁闻超姓神医能改造乳房,饬妾就之,而托友人翼护前待。友人固辞不获,且欲一新耳目,勉从之。既至医室,订定包医,费为五百万金,先交四成,余则期缴付,收费立单后,导妾入久疗室,久未见出,友大惑,从门隙窥之,则见妾袒胸偃卧榻沿,旁置药水及毛巾等,频频以手搓妾之

---

① 六如:《改造乳房新价目》,《一周间》,第 8 期,1946 年。

乳，左之右之，周而复始，更以大毛巾湿热水铺上而搓。妾
星眸半掩，似醉非醉，似睡非睡，神态荡然。友人窥之，齿为
冷毛为竖，适医工作已完，妾亦徐徐整衣出室，脸晕朝霞，若
不胜情，其芳心何若，非能知也。神医嘱其越三日独来，谓
不必须人做伴，友盖为之驰思归又不便语翁，但面请辞职，
退避贤路，其妾嗣后如何就医，不可复知，惟觉其胸际双凡，
确已□□叠出。①

这位年轻的妾室丰乳的方式并不见于当时各类医疗广告中，热
敷药水及胸部按摩方式应属于传统的中医治疗，但是其效果确
实可观。

而这种通过医疗手段对女性乳房形态的改造，效果并不能
特别乐观。《礼拜六》杂志曾有女子乳房整形失败的记录，该女
子为求增加乳房美观度，就医于石氏整形医院："讵料针药注射
不灵，复开刀九次，不特其形未整，却横遭破坏，致原有隆然之
姿，一并失踪，反致瘪塌塌矣。"②因乳房整形而弄巧成拙的例子
不是孤立的。包天笑也曾在文章中回忆近代一些新女性"深恨
自己的胸前平坦，思以人力补救之。于是一般黄绿医生，作为投
机事业，盲针瞎灸，非徒无益，结成块垒，致酿成终身之病"。③
可见，由于都市新女性对乳房丰满的需求过甚，当时的丰胸市场
是极其混乱的。

---

① 《神医改造乳房发育》，《新光》，1947 年 7 月 7 日。
② 周天籁编，红蓼：《花影缤纷集：美乳》，《礼拜六》，第 62 期，1947
年，第 21 页。
③ 包天笑：《衣食住行的百年变迁·妇女不离裙》，苏州：苏州市政协
文史编辑室编，1974 年，第 68 页。

简而言之，1920 年代的年轻女性还在追求以小马甲束胸的平胸美，到 1930 年代末却已经开始追求乳房丰满的身体摩登，而进入 1940 年代以后，新的乳房观念已在都市中基本形成。女性们针对不合标准的乳房只好装乳托，无从装乳托的，只好装假乳，如此仍不满足的便接受各种药物或手术治疗。当然，从沿海都市到内陆城市或者从都市到农村，新乳房观念的形成存在一定的时差，尤其是广大农村这一过程的完成更为缓慢。有资料证明，新中国成立后福建惠安的妇女组织仍在致力于解除女性束胸的陋习，[①]直到 1980 年代末，农村女学生束胸的习惯依然十分普遍。[②] 可见一种新的观念从都市普及到全国需要多么漫长的过程。

小　结

晚近以来，知识分子从国族主义出发的强种、强身话语十分重视国民身体的健康强壮。这种对强健的诉求在女性身体上表现为对"健美"与"曲线美"的追捧。在"健美"与"曲线美"的审美影响下，乳房在女性身体审美中的地位逐渐凸显，并在近代都市

---

① 王惠萍：《惠安妇女代表会议决议发动妇女革除束胸陋习》，《厦门日报》，1952 年 12 月 27 日。

② 汤汉军、何舜华：《农村女学生束胸及心理状况调查》，《中国校医杂志》，1988 年第 1 期，第 25～26 页。两位调查者是湖南省益阳县防疫站的工作人员，他们对该地农村中学高中部的 1314 名 15～19 岁的女学生进行束胸情况调查，结果显示竟然有 1308 名学生束胸，比例高达 99％。

中成为女性身体审美的焦点。双乳高耸或者曲线丰满被看作是女性人体美的精髓，从而取代了传统玲珑小乳的审美观念。

随着近代都市的兴起，女性身体不仅在都市公共空间中随处可见，作为审美客体的女性身体更以绘画、摄影等形式出现在众多公共传媒上。在人体写生与摄影艺术中，女性身体被建构成提供视觉享受的器官，也是可以重塑与再现的艺术品。一幅成功的人体素描或摄影作品，不仅是男性审美品位的体现，也为其提供情欲想象的空间。裸体绘画与摄影作品充斥于近代各种公共媒体，从艺术的角度一再彰显女性身体的健美与曲线，在此基础上，女性乳房丰满、高耸的集体审美意识逐渐形成。

与此同时，受到都市消费主义的影响，女性身体在近代也越来越受制于消费文化。近代都市女性身体的商品化体现在两方面：一是裸体绘画与摄影对女性乳房身体的聚焦，这些裸体艺术品大量刊登在近代各类画报杂志上，也作为商品售卖。拥有丰满乳房的女性身体符号不仅刺激都市异性的消费欲望，同时也满足他们对于女性身体的情欲想象。二是报章杂志上刊登的各类商品广告一再借用女性身体形象进行广告宣传。1920—1930年代逐渐发展为女性裸体图像的广告使用，使那些与女性身体完全无关的香烟、医药等产品与女性乳房意象相勾连。都市社会的消费者在消费相关产品的同时也消费着女性的身体形象。

此外，从近代报章上大量面向女性的丰乳广告可以看出，在女性乳房商业化的范畴中，女性不仅表现为可供消费的商品，同时其本身也是消费者。作为消费者的女性则消费着一切与乳房有关的副产品——胸罩、药物，甚至手术，这些由外国公司、医生提供的各种丰乳服务使她们的乳房从一种不自然（束胸）的状态进入另一种不自然（丰胸）的状态。

第六章　反观自身:"新女性"的乳房体验

　　近代医学认为乳房隆起是女性最明显的第二性征,它与生育、性爱、健康、政治、商业、审美等有密切的关系。但无论是在中国传统文化里还是在近代都市社会中,人们对于女性一对完美乳房的评价始终有两个标准:哺乳与审美。这与人们对女性身体的普遍认识一致,人们既将女性的身体视为生育主体,又将其视为审美客体。而在近代中国,国族主义思想对女性生育的重视与都市消费主义对女性身体审美的消费同时存在,女性乳房的哺育功能与审美功能几乎同等重要。但近代中国都市中的异性审视者及知识分子面对不同群体的女性主体,对她们的乳房评价所依据的标准也不同。如有人曾说:"乳房在太太身上是花瓶,在奶妈身上是汽油站,在小姐身上是诗和小品文。"[①]他们让不同身份女性的乳房承担不同功能,主妇与奶妈等女性主体承担乳房的哺乳功能,哺育"小国民",健康与否、多乳与否等是判断她们乳房优良与否的标准;而摩登的太太、小姐、娼妓、舞女、明星等女性主体则承担乳房的审美功能,丰满、高耸、富有弹

---

　　① 　子方:《乳房颂》,《飘》,第 1 期,1946 年,第 2 页。

性等是她们乳房美观的标准。

大体而言,近代社会人们对哺乳乳房的政治意涵与审美乳房的认识变迁,主要是都市男性观点的表达,而事实上女性在乳房观念转变的过程中如何看待自身的乳房更加重要。因为与男性相比,女性在哺乳经验、束胸与放胸的身体体验以及身体曲线认知等方面,能够表达出更为真实的生命体验。

笔者将目光锁定近代都市中的主妇、奶妈、娟妓、舞女、电影明星等女性群体(都市中的女性群体的复杂性远超过本书所选取的个案,但是乳房的哺乳与审美两大功能在她们身上体现得最为明显),尝试分析她们就自身乳房改变的看法,尽量剥离出她们的自我表达,努力寻找这些女性在近代科学话语、国族主义、消费主义等包围中展现出的自主性与能动性。

第一节 都市"新主妇"

在近代有关乳房的哺乳与审美功能的评价中,都市"现代妇女"的乳房实际上兼具两种功能。她们作为"现代母亲"有较多的机会接触到"生母亲乳"的科学话语及为"小国民"哺乳的政治话语。报刊上大量倡导"生母亲乳"的话语实际上也主要是针对都市中"新母亲"的。但是,作为摩登时代的"新妻子",她们又要满足都市现代丈夫对"新"乳房的审美需求。

一、"新母亲"的哺乳体验

近代中国,母亲的身份被认为是女性的"天职"。一些女性期刊或家庭杂志广泛宣传这种认识,认为:"女子之最大天职为母之事也。……所谓为母者,即结婚而组织家庭、助夫、育子、整理家事是也。"①这种"母职"论述对哺育责任的强调甚至超过生育,除体弱疾病外,母亲必须"练习哺育以尽其天职"。② 而具备哺乳功能的乳房被认为是"母性的象征,是母性爱的源泉"。"我们都是赖母亲的乳房而长大成人,所以乳房在人生上是很重大的器官。"③因此,"妇女两乳实为人类生命之源泉",④"授乳是乳房本职的机能"。⑤ 乳房的哺乳功能在国族的或家庭伦理的话语下被一再地神圣化。然而需要进一步探讨的是,尽管这些将女性哺乳职能神圣化的话语充斥媒体报端,但是落实到女性个体的生命经验,国族的或科学的因素究竟在多大程度上被考虑是值得讨论的。笔者发现,很多生育后的知识女性在记述哺乳经验时,可能偶尔会叙及科学的哺乳方式,但国家民族则更像一个远远的背景,"新母亲"们极少将自己的生育或哺乳与国家民族的未来相联系。她们更愿意从家庭伦理的角度记述母子之爱,同时也会记述母职神圣话语掩盖下的授乳辛劳与疼痛。

(一)亲乳的辛劳

近代报章上频见对生母亲乳的倡导及哺乳指导的文章。但

---

① 速水猛原著,君实译:《自医学观之良妻贤母主义》,《妇女杂志》,第5卷第7期,1919年,社说第1～6页;《自医学观之良妻贤母主义(续)》,《妇女杂志》,第5卷第8期,1919年,社说第1～10页。

② 质园:《育婴宝鉴(续)》,《妇女杂志》,第1卷第5号,1915年,译海第9页。

③ 歌德:《女子的乳房》,《时代生活》,第4卷第3期,1936年,第120页。

④ 蒋文芳:《妇女之乳房及其乳头》,《长寿》,第2期,1928年,第9页。

⑤ 沈玉先译:《处女的乳房与妇人的乳房》,《健康生活》,第1卷第6期,1934年,第246页。

是,与传统社会相比,近代女性有了更多的机会表达自己的声
音,母职神圣的话语并未能完全遮掩女性的真实体验。当都市
新母亲有机会表达其乳养经验时,她们大都会提及不分昼夜的
辛苦。例如,1931年《妇女杂志》上一位女性在记述其为母的感
受时,称养育孩子的辛劳令她"曾有几次发过扔下了孩子,脱离
家庭一个儿逍遥远扬的意思"。[①] 但是当母性抬头、意志清醒的
时候还得继续做着"母亲"。

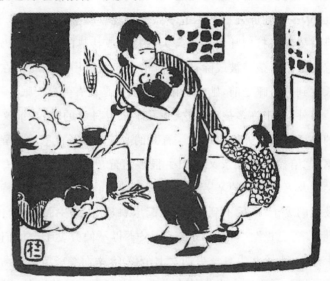

图 6-1 《母亲!》[②]

---

① 恽怡:《作了母亲(一)》,《妇女杂志》,第17卷第1期,1931年,第
34页。《妇女杂志》该期征文主题为"做了父亲或母亲",内容大都是养育
小孩的经历及为人父母的感受。其中女性当选文章有4篇,而男性则有
10篇。可见,即便是事实上母亲承担了更多的照顾责任,但是男性总能获
得更多发表声音的机会,对小儿的养育发表自己的看法。
② 杨芒甫:《母亲!》,《良友》,第76期,1933年,第35页。

塑身与塑心

一位署名"恨天"的作者也抱怨为母的辛劳，称其做过母亲以后，觉得"世界上没有比做母亲的痛苦再深、牺牲再大的事了"。她在六年里生了四个孩子，但是只养活了一个。这种亲自乳养的辛苦，使她深感疲倦，她说："自从做了母亲之后，从没得过一夜安稳的睡眠。当喂乳时，每夜总要起来喂两三次奶，至多不过得五六小时的睡眠。"因为神经衰弱，导致失眠加剧，不得已而雇了奶妈。但是，"慈母之心，终究放心不下。每听见孩子哭了几声，不等乳母醒自己先醒了。唯恐乳母睡熟，委屈了孩子，自己就要起来打招呼了。遇着天气特冷或特热的时候，唯恐乳母忽略了给小孩盖被或除被，自己也要起来招呼招呼"。① 在小孩长大到分房睡之前，她这个做母亲的总是没有一夜安眠。

另外，由于许多孩子的吃、睡并不依着科学的建议，前文提及的鲁彦与谷兰夫妇也记述了育儿的辛苦。孩子夜里总是醒来哭闹，这给授乳的母亲又添加了很多的苦楚。② 做丈夫的有时也会提及妻子哺乳的辛劳。周瘦鹃在悼念亡妻的文章中，特别提及他的妻子"产后不到十天，就起床料理家务，一面又将自己哺乳，辛苦已极"。可是限于经济，又不得不偏劳妻子。他们结婚十七年，妻子共生育三男四女七个孩子，幸而经济情形逐渐改善，"所以除了第二个出生的女儿玲仍由其妻自己哺乳外，其他五个都雇了乳妈"。虽说奶妈分担了一部分辛劳，但妻子除了照顾孩子之外，还得分出时间来照顾丈夫，"吃的穿的，样样留

---

① 恨天：《母亲的辛酸泪》，《妇女共鸣》，第6期，1932年，第21～26页。

② 鲁彦、谷兰：《婴儿日记》，《东方杂志》，第31卷第7期，1934年，（妇）第36页。

284

心"。① 另一篇题为《母亲一天的工作》的文章记述了一位三个
孩子的母亲忙碌的一天:每天,她都先于一家人起床,但总是最
后一个睡下。从早到晚洗衣、做饭、为最小的孩子哺乳、伺候丈
夫、照料两个稍大的孩子等等,每每有去野外呼吸新鲜空气或回
娘家的念头都因各种牵绊而放弃。但她的丈夫并不怎么体谅妻
子的辛苦,下班回来因为妻子开门慢了些就大发雷霆,抱怨着自
己在外辛苦,妻子却在家"等现成、吃现成"的快活。已经十分疲
惫的"母亲"还要继续伺候喊着"腰酸腿疼"的丈夫,作为"母亲",
她一天的辛苦是无处诉说的。② 即便有一些丈夫体谅或分担育
子的责任,受"母职话语"驯化的母亲总觉得这是自己分内之事,
丈夫的分担反倒令她感到不安。在一位母亲的自述中,提到自
己因为产后贫血,无法照料孩子,家境又不允许雇佣人,丈夫便
承担了照顾孩子的辛苦,这时常令她感到不安。这种不安一直
持续到丈夫因为公职远行,照顾的责任重又落在她的肩上为
止。③ 女作家谷兰曾记述因为自己伤风感冒,丈夫便分担了照
顾孩子的责任,她也因此感到对丈夫抱歉。④

　　养育子女及持家的辛苦使得这些都市"新母亲"分身乏术,
一些有社会职务的女性不得不放弃了职务。前文提到的作者
"恨天"女士便称,因为做了母亲,她失掉了许多人生的乐趣。在
过去做母亲之前,她不仅是学校里的教员,还积极参与妇女运动

---

① 瘦鹃:《寄给亡妇凤君(九)》,《申报》,1946 年 7 月 17 日,第 10 版。
② 韵韶:《母亲一天的工作》,《妇女共鸣》,第 6 卷第 5 期,1937 年,
第 57～60 页。
③ 鸣:《一个母亲的自述》,《兴华》,第 32 卷第 16 期,1935 年,第 23 页。
④ 鲁彦、谷兰:《婴儿日记(续)》,《东方杂志》,第 31 卷第 9 期,1934
年,(妇)第 19 页。

和革命工作。后来因为生育的关系,她不得不放弃了工作,甚至她亲手创立的事业也因养育子女的关系而坍塌了。这对她造成很大的打击,甚至想到要自杀。① 还有一位丈夫也曾记述他的妻子因为"日夜忙着乳哺小儿"而放弃了过去擅长的钢琴和英语。②

因为亲乳及母职实践,很多女性被禁锢在家里,一些有较强自我意识的女性会由此反思:作为一位都市新母亲,若试图放下孩子去做教员呢? 家务与育儿的责任又会使她犹豫不决,那么"女人只能做母亲吗"? "世间有着很多很多的女子,为了做'母亲',长期被锢蔽在狭小的牢笼里。试看职业界中固然有不少的女子,但是很少做了母亲的人涉足。有之,只是新式产业下的女人,但她们被迫抛下自己的孩子。"③

可以看出,在近代都市社会中,男性一方面标榜女性承担育儿的责任是为国家、种族的付出,将之上升到国族的高度;另一方面内心对养育子女及承担家务很不屑,甚至将女性在这方面的付出与价值埋没,并因此而贬低女性。如《妇女共鸣》上一篇文章所言:"女子做了母亲,精神来不及顾到社会事业,久而久之,社会情形亦欠熟悉,一切一切都变成落伍者,心里是如何的悲痛! 但男子们说'女子到底不成'。他忘记了男子所以'成',因为女子替他在家庭里牺牲一切的原故。"④上文那位完全忽视

---

① 恨天:《母亲的辛酸泪》,《妇女共鸣》,第 6 期,1932 年,第 22 页。

② 谢宏徒:《做了父亲(四)》,《妇女杂志》,第 17 卷第 1 期,1931 年,第 45 页。

③ 殷琪:《做了母亲(二)》,《妇女杂志》,第 17 卷第 1 期,1931 年,第 36 页。

④ 《男子们说》,《妇女共鸣》,第 1 期,1929 年,第 35 页。

妻子辛劳的丈夫也属于这一种，在男性视角来看，女性在家庭中牺牲的一切，不是被视为理所当然，便是被直接忽略了。

（二）哺乳的疼痛

近代舆论从卫生与哺乳的角度反对女性束胸，他们一再强调束胸对乳腺的伤害，强调束胸的女子在生育后将无法哺乳，将对小儿的生命造成威胁。也有文章强调束胸导致乳头内陷，即便是有乳汁也无法哺乳。一些束胸后仍试图哺乳的女性将哺乳描述为极端痛苦的身体体验，并借此劝谕年轻的女性切莫束胸。1926 年，《新上海》杂志上刊载了一位叫景霞的女性讲述她束胸后哺乳的痛苦经历。生产三五天后，她的乳房肿胀，像是充满了乳汁，但是乳头内陷，小儿完全无法吸到，只好让五岁大的侄子代替吸出乳头，她回忆道："锐利的牙齿，把乳晕咬碎发肿，乳头当然外凸了，再给我儿微微地一吸，痛彻心肌，泪岑岑而下，我鼓着不屈不挠的坚韧心，他用着所有的力气，终得不到多少乳汁。"[1]《女子月刊》上的一位投稿者曾转述她的友人顾秀英女士的授乳之痛："（因为婚前曾经束胸）两乳头深深的陷入乳房，孩子的口竟不能与乳头相接触而吮不到乳，孩子因此营养不良而瘦瘠的皮包骨头，她不时的叫丈夫和一般大些的孩子来用力吮吸，想把乳头吸出，可是一点没有效果，反而乳房一天天的红肿溃烂，痛如刀切。"[2]这两位束胸后哺乳的女性可能在怀孕期间没有试图将乳头拔出，根据当时医生的建议，在妊娠的最后一个月，每日尝试将乳头拔出，仍是能够做到亲乳的。《申报》上就曾有专门文章对乳头内陷的女性进行哺乳指导："乳房部须解放，

---

[1]　景霞：《束胸后的哺乳》，《新上海》，第 9 期，1926 年，第 57 页。

[2]　砚孚：《赶速解除小马甲》，《女子月刊》，第 8 期，1933 年，第 37 页。

不宜紧缚。在妊娠的最后的一个月……乳嘴发育不良或陷入时，每日将乳嘴提举数次，使乳头渐渐突出，分娩后小儿哺乳时不感困苦及乳嘴痛等。"①

不过即便是健康的乳房，授乳之初也会感到疼痛。近代女作家苏青在其自传体小说《结婚十年》中曾描述自己第一次授乳的疼痛：

> 从来没有喂过奶的乳头，叫做"生乳头"，吮起来实在痛得很的。而且她似乎愈吮愈紧，后来我真觉得痛彻心肝，赶紧把它扳出来，看看上面已有血了。黄大妈说：快换一只奶给她吃呀，吃过几次，便不痛了。我摸摸自己另一个奶头，犹疑着怕塞进她的小嘴里去，但瞧见她空吮自己下唇，啧啧有声的样子，实在忍不住，终于咬咬牙把她抱近身来。②

女儿吮吸乳头的疼痛使苏青迟疑，但是出于对女儿的爱，即便是"痛彻心肝"她还是坚持哺乳。授乳的另一种疼痛来自乳房胀痛：

> 在奶汁饱胀的时候，真盼望孩子能把它多吸出些，可是孩子却贪睡。我没奈何只得自己轻轻地捏弄着乳头，觉得有些痒痒的，不一会儿奶便直喷出来，稀薄的，细丝的，像乱喷着的池水。喷出了些，便觉得好过了些，不一会儿又胀痛起来。③

---

① 沈健安：《妊娠时卫生法》，《申报》，1934 年 4 月 15 日，第 21 版。
② 苏青：《结婚十年》，于青、静思编：《苏青小说选》，合肥：安徽文艺出版社，1995 年，第 182 页。
③ 同上，第 183 页。

苏青尽管乳汁丰富，但是公婆急于要孙子，决定找奶妈来代乳，便关照女佣拿冷毛巾为苏青敷乳。对于婆婆找奶妈的决定，苏青没有反对，但是她显然是希望自己哺乳的。女儿虽然吮得乳房很痛，可是苏青又说："我看她攒在腋下偎靠着我的样子，有她睡在我的身旁，我便觉得充实了，幸福了。"①但是苏青没能好好享受初为人母的幸福，产后第三天从乡下找来的奶妈便已上任。本来揽在怀里的孩子被奶妈抱去，苏青已经很失落，而乳房也因为不能哺乳更加胀痛了：

> 半夜里，我的乳房更加胀痛厉害了，没奈何只得高唤奶妈："把孩子抱过来呀，叫她吸些奶，我的乳房真痛得要死了。"可是奶妈起先不应，后来含含糊糊地说道："孩子够吃了呢，少奶奶你放心，抱来抱去要着凉的。"我不禁拍床大怒道："我叫你抱过来，你敢推三阻四？我的孩子难道还要你作主吗？"这时黄大妈再也不能不作声了，她伸出头来在帐外劝道："少奶奶你且忍耐些吧，奶头痛些时就会好的，没有了奶时你的身上就会来了，老爷太太巴不得你再快些替他们养个小孙孙呢。"②

苏青即便是作为孩子的母亲，仍不能拥有哺乳的权力，只能一天天忍着疼痛："乳房痛的紧，一大团硬面包似的东西渐渐变成果子蛋糕般，有硬粒有软块了，终于过了一星期左右乳房不再分泌

---

① 同上，第183页。
② 同上，第182页。

乳液。"①

报章上大量由男性书写的"生母亲乳"文章并不会提及女性授乳之苦。在他们看来,与为国家、民族而亲乳相比,授乳的疼痛似乎是微不足道的。女性自身关于授乳疼痛的话语是其真实的生命体验,她们会抱怨亲乳的辛劳与疼痛,但依然坚持尝试亲自乳养孩子。这背后可能有近代"母职"话语的规训,但更多是从母子之爱的人伦感情出发。

(三)"新母亲"的主见

在近代都市文化中,新旧观念的杂糅体现在日常生活的各个方面,小儿的乳养问题也有新旧的分歧。尽管科学的哺乳指导充斥着各类报章,但传统哺乳方式仍在翁姑、邻里长辈之间传播,有时甚至能左右新女性的乳哺体验。如上文中的苏青在生育第一个孩子后的哺乳问题便完全受翁姑的左右。苏青在给女儿第一次哺乳之前,女佣用传统的方法为其孩子"开口","黄大妈拿来一碗木梳烧煎出来的,叫我洗乳头,说是木梳可以梳通头发,因此它的汤也可以'通奶'"。② 这种用木梳煎烧的水来通乳的习俗更多的是一种迷信行为,不见得能起到什么作用。作为大学生的苏青,了解很多科学育婴的知识③,并不认可这种做法,但是嫁入传统的家庭里,她似乎没有能力挑战翁姑在小儿乳养上的决定权,甚至连后来剥夺她的哺乳权时也只能一再地忍耐。女儿的日常生活也被奶妈与婆婆完全包揽,她完全插不上

① 同上,第 183 页。
② 同上,第 182 页。
③ 同上,第 177 页。

嘴。① 后来苏青和丈夫到上海组建小家庭,公婆便再也干涉不到她对孩子们的哺乳了。

但是另一些都市女性即便是翁姑在堂,也有采用传统或科学方法乳养自己孩子的选择权。一位母亲描述她生育的第一个孩子,因为是长子长孙的缘故受到过多的关爱,公婆听不得小孩哭,一哭就要求她喂奶,白天孩子也不睡在床上或摇篮里,只是大家轮流地抱来抱去。孩子因此很瘦,还整日要奶吃,要人抱着,隔几日总要病上一回。她深知第一个孩子是被养坏了,生育第二个孩子后,这位母亲决定不允许婆婆或丈夫干预其养育方式。她"不顾公婆的吵嚷,丈夫的苛责",而实行她的育婴计划。每日按科学的时间哺乳,也不顾婆婆的反对而常给小孩洗浴,也不许别人抱孩子,给孩子充足的时间睡眠。最初,丈夫、公婆以为"这种科学化的培养儿女是不会有好结果的",因为在她坚持科学育儿的开始,孩子总是爱哭,不过等按时哺乳、洗浴、睡眠等习惯养成后,孩子就很少哭了,而且渐渐胖起来。②

在中西医的小儿养护指导之间,都市中的知识女性时常也有自我判断选择的能力。她们既不武断地完全否定中医知识,也不盲目地信奉西医。例如前文提及的《婴儿日记》的作者之一谷兰,她因为女儿时常吐乳,带去给西医看,但西医随便的态度令他们夫妇十分生气,简单地检查后,医生仅给了一瓶"不晓得什么名字什么性质什么味道的药水"。③ 给孩子喂药无效后,原

---

① 同上,第 201 页。

② 颖之:《一位好母亲》,《兴华》,第 32 卷第 26 期,1935 年,第 15～16 页。

③ 鲁彦、谷兰:《婴儿日记》,《东方杂志》,第 31 卷第 7 期,1934 年,(妇)第 38 页。

本认可西医及科学的谷兰夫妇竟自行翻看名为《验方新编》的中医著作，并采纳了其中用生姜和盐泡白开水的建议。但是另一个中医止吐的方法却被她否决了。该药方称"七粒米、半杯水和半杯奶混着煮给孩子吃"可以止吐。① 由此可见，她对中医的治疗方式是部分认可的，但是一些"偏方"则被否定了，她的知识与接受的教育使她在中西医方式的治疗选择间游刃有余。

谷兰也不认可婆婆的权威。比如当她第二次给女儿喂药后，女儿不仅将药吐出来，还连带着吐了许多奶，婆婆说药使孩子恶心，不要喂了，但是谷兰还是坚持喂了第三次，次日仍又喂了一次。直到她自己发现不能再喂药了，才停止。② 婆婆传授的育儿方法在她看来多是无稽之谈。比如当她的婆婆告诉她，孩子吐乳可以通过秘密地把孩子父亲的袜子放在枕头下来解决，并说将熟睡的孩子从一个地方抱到另一个地方应当一直唤着她的名字，不然灵魂是不晓得跟着走的。谷兰听后，不以为然，并在日记中表达了自己的观点，称"传统的经验和迷信有时也有它的功效，但也不能全照着去做"。③

由此可见，一些都市新母亲有分辨传统或现代乳养方式的能力，并能根据自己的需要做选择，即便是在面对翁姑及丈夫的家庭权威时，也能坚守自己的主见，表现出自主选择的能动性。

二、进退维谷的"摩登太太"

都市主妇的身体并不仅仅承担着生育与哺乳的责任，同样

---

① 同上。
② 同上。
③ 同上。

承载着丈夫的审美审视及性需求。当都市社会对女性乳房审美观念发生转变之时,这些摩登太太们不得不致力于再造自己的乳房。在放胸的问题上,已婚妇女大都根据丈夫的喜好做选择。如《卫生报》上的一个个案:黄兰芬女士与丈夫吴维新青梅竹马,婚后关系一直融洽,但是黄兰芬坚持束胸,最初无论丈夫如何反对,她都以"俗尚和美观的关系置之不理"。怀孕后乳房开始膨胀,她反而更加紧束,可见她完全不顾这种行为对将来哺乳或对胎儿的伤害。在一次郊游中,丈夫又以万物自然之理对她束胸有违自然的行为进行游说,她才最终听取了丈夫的劝解。回家后,她将自己的"四件棉紧身,三件单马甲通通扯破",最终不再束胸。① 这种叙述方式与反缠足时期的叙述方式极其相似,女性自身是落后的、蒙昧的,而家中的父、兄或夫则充当启蒙者,解放她们的身体。

夫妻之间性的问题时常左右着女性对待自身的态度。她们的乳房不仅要满足小儿的哺乳也须满足丈夫的审美需求,处在丈夫与小儿之间的女性,在生育后的哺乳问题上,存在诸多疑惑。一方面出于爱孩子,而选择亲自哺乳,另一方面又担心因为亲乳,乳房失却美观,遭到丈夫的嫌弃。在丈夫与小儿之间,近代都市中许多女性可能会做出完全相反的选择。

哺乳会导致乳房丧失美观的认识在近代都市中十分普遍。很多在乎乳房美观的女性"以为哺乳是使人容易衰老的","漂亮的相貌,一哺乳就不能长久保存了,这种心理广泛支配于上流社会,且最能使多数女子下最大的决心不亲自哺乳"。② 民谚称,

① 舜臣:《束胸害》,《卫生报》,第4期,1927年,第3页。
② 夏禹鼎:《讲小国民的营养》,《医事公论》,第5号,1933年,第5页。

"金奶子,银奶子,生了孩子狗奶子"。① 也就是说无论再好的乳房,哺乳后都会变得像哺乳期母狗的乳房般松垮下垂。一般认为女性乳房在"十六至十八九岁最为美观……及产后授乳,即失其美观"。② 一篇品评乳房美的文章也称,因为哺乳的缘故,乳头下垂,"这便成了人体美中最破坏的一点,其影响会及于全身,同时亦使我们引起一种惋惜之慨"。③ 哺乳对乳房美观及青春美丽的伤害,逐渐成为普遍的认识,都市新妇女们面对哺乳与审美的取舍,时常感到困惑。

被视为女性知音的《玲珑》杂志编辑"珍玲女士"遇到过很多哺乳期妇女向她询问有关哺乳与审美及性生活方面的问题。1933 年,二十岁的已婚妇女丽女士向珍玲女士咨询自己乳房下垂的问题。她发现自己的双乳在生育过后,渐渐低下来,变为平坦的胸部,但见许多已婚及未婚的女士们乳房都很大且很高。④但是珍玲女士并不从乳房丰满美观入手,而是从健康的角度回答其问题。1935 年,一位署名"詹金炼"的女士问及哺乳期间夫妇性生活的问题。在哺乳期内,她一方面担心性生活会影响哺乳,致使小儿患病;一方面又担心坚持亲自哺乳使丈夫感到失落。⑤ 1937 年,一位授乳期的梅女士也问及乳房美观的问题:"一是自己哺乳,有碍乳房美观否? 二是哺乳期间,如何解决丈

① 子美:《乳房篇》,《中国漫画》,第 3 期,1935 年。

② 尤学周:《乳房之状态及其变化》,《幸福杂志》,第 2 卷第 9 期,1936 年,第 4 页。

③ 《乳房的美》,《摄影画报》,第 8 卷第 373 期,1932 年,第 103 页。

④ 丽:《乳部的低落》,《玲珑》,第 3 卷第 34、35 期,1933 年,第 1875 页。

⑤ 詹金炼:《哺乳期间可否性交》,《玲珑》,第 5 卷第 36 期,1935 年,第 2396~2397 页。

夫的性欲？"①对此,珍玲的回答是："自己哺乳,对于乳房的美观上不能说毫无关系。唯哺乳是母亲的天职,若体力亏损,小孩及早断乳,代以牛乳等饮料则可。"而对于丈夫的性欲问题,珍玲回答道："哺乳期间并无禁止房事的必要。所以,如何解决丈夫的性欲,并不成问题。"

但是,也有人认为哺乳与衰老之间并没有必然的关系。"女人们的易于衰老,是营养和卫生的关系,哺乳并不会影响那灿烂而美满的青春。不要以为婴孩是从你身体之内吸吮了最可贵的营养品,要知道这些营养品是专为婴孩而设的。乳汁的供给越多,越是证明你在健康上的进步。"②更有极少数的人声称哺乳实际上可以增加女人的美貌："希腊的妇女都是自己哺乳,所以她们大多非常美丽,原因是因为哺乳能使皮肤细嫩,面现光彩,眼光灵活,头发茂盛而光亮,并且哺乳还能防止身体肥胖,永远保持原有的曲线美,所以许多母亲产后便失却以前的美貌,便是因为自己不哺乳,雇奶妈代哺的缘故。"③另一位赞成生母亲乳的作者大致照抄了这一认识。④ 在普遍的哺乳对乳房损害的话语中,这种哺乳反而可增加美貌的说法似乎极不可信。对哺乳可能导致乳房丧失美观的担忧,使得一些女性放弃哺乳,改以雇乳或者干脆以代乳品哺乳小儿。

---

① 梅:《哺乳是否有碍于美观》,《玲珑》,第 7 卷第 24 期,1937 年,第 1877～1878 页。

② 秦贞:《给年轻的母亲们》,《妇人画报》,第 47 期,1937 年,第 30 页。

③ 顾文淑:《母亲自己哺乳的益处》,《申报》,1937 年 3 月 27 日,第 14 版。

④ 珠英:《哺乳须知》,《申报》,1942 年 11 月 1 日,第 6 版。

在近代乳房的哺乳与情色的争夺中,部分女性更愿意将乳房奉献给丈夫。为保护乳房的持久美丽,女明星或交际花、舞女等代表女性身体审美标准的女性提议,不要喂养小儿。如"一位女明星公告同好,说是要保护乳房的美丽,第一要不喂养婴儿"。① 这里指的女明星可能是高倩苹②,她确曾说过,"她生了几胎孩子都交给奶娘,因为自己给孩子吃奶,是极容易消失她青春的美丽的"。③ 这种观点极得摩登女郎们的赞同,但是深受男性知识分子的否定。尽管他们同样认可乳房美丽的作用,但是当哺乳与审美相矛盾时,至少在话语上他们规劝女性应当选择哺乳。如曹聚仁④便称:"乳房助色情狂文人的想象,替摩登女郎推销商品,只能说是副作用,其真正的作用应该是喂养下一代婴儿。"他对都市中所谓的"新时代女性"进行严厉批评,称她们每日牵着哈巴狗上街,却把儿女交托给奶妈,亲自替哈巴狗洗澡喂肉,儿女却交给丫头老妈子管教。拒绝哺乳的乳房新论,实际上是一种享乐意识。对于摩登女郎拒绝哺乳的观点,曹聚仁极严厉地批判道:"下一代婴孩并不属于这些享乐主义的摩登女郎……谁要吞没下一代婴乳,我们就用最黑最黑的咒语诅她们死亡!"并称,社会需要一个更大的妇女运动。⑤

---

① 曹聚仁:《一个抗议》,《申报》,1933 年 8 月 24 日,第 19 版。

② 高倩苹(1911—?),近代著名女演员,1927 年开始从影,曾与郑小秋主演《战地小同胞》《琵琶春怨》,与龚稼农主演《勇士救美记》,与艾霞主演《时代的儿女》,与高占非主演《重婚》,与宣景琳主演《乡愁》等等。1936 年退出影坛,改学法律,曾在上海挂牌做律师。

③ 史济宏:《给母亲们:吃奶像三分》,《妇人画报》,第 12 期,1933 年,第 8 页。

④ 曹聚仁(1900—1972),浙江兰溪人,民国著名记者、作家。

⑤ 曹聚仁:《一个抗议》,《申报》,1933 年 8 月 24 日,第 19 版。

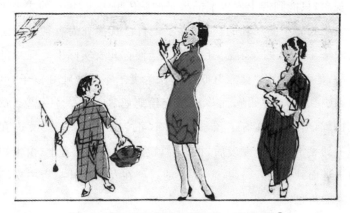

图 6-2　《上海奶奶到小菜场的一副尊驾》①

　　尽管面临如此严厉的批判,都市中的摩登太太们仍会为了美观而放弃亲自哺乳。《申报》上有一则记载,王公馆的夫人生育后并不亲自哺乳,在小孩满月酒上被一位长辈警告,说小孩长大会像奶妈的。但是王夫人认为"解开衣服喂孩子奶吃,很难为情的",而且,"以前常听同学们说,拿自己的乳汁喂孩子,是极容易毁灭自己的青春的"。② 一些都市的现代丈夫也会为了乳房的美观与性刺激而让妻子放弃哺乳。苏青在一篇指责"现代母亲"的文章中写道:"四五年前的粉红小马甲早已影响到奶汁分泌,就是幸而还有,你的丈夫也一定借口'不愿使你过劳',以避免婴儿夜间吵闹,致阻碍夫妇间热情的拥抱。为求有后而结婚

---

　　① 　光宇:《上海奶奶到小菜场的一副尊驾》,《上海漫画》,第 105 期,1928 年,第 4 页。打扮光鲜亮丽的摩登太太,孩子交由奶妈来哺乳,即便是出门买菜也是前呼后拥,这正是"生母亲乳"倡导者批判的对象。

　　② 　小之:《关于雇奶妈的话——在弥月酒席之上》,《申报》,1933 年 8 月 16 日,第 23 版。

的观念,只能到四十岁以上的男子的队伍里去找,年轻的丈夫绝不会想到妻子的双乳的功用,除了被自己抚摸外尚有被孩子吮吸的一途。"①《妇女杂志》上有位父亲便称儿女实际上是父母的情敌,他对儿女们"食酸"(吃醋),认为妻子不停地哺乳孩子,严重影响到了夫妻感情,而将孩子交给奶妈乳养。② 另一篇文章也提醒年轻母亲在有了孩子以后,不可冷落了丈夫,称"丈夫在得不到妻子的整个专爱后,很容易就会牵泄到孩子身上,由嫉妒孩子进而到恨怨"。③ 可见,丈夫的态度在女性亲乳与否中扮演重要的角色。

我们并不能否认女人自身也有追求美的自主性,但是近代都市中的"摩登太太"们对哺乳导致乳房丧失美观的担忧,可能更多地来自对丈夫的担忧。母子之爱驱使她们尝试亲乳,但是丈夫的审美观念及性欲又可能使她们放弃亲乳。有时,这些都市中的丈夫也有处置女性乳房的权力。

在对丈夫的乳房审美迎合中,主妇并不仅仅是通过拒绝授乳的方式来讨好丈夫。即便不哺乳,她们若是没有丰满的乳房同样可能会遭到丈夫的冷落。但是通过佩戴假乳、乳罩,使双乳看起来丰隆高耸,只能是舞台上的明星或舞女欺骗看客的方式,乳房并没有因此变得真正丰满。这些做法对裸裎相见的夫妇而言是不起作用的。都市中的家庭主妇多采用服药物或按摩的方式使乳房真正地丰满起来。

---

① 冯和仪:《现代母性》,《宇宙风》,第 1 期,1935 年,第 72 页。

② 李谊:《做了父亲(七)》,《妇女杂志》,第 17 卷第 1 期,1931 年,第 52~55 页。

③ 樱:《年轻母亲有了孩子以后》,《兴华》,第 31 卷第 42 期,1934 年,第 21 页。

正如清末民初社会大肆倡导反缠足,裹着传统小脚的妻子受到趋新的丈夫嫌弃,时常婚姻不保。当丰满的乳房审美确立时,小乳的妻子同样遭到丈夫的嫌弃。1939 年,《申报》上刊登了一位"沈女士"的来信,信中沈女士讲述了她的不幸遭遇:

> 她的身体本来不甚强健,更因在发育时常穿小马甲,致胸前的一对乳峰,发育未臻美满,虽不见得怎样平坦,但仅有很小而微耸的两个雏型。根本谈不到高耸与富有弹性,因此出嫁以后,虽然她的面貌还长得相当美丽,可是总不能博得丈夫的欢心。最近三月,因小产后身体失健,致本来不甚高耸的乳房,愈加萎瘪下去。平坦得一如男子,由是她丈夫对她益加冷淡,有时竟连夜不归,她屡次加以婉劝,他丈夫只当耳边风,她理直辞严的和他交涉。他要比她凶!她说别人家的丈夫对妻多么恩爱?他说别人家的女人何以都是丰乳肥臀,肉感动人。你怎会萎瘪丑陋,一无动人之处。她被他气得无语可答,天天涕泪洗面,自怨自艾![①]

这位沈女士因为乳房不发育,始终不得丈夫的欢心,即便是长得还算美丽也无济于事。后来她在昔年同学宋琦女士处看到《现代医学》,便投稿询问补救办法,来自美国的医学博士姚崇培向她推荐了女用"生殖素"药物。这封患者来信一开始就写出了沈女士家的地址:"惇信路北石家宅",但是近代报章上的谢医广告大都相当不可信。不过退一步讲,即便广告的内容是虚构的,但它也传达出女性在两性关系中的弱势,并暗示女性可以通过

[①] 姚崇培:《乳峰萎瘪的悲哀!》,《申报》,1939 年 5 月 22 日,第 8 版。

改变身体以讨好丈夫。广告并没有呈现后续沈女士最终夫妻和乐的结果,但是它强调其药物能在短期内使萎瘪的乳峰"日形高耸""长驻青春"的效力,已经暗示了这一结果。广告传达出妻子作为丈夫的审美客体的地位,女性能为夫妇恩爱所做的努力是改变自己的身体,向丈夫的审美标准靠拢。

不过也有少数女性挑战都市社会对女性乳房的这种哺乳或审美功能的预设。《玲珑》杂志上曾记载一"保乳会"组织,报道称:"台山近有数十女子,组织一保乳会,内容以保全两乳为宗旨。其条件,凡嫁夫者不准其夫摸弄,生子者则不准哺乳云。"[1]笔者未能找到更多有关"保乳会"的记载,但笔者猜测这可能是类似于自梳女的组织,数十位经济独立的女性有处置自己身体的权力,她们"保乳"的目的不是为了讨好丈夫而保持乳房的美观,也不受母职神圣化话语的影响而哺乳小儿。"保乳"的目的不为他人,在近代有关乳房属于国族、属于小儿或属于丈夫的话语争夺中,她们的乳房回归自己,试图保持的是不被触摸、不曾乳哺的天然的乳房。

第二节　售乳的奶妈

奶妈是一种古老的职业,产后充满乳汁的乳房是她们营生的工具。笔者在本书第二章曾提及至少在周代即已有奶妈的存在,并简述了古代社会奶妈的选择标准及其身份地位等。近代

---

[1]　《台山保乳会》,《玲珑》,第 5 卷第 3 期,1935 年,第 144 页。

以来,尽管舆论媒体一再从国族主义或科学角度宣扬生母亲乳的好处与意义,但雇乳现象仍然十分普遍。当时都市社会妇女产子后雇乳的原因大致有四种:"一是习惯自然,二是恐伤身体,三是私生,四是妨职业及生计。"[①]也有人认为生母不亲乳一般就两种原因:一是懒惰,因为家庭优渥,小孩产下后她们可以逃避养育的责任;二是"没有资格做母亲",因为她们没有乳汁乳养。[②] 另一位作者夏禹鼎对于近代生母不亲乳的原因分析得更加细致:首先是妇女缠胸的恶习,导致最终无乳可哺;其次是认为亲乳是可耻的,雇乳是家庭富裕的象征;再次是认为哺乳会使人衰老;复次是因为职业的关系无法亲乳;最后是以己之乳汁为营业,即指奶妈售乳营生,自己的孩子自然无法亲乳。[③] 从苏青的公婆希望她早日生个儿子而为其雇奶妈的记载来看,缩短两次生育间隔,也是一些家庭雇乳的原因。[④]

由于都市"新母亲"有如此众多的原因不自乳,导致近代都市社会对奶妈的需求甚至超过了传统社会。但是与传统社会相比,无论是奶妈的选择标准还是其生活状况都发生了很大的变化。

---

① 陈以益译著:《女论·第二编〈妇人之生理及先天的职分·哺乳及育儿〉》,《女报》,第 1 卷第 4 期,1909 年,第 81 页。

② 彭启炘:《奶妈与国民经济》,《今代妇女》,第 23 期,1930 年,第 11 页。

③ 夏禹鼎:《讲小国民的营养》,《医事公论》,第 5 号,1933 年,第 4~5 页。

④ 苏青:《结婚十年》,于青、静思编:《苏青小说选》,合肥:安徽文艺出版社,1995 年,第 182 页。

一、"科学的"奶妈选择标准

近代报纸上频见招雇奶妈的广告。如何选用奶妈的文章也常见于家庭期刊或女性杂志上。但是挑选一个合适的奶妈却是十分困难的。近代初期,报章杂志上最初的乳母选择建议基本是摘译传统医书中的乳母选择法。如 1920 年代初,《医学杂志》上一则挑选乳母的标准称:"乳母当择无病妇人,如病寒者乳寒,病疮者乳毒,贪口腹则味不纯,喜淫欲则气不清……乳母形色所宜,其候甚多,不可求备,但取不狐臭、瘿瘘、气嗽、疮疥、痴癣、白秃、疬疡、沸唇、耳聋、鼍鼻、癫痫等,如无此等疾者,便可乳儿。"①但之后,大多数的奶妈选择标准是来自西医的科学指导。

近代都市科学的奶妈选择标准频见于各类医学或女性、家庭类期刊,新的奶妈选择标准十分细致。1922 年《申报》"卫生常识"栏一篇指导乳母选择的文章列出了十条标准,包括:身体、年龄、分娩次数、分娩时间、教育程度、乳母之儿的身体状况、乳母之家族身体、乳汁分泌情况等。②《妇女杂志》《现代父母》《玲珑》等刊物上对于乳母选择的建议大致都包括以上几条。而其具体的要求出入也不大,基本上希望乳母的身体一定要强壮;年龄最好在二十至三十岁之间;已经是第二或第三次分娩的比较好;分娩时间应与雇乳者相近;乳母应性情平和,无不良嗜好;要检查乳母自己的小孩健康状况、乳汁的质量,乳母身体要经医生

① 杨百城:《家庭医学须知·哺乳》,《医学杂志(附刊)》,第 4 期,1921 年,第 104 页。

② 苏仪贞女士:《乳母之选择》,《申报》,1922 年 6 月 6 日,第 17 版。

检查,甚至乳母的兄弟姐妹等家族成员的身体状况也要接受检查。① 对奶妈家族其他成员的身体进行检查的建议过于苛刻,但是在当时的雇乳建议中这一要求又是十分普遍的。《现代父母》杂志上一篇雇乳建议的文章中提到:"乳媪之祖父母、父母、兄弟、姊妹等若有肺痨、梅毒、痫痫、精神病及其他遗传病、传染病时,都不宜哺儿。因乳媪现在虽不发病,而其血族之病毒,不免混入血中,以之哺儿,终有发病之危险。"②近代都市社会对性病存在一种普遍的焦虑,因此在奶妈的选择上特别受注意的是对梅毒、淋病的检查,其次才是对结核病等其他病症的检查。疾病检查大都借助于西医验血技术,病菌、维生素等西医最新的研究成果都被引入到对奶妈的身体检查上。如当时一种大众医药刊物上将梅毒、结核病、脚气病等视为对奶妈进行检查时的基本项目。作者称:"检查奶妈有无梅毒,采用哇塞门氏反应法;检查奶姆有无结核病,从结核菌的角度讲述结核病的传染性;检查奶妈有无麻风病,从麻风病原菌讲述其危害;检查奶姆有无脚气,用维生素 B2 缺乏症来解释传统的脚气病。"③延用西医进行科学的检查在作者看来是十分可靠的。

除了对奶妈身体健康、疾病状况、年龄、性情等的要求外,对其乳房本身也有很多细致的要求。《申报》上一篇关于乳母选择

---

① 李剑农:《鉴定乳母的简易法》,《妇女杂志(上海)》,第 13 卷第 12 期,1927 年,第 4 页;王竹活:《怎样选择乳母?》,《妇人画报》,第 29 期,1935 年,第 14～15 页;雪娥:《选择乳妈的标准》,《玲珑》,第 1 卷第 31 期,1931 年,第 1199 页。

② 张爱棠:《乳媪可以随便雇吗?》,《现代父母》,第 3 卷第 1 期,1935 年,第 47 页。

③ 何卓群:《奶姆的选择标准》,《民众医报》,第 2 期,1930 年,第 35～42 页。

的文章特别强调了乳房及乳汁检查：

> 乳母之乳房发育丰富坚实而不过大，以圆锥形为富于乳汁之证。皮肤当紧张而不松弛，且带有一种光泽，静脉网扩张可由皮下透见，乳嘴宜短无裂痕及裂疮等。其乳汁须无臭气，稍带甘味，色呈纯白或清白者为良。[①]

另有文章对乳妇的乳房形态分得更细致，作者首先强调："乳母之乳是否能使乳儿完全发育，诚为择用乳母时一重大问题。"因此须仔细检查其乳房形态："乳房有二种，一曰正乳房，于初产之妇见之，二曰垂乳房，于再产之妇见之。二者又分为球形、半球形、圆锥形、圆柱形等，自外观言，正乳房之为圆锥形者及垂乳房之为圆柱形者，泌乳较多。[②] 但须注意乳房之大小并不与乳汁之多寡相比例，盖乳房大者其乳汁分泌未必多也。"[③]但是乳房发育程度与乳汁分泌有因果关系，而发育良好的判断依据就是前文所说的皮肤紧张、有光泽、静脉网扩张清晰可见等。不过仅检查乳房的形状及乳汁的颜色、浓厚程度是不够的，更严格的乳汁检查应当是化学检查。作者强调应对乳汁进行科学检验，"注意反应是否为碱性，脂肪成分是否丰富"，前者可用"红试纸"检

------

① 翔叟：《乳母之选择》，《申报》，1919 年 2 月 10 日，第 14 版。

② 与前文有关审美乳房形态的论述相比，可以发现一个有趣的现象，哺乳功能的乳房认识认为圆锥形或圆柱形（袋形）的乳房是最好的，但在审美功能的认识中，这两种形态的乳房恰恰是最丑陋的。而女性一身很难兼具两种优点，因此，标准的制定者让一些女性角色承担哺乳功能，而另一些女性角色承担审美功能。而奶妈便是哺乳功能的主要承担者。

③ 姜振勋：《代人选择乳母之标准》，《新医与社会汇刊》，第 2 集，1934 年，第 328 页。

验,后者可用"脂肪计"检验,除此之外,更需用显微镜窥其乳汁中是否含有初乳球、血球等。① 该作者在《快乐家庭》上的另一篇雇乳指导写得更加专业:"乳汁佳者。呈纯白色,滴爪甲上,轻加振荡,得仍保原形,而不致流散者为最佳。"而更准确的乳汁检查是:"取乳汁入试验管,放置十二乃至二十四小时间,其奶酪量如逾乳汁总量十分之一者不佳;或取乳汁约五'西西'②入试验管,加 35％之苛性'曹逢液'一滴,及'依的儿'与 90％酒精各五西西振荡之,视其脂肪沉淀,以 3％～4％者为适度。"③在这位作者看来,在择乳母时,除了对其乳房外部形态要特别注意外,还应对乳汁进行化学检验。但是这些科学的检查方式是无法在家庭中完成的,需要西医医生的介入。

很多雇乳者并不认为这种检查是切实必要的,不过时常会因这种疏忽付出惨痛的代价。有报道称,"因未检查奶妈身体的缘故,不但很可爱的乳儿传染了梅毒,并且一家因此患了梅毒症。由奶姆传染给乳儿,由奶儿传染给他的母亲",这样一家都患了梅毒。④ 另一篇文章记载,张君老年得子,将其子视为掌上明珠,先雇得一奶妈,但至小儿四五月时,奶妈因病无奶辞退,小儿终日啼哭,后雇得一位二十五岁干净漂亮的奶妈,奶汁也很好,但"因为到医院验血,不但需验费五元,且需三日方得结果,张君因需奶急,不及待,未经验血手续,后因该奶妈梅毒大发,该

---

① 同上。

② 即 cc,毫升。

③ 姜振勋:《选择乳媪之标准》,《快乐家庭》,第 1 卷第 2 期,1936 年,第 66 页。

④ 何卓群:《奶姆的选择标准》,《民众医报》,第 2 期,1930 年,第 37 页。

儿即致双目失明,而成残废"。①

尽管知道未经身体检查的乳母具有一定的危险性,但是手续的繁琐及费用的高昂(一次验血费差不多是奶妈一个月的工资),总是令一些雇乳者望而却步。② 苏青曾专门写过一篇选奶妈的文章,讲述其产后雇奶妈的经过。她对上海荐头店里的奶妈十分不信任,深恐其有淋病、梅毒之类的疾病。若将之送去医院检查,当事人时常是不愿意的,即便是去检查了,手续也极其繁琐,而且花费也太贵,仅验一次血都要十来元,苏青是不舍得的,不得已只好亲自跑到老家宁波的农村去找。③ 另一些并不将乳母送医的雇乳者,自己根据报章上的科学雇乳标准拟定了一些简单的选项。如一位雇乳者的丈夫便规定:"奶妈瘦的不要,怕有痨病,头一胎的不要,怕不会带孩子,年纪过了三十岁的不要,才生孩子的也不要。"④

① 峙山:《奶妈问题的面面观》,《妇女共鸣》,第 3 卷第 6 期,1934年,第 38 页。

② 1930 年,杭州市政府曾拟定由政府免费为待雇的奶妈做身体检查的办法,但是过程极其繁琐,要有中间人或雇乳者携带待雇奶妈及照片两张赴市立病院检查,检查合格后即颁发健康证,有效期为三个月,若奶妈另换雇主则须再次检查身体。见《布告检验待雇奶妈体格办法由》,《市政月刊》,第 3 卷第 2 期,1930 年,第 27 页。这种措施可能根本就没有实施,或者实施了,而雇乳者仍可能碍于麻烦,不去检查。

③ 冯和仪:《拣奶妈》,《宇宙风乙刊》,第 9 期,1939 年,第 416~420页。

④ 颖真:《怎样找个好奶妈》,《民众旬刊》,第 2 卷第 1920 期,1932年,第 14~15 页。

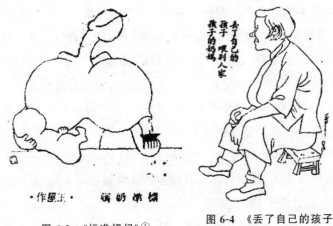

图 6-3　《标准奶妈》①　　　　图 6-4　《丢了自己的孩子
　　　　　　　　　　　　　　　　　　喂别人家孩子的奶妈》②

　　受严苛的科学标准影响,在近代都市中雇一位合适的奶妈是十分困难的。《妇女共鸣》上一位作者为替朋友雇奶妈跑了二十多个佣工介绍所,后来佣工介绍所将四五十个奶妈送上门接受雇主的检查。在认真挑选后,他的朋友仅看中一位,但是后来送往医院验血后,发现这位奶妈竟然有严重的梅毒,所幸在等待检查结果的时间里并未让奶妈哺乳。③《女子月刊》记载一位在教育部门工作的职业母亲,在生育长女后不久,因为工作关系不

---

　　①　王屋:《标准奶妈》,《妇女杂志(北京)》,第 2 卷第 3 期,1941 年,第 61 页。社会对奶妈乳房的丰腴、乳汁的充裕的要求被漫画夸张地表现出来。她的身体被化约为乳房,硕大的乳房一只乳儿,另一只自然地流淌出乳汁。

　　②　李绚:《丢了自己的孩子　喂别人家孩子的奶妈》,《东方漫画》,第 2 卷第 3 期,1937 年。"霍然特出"的胸部是奶妈身体的象征,她可能刚刚哺乳过雇主的孩子,看向远方的愁苦表情显示出奶妈对自己孩子的思念。

　　③　峙山:《奶妈问题的面面观》,《妇女共鸣》,第 3 卷第 6 期,1934 年,第 38 页。

得不雇奶妈哺乳小儿,但是应聘的奶妈都不合她的意。这些奶妈"不是年龄太轻,便是太老,不是身体太弱,便是脾气太坏。经过二十多天的选择,还找不到一位合适的人"。[①] 一年半后,她又生育次女,选奶妈的问题又令她十分困扰,四个月里换了三个奶妈,足见符合标准的奶妈很少。"头一个奶妈年龄只有十九岁,还是初生,孩子已经生过七个月",完全不符合她的奶妈选择标准[②],但是因为人颇老实,勉强雇用,不过奶妈太想家,弄得不到几天乳汁全无,吃了许多生乳的东西才勉强过得去,但是撑到三个月,乳汁全干枯了。[③]

可见,报章杂志上的奶妈选择建议将科学的"身体及乳汁检查"视为必不可少的,但是雇乳者却时常因为麻烦或费用问题省略了这些步骤。另外,奶妈大都来自农村,即便是无病也多长期营养不良,乳汁完全符合科学标准的并不易得。

二、奶妈生活透视

近代都市中受雇的奶妈大都来自农村,报纸期刊上大量对奶妈生活记述的文章多将她们视为社会的底层,给予普遍的同情,甚至使用了"阶级剥削"的话语。但是反对雇乳者对奶妈进行了大量的负面报道,将她们描述成无知、不卫生、贪财并且时常虐待儿童的群体。

---

① 季真:《母亲日记》,《女子月刊》,第 2 卷第 6 期,1934 年,第 2495 页。
② 在当时的奶妈选择标准中,一般认为应当选择生产过两三次的奶妈,可见作者在选奶妈时参考了报章上奶妈选择标准的文章。
③ 绿萍:《母亲日记(续)》,《女子月刊》,第 2 卷第 11 期,1934 年,第3127 页。

(一)穷苦的奶妈

到城里受雇为奶妈的妇女,大都因为家庭实在穷困,才不得已抛下自己的新生儿去乳养别人的婴儿。1928 年,一篇文章中记载,因为家庭穷困,婆婆希望产后的王二媳妇去做奶妈,不然的话丈夫就要去当兵。王二媳妇不忍心丈夫去当兵,在自己的孩子出生仅半个月的时候便去城里做奶妈,但是因每日思虑自己的孩子,不到半月时间竟然就没有奶了,反而失去了赚钱的机会。① 在近代农村,"重男轻女"的现象十分严重,当时做奶妈的产妇大都是因为生了女儿。《妇女杂志》上一篇短篇小说写道,在"胡二家的"未产之前,婆婆即已拟定,若生儿子则留养,但是若生女儿,"胡二家的"就要去城里做奶妈。后来"胡二家的"果真生了女儿,被婆婆逼着将孩子寄养在别人家,而她则被迫到北京城里做奶妈。②

奶妈进城后,她自己的孩子处境是很悲惨的。1939 年,苏青在记述其一次雇乳的经历时,曾对那些希望做奶妈的农村妇女拮据的家庭状况进行过描写。因为战争,她们的生活变得更加穷困,得知"城里来的奶妈"要雇奶妈,一群吃糠咽菜的农村妇女展开激烈的竞争。而如若其中一个被选中,她们自己的孩子只有被送进育婴堂的命运。③ 但是也有将孩子留给公婆或丈夫抚养的。如图 6-5 所示,因为家庭穷困,产后的农村妇女不得不抛弃自己的孩子进城做奶妈,而自己襁褓中的孩子不得不以稀

---

① 熊佛西:《奶妈》,《燕大月刊》,周年纪念刊,1928 年,第 113～118页。

② 梦雷:《奶母》,《妇女杂志》,第 9 卷第 12 期,1923 年,第 58～64 页。

③ 冯和仪:《拣奶妈》,《宇宙风乙刊》,第 9 期,1939 年,第 416～420页。

粥维持生命,漫画画风很有丰子恺的风格,简单的线条勾画出底层人群的艰辛生活。陶知行的一首小诗也对奶妈的孩子表示同情:"人人羡慕儿童节,我家宝贝哭不歇,张家新生小少爷,媳妇做了奶妈去,奶变张家少爷血。张家少爷白又胖,胖如冬瓜白如雪。人人羡慕儿童节,我家宝贝哭不歇,老奶给他尝一尝,无奈奶头久已瘪。清水米汤吃不饱,小孩苦恼向谁说?红红绿绿儿童节,问是谁的儿童节。"①诗词中阶级控诉的意味非常明显。这些以清粥米汤维持生命的小儿大都难逃饿死的命运,如《每月诗歌》上一首题为《王奶妈哭儿》的诗作便讲述了一个农村妇女生产后去城里做奶妈,最终竟致自己的孩子饿死的故事。② 另一位作者在转述他朋友家奶妈的故事时,也提到因为家境窘困,她不得已抛下出生两个月的女儿进城做奶妈。但是不过数日,她的丈夫便赶来告诉她,孩子因为"饿奶"死去了。③ 另一篇文章中也写到陈奶妈进城后,将自己的女儿交给种田的丈夫,孩子每日以"麦面粉"为生,但不到三个月,因为"半饿半冷"的关系,孩子害了三天的病便死去了。④

　　1929 年,一首题为《乳妇的悲歌》的现代诗,哀婉地描述了农村奶妈窘困的家境及凄惨的心境:

---

　　① 陶知行:《奶妈婆婆的悲哀》,《现实(南京)》,第 2 卷第 17 期,1935年,第 7 页。

　　② 铁川:《王奶妈哭儿》,《每月诗歌》,第 2~3 期,1936 年,第 19~20 页。

　　③ 丁华:《奶妈生活谈》,《浙江妇女》,第 2 卷第 34 期,1940 年,第 34页。

　　④ 李东如:《陈奶妈》,《三六九画报》,第 2 卷第 4 期,1940 年,第 24页。

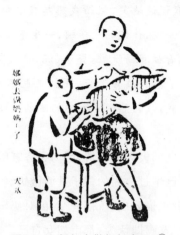

图 6-5 《妈妈去做奶妈去了》①

摸着米缸的底,已是粒米无余!灰尘堆得乌黑的灶上,只见"灶郎"来去。唉,我生下不满一周的毛头,你知不知此中的苦处?终算谢谢三婶的照顾,荐我去当乳妇。病在床上的婆婆,看一看毛头,欲语无语;我的被人奚落的他的爸爸,也只叹一声,踏出门去。产后的头晕眼花,也看不清路平路斜,低着头,匆匆地走。走到一进乌漆墙门的人家,一路上只听得我睡在婆婆怀里的毛头哭声"呱,呱……"主人家见了我,眉头一皱,说我是面黄人瘦。唉!贫人的皮肉,也只得减价求售。可怜我苦命的毛头,连娘天生的奶也没福消受!为了我要哺小主人福官,我吃的也鱼肉满口,然而我也不过似吃嫩草的牛呵,吃饱后让他们榨取!想起我睡在婆婆怀里的毛头,我也吃不出味甜味酸。嫩白的福官,摸

---

① 天基:《妈妈去做奶妈去了》,《生活知识》,第 1 卷第 5 期,1935年,第 239 页。

着奶,就对我迷迷地笑,然而我想起我哺粥汤的毛头,恨不得把他丢掉。唉,你们的生活呵,一生下来就榨取人家的食料。晚上抱着福官唱眠歌,昏沈(沉)中我梦见我的毛头直挺挺地着睡着。我放声大哭,哭醒来也不知是梦是魔。我生怕主妇怪我,我仍然唱着无句的眠歌。[①]

全诗给予贫穷的乳妇极大的同情,因为家庭窘困至"粒米无余",乳妇只好抛下自己不过一周的孩子进城做奶妈。受当时阶级话语的影响,雇乳者被描述成"压榨者"。因对奶妈处境的同情,很多人反对雇乳,张友鸾即认为,都市妇女自己雇乳而使奶妈的孩子饿死是极端不人道的行为。[②]《玲珑》上一篇文章也从类似的角度否定雇佣奶妈:"以概括的人道来讲,雇奶妈是世上惨无人道的事,因为要保养自己的儿女,而夺取人家儿女唯一的生命源泉,来灌溉自己的种子,未免近于杀命养命。再由奶妈方面讲,舍弃了自己骨肉的分析体,而来喂养人家宝贝般的儿女,两两相较,心境如何惨伤。"[③]

对奶妈表示同情的文章也时常将太太的乳房与奶妈的乳房功能进行对比:"阔爷的太太享惯了福,生了孩子用不着自家操心。粉嫩高挺的乳峰,不是为的给孩子吸吮(专供阔爷无聊的欣赏与戏弄),只有那生活在穷困激流中的乡下女人,才肯靠出卖

---

① 梨子:《乳妇的悲歌》,《朝花》,第 14 期,1929 年,第 110~111 页。

② 张友鸾:《乳母问题》,《妇女杂志》,第 8 卷第 7 期,1922 年,第 29 页。

③ 美贞:《奶妈对于儿童的影响》,《玲珑》,第 1 卷第 25 期,1931 年,第 922~923 页。

奶汁来活命。"①

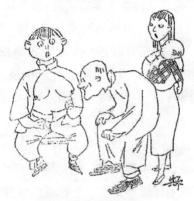

图6-6 《奶妈试工图》②

　　进城后,吃住都在雇主家里的奶妈,很可能会因为年轻或漂亮而受到男性雇主的性侵犯。如图6-6所示,图片发表于1941年,年轻的奶妈双乳裸露着接受检查,本已令她不堪,而男性雇主贪婪的目光令奶妈及主妇都感到错愕。《申报月刊》上一篇有关奶妈的小说便讲述了一个健壮的农村奶妈被男性雇主性侵的故事。"新雇来的奶妈,一进陈公馆就中了老爷太太的意",太太中意的理由是乡下人到底便宜,生生比城里的奶妈便宜两块钱,身体又健壮,奶水也好。在老爷方面中意的理由可不同:"他一眼见到这富有弹性、发育得壮健丰润的人,很像一朵吸满了露水的野花。脸庞鲜红发光,乳房饱满颤动的,在单衫里,大蜜桃一

---

　　① 吕绍光:《奶妈》,《诗歌月报》,第1卷第4期,1934年,第7页。
　　② 与承:《奶妈试工图》,《三六九画报》,第8卷第11期,1941年,第15页。

样大,似乎其中充满了吸不尽的甜蜜。"后来,这位五十多岁的"老爷"一再试图调戏这位乡下来的奶妈,太太知道后,不仅对奶妈一通打骂,连前来理论的奶妈的丈夫也被警察抓去了。① 在雇用奶妈时,主妇也确实时时担心太年轻或漂亮的奶妈会勾引其丈夫,会特别防范奶妈。1934 年 2 月,《申报》上曾五期连载一位比女雇主年轻近二十岁的奶妈被辞退的故事。丈夫在去农村办事时选定一位年龄在二十二岁左右的奶妈,太太特别忌讳她太年轻了,但是丈夫坚持认为年轻的奶妈奶水更好。② 见面后,太太还嫌弃她粗手粗脚、肮脏,但是因为自己并不主张雇个漂亮的奶妈,也就不计较了。前一个奶妈便因为生得委实漂亮,比太太自己好看一倍,衣服穿得干净,人也聪明,一周即被太太辞退了,奶妈丑些反倒是好的。这位新来的奶妈向其他女佣打听太太对自己的看法,听到太太嫌自己脏,便向其他女佣借了钱,打扮起来。③ 因为奶水充足,太太的孩子被她养得越来越好。但是在孩子百天的时候,太太因为听了女客们夸奖奶妈年轻、打扮干净等话,即将奶妈辞退了。④ 在妻子看来,虽然丑陋,年轻的奶妈打扮起来也是可能威胁到她的家庭稳固的,即便是孩子养得很好,也必须辞退。另一篇描写奶妈的小说也写到因为在小孩满月酒席上客人一再夸奶妈的漂亮而使太太心生芥蒂。当她发现丈夫的眼光一再落在奶妈脸上时立刻感到了危

---

① 刘莹姿:《奶妈》,《申报月刊》,第 3 卷第 11 期,1934 年,第 111～118 页。

② 徐转蓬:《奶妈(一)》,《申报》,1934 年 2 月 3 日,第 17 版。

③ 徐转蓬:《奶妈(三)》,《申报》,1934 年 2 月 5 日,第 17 版。

④ 徐转蓬:《奶妈(五)》,《申报》,1934 年 2 月 7 日,第 17 版。

机,在席散后便将漂亮的奶妈辞退了。①《图画报》曾有一则乳佣升太太的记载,称"武昌陶家巷某公馆五月间举一子,不料未及半月主人妇死,某甲遂与乳佣结秘密交",后来竟将乳佣的丈夫叫来令其写休书,并给其一百元,"以俾续弦"。②

近代奶妈除了正常的受雇于中上层家庭外,还会被住在中国的洋人家庭雇用。由于欧洲妇女不能适应中国南方炎热的气候,在中国的欧洲妇女极少能够亲自哺乳。不过由于文化的差异,中国奶妈在外国家庭的处境并不好,首先他们怀疑中国奶妈乳汁的营养,认为她们尽管乳汁丰富,但是品质不佳;另外中国奶妈不卫生的穿着与行为也时常遭到洋主顾的嫌弃。③《申报》上常见洋人招雇乳母的广告。1910 年 6、7 月间,一则洋人雇乳广告称:"有方育二月之孩,需用人品清洁略知英语之乳母一位,须天然足方为合格。"④这则广告的雇乳条件有三个关键点:"人品清洁""略知英语""须天足",在当时的社会看来这是十分苛刻的要求。人品清洁其实可以理解为人品好与身体清洁,而略知英语又天足的人当时大都是大户人家的小姐、少奶奶,自己家产子还要雇奶妈,怎会去做洋人的奶妈。这则雇乳广告连续刊登了两个多月,最终有没有雇到不得而知。但是在上海等地的外国妇女产子后雇佣中国奶妈是十分普遍的。

奶妈在洋人家庭的处境也时常引起社会的关注与猜测。

---

① 庞红鹃:《陈太太家的奶妈(续)》,《春色》,第 6 期,1935 年,第 17 页。

② 《乳佣升太太》,《图画报》,第 53 期,1911 年,第 8 页。

③ 李尚仁:《帝国的医师:万巴德与英国热带医学的创建》,台北:允晨文化实业股份有限公司,2012 年,第 171 页。

④ 《招用乳媪》,《申报》,1910 年 6 月 14 日,第 8 版。

1924 年,《民国日报》记载一则绍兴城一位奶妈被洋雇主用钉子钉死的新闻。受雇于洋人家庭的奶妈因为照看不周,那位"洋少爷"从楼梯上跌下来摔死了,洋雇主便要奶妈偿命,用钉子将其钉死。[①] 一位署名"苏哥"的人还创作了一首现代诗,慨叹奶妈的悲惨命运及洋人在中国草菅人命的行为!但是这件事引起了怀疑,是年 5 月 28 日,该报刊发一篇对此事表示怀疑的文章,认为传闻者不仅不记得奶妈的姓名,连其村名及西洋人的国籍、住所等也未说明,怀疑这是一个因为"排外"而编造的谣言。[②] 后来,有人托朋友在绍兴城内调查,发现并无此事。[③] 报社也专门托人查证,最终证明是谣言。[④] 这种洋人杀人或虐待中国人的谣言在近代中国时常间歇性发生,受雇于洋人家庭的奶妈,因其特殊性自然能引起更多的关注。事实上,大多数情况下,奶妈受雇于洋人家庭的薪资是高于受雇于中国家庭的。《申报》上一篇文章称:"华人所雇必须每月三四金,西人雇用则每月八元、十元、十数元不等,此犹曰彼舍其子而乳我子,□厚其值也,故凡乳妇之食味,必尚乎肥甘,取其乳汁多也,四季又给以衣服所以示之惠也,是皆情理中之所应有者也。"[⑤]

① 苏哥:《洋大人家里的奶妈》,《民国日报·妇女周报》,第 38 期,1924 年 5 月 14 日,第 5 页。

② 冯鲁英:《对于西洋人钉死奶妈的怀疑》,《民国日报·妇女周报》,第 40 期,1924 年 5 月 28 日,第 4~5 页。

③ 李开时:《调查"洋人钉死奶妈"消息的结果》,《民国日报·妇女周报》,第 43 期,1924 年 6 月 18 日,第 5~6 页。

④ 玉深:《西洋人并未钉死奶妈的证实》,《民国日报·妇女周报》,第 47 期,1924 年 7 月 16 日,第 4~5 页。

⑤ 《问乳篇》,《申报》,1886 年 9 月 13 日,第 1 版。

（二）负面的评价

尽管大多数的文章都将奶妈视为值得同情的弱者,但是仍有大量反对雇乳的文章给予奶妈负面的评价。奶妈身体的不健康、不卫生,性情的粗鲁、愚钝几乎是近代都市媒体对奶妈群体的一致评价。一篇名为《奶妈与国民经济》的文章便从五个方面分析了雇乳的害处,强调"奶妈的不健全,造成了多少'远东病夫'",同时,指出奶妈是无知识的阶级者,只知道拿工钱,不知道养婴孩的责任重大。[①] 该作者在另一篇文章中更是对贪图利益的奶妈大加挞伐,喊出"打倒奶妈"的口号。[②] 奶妈身体的不健康,是反对雇乳的一个主要原因,"奶妈的体质与孩子的体质是完全不同的;奶妈身体是否有隐疾或宿疾很难判断",奶妈照料孩子也很不周到。[③] 另外,"奶妈多半来自贫苦的人家,他们为了工作和卫生各方面的限制,很少有健康的体格,更危险的是或者有潜伏的传染病,而且知识低的愚鲁的思想,也很可能传染到小孩身上"。[④]

报章上还常见奶妈虐待小孩的记载,她们常常在雇主看不见的地方虐待小孩。《北京漫画》曾登载一幅奶妈因为向雇主要求加薪不成而偷拧乳儿屁股的漫画,面目狰狞的奶妈及大哭的

---

① 彭启炘:《奶妈与国民经济》,《今代妇女》,第 23 期,1930 年,第 10～11 页。

② 彭启炘:《奶妈》,《民众生活》,第 1 卷第 19 期,1930 年,第 4～6 页。

③ 怀霖:《请勿雇奶妈——倘你爱你的孩子》,《兴华周报》,第 32 卷第 18 期,1935 年,第 22 页。

④ 羹:《雇用奶妈问题》,《家庭(上海 1937)》,第 3 卷第 6 期,1938 年,第 28～29 页。

小儿形象提醒着都市家庭雇乳的危害。① 近代谴责乳母的短篇
小说,也多描写乳母的贪财、对雇主孩子的虐待。一位乳母在得
知去上海做乳母薪资更高后,就一直嚷着要走,主妇无奈为其加
薪后她仍打定主意要走,甚至在晚上虐待小孩,待奶妈走后,母
亲发现小孩屁股上有许多被扭伤的痕迹。② 前文提到《母亲日
记》的作者对其次女的第二个奶妈评价也十分负面,"受了荐头
的骗,那女人并没有心思做奶娘,只是想来城市轧妍头,学摩登,
实在受不了我们家的规矩,天天吵着要回去,三个月的工资既支
完了,就想骗走,我们哪能由她走",于是奶妈暗地里骂孩子,对
孩子做鬼脸,一点慈祥的样子都没有,最终导致作者的女儿大病
一场。③

　　一篇反对雇乳的文章中曾转述一个故事,奶妈将自己的孩
子寄养在雇主的邻居家,每日偷偷过去哺乳。雇主每日为乳母
的营养花了很多钱,但是乳母却带着营养充足的乳汁每天去隔
壁喂她自己的孩子,这一行为被主人发现后,雇主便将其监视起
来。但是她却偷偷把乳汁挤到茶盅里,密约煮饭的老妈子偷送
到隔壁去。后来主人一气之下将老妈子解雇了,但是一时雇不
到合适的奶妈,只好留用,但是像对待囚犯似的将之严密监视起
来。那位雇主称,有些奶妈竟可恶到宁可把乳汁空空挤掉也不
喂养主人的孩子。但是转述的作者并不仅仅批判奶妈的不忠,

① 济时:《向太太要求加薪而没成功的奶妈子》,《北京漫画》,第 4 卷
第 4 期,1943 年,第 7 页。
② 张乐天:《乳母》,《四明月刊》,第 1 卷第 4 期,1926 年,第 35～37
页。
③ 绿萍:《母亲日记(续)》,《女子月刊》,第 2 卷第 11 期,1934 年,第
3127 页。

同时也批判了主人的无情。当主人把隔宿的陈奶像泔水一样倒掉时,奶妈死命地请求主妇把陈奶留给自己的孩子吃,主妇却拒绝了。奶妈不得已只好请辞,但是主人又以佣工文契约束她,最后竟导致奶妈的孩子死掉了。面对这一悲剧,作者认为主雇双方都有责任。一方面是奶妈若将主妇的孩子视为己出,一同喂养,不刻意虐待主妇的孩子,雇主并不会监视得这么严格。另一方面,雇主也太无人情,奶妈一面受经济的压迫,一面忍受精神的苦痛,本是极应被怜悯之人,雇主如此残忍,同样应受到良心的谴责。因此,作者奉劝以后的雇乳者,如若必须雇奶妈,一定要谨慎挑选,在奶妈的精神、体格健康之外,要对奶妈的人品、性情特别注意。反过来雇主也不可过于苛责,应以"人道"的态度对待奶妈及奶妈的孩子。①

综括而言,近代以来,从科学及国族主义角度对"生母亲乳"的倡导在多大程度上影响到了奶妈的"生意"很难估计,奶妈在都市社会的中上层家庭中仍是十分普遍的。受西方医学科学的影响,新的奶妈选择标准有了很多需要通过科学方式检验的项目。对奶妈血液、奶汁的科学检查被视为有效避免传染病的途径,但是雇乳者却时常因为费用或手续的原因忽略掉检查步骤。"售乳为业"对奶妈而言是一个短暂的职业,但是其乳房的哺乳功能被极大地彰显出来。她们时常是以自己孩子的生命为代价来做奶妈,但是近代报章对奶妈的评价却褒贬不一。一些人将她们视为社会的底层给予普遍的同情,另一些人则将她们视为贪财、无知并虐待小孩的人,不管是出于正面的同情还是负面的

---

①　吴蒂:《奶妈是孩子的再生父母,选择不加谨慎等于推孩子下井》,《全家福》,第3卷第11期,1941年,第14～15页。

指责,两者均反对雇用奶妈代乳,并借以提倡生母亲乳。

第三节　情色"新"女性

　　受健康美与曲线美话语的影响,近代都市消费主义对女性身体的审美消费,越来越偏向"丰满"与"肉感",而对乳房的审美与情欲想象是这种"肉感"身体审美的焦点。随着都市的兴起,进入都市公共空间的各类摩登女性群体都成为这种审美欲望的猎物,与都市新母亲或奶妈乳房的哺乳担当不同,她们丰满的乳房是审美与情色的"担当"。同时,她们也被视为都市时尚的引领者,乳房形态在她们身上的转变更能体现出社会审美观念的转变。笔者尝试在本节分析报章媒体如何关注并呈现这些乳房审美与情色功能的"担当者",同时展现她们如何看待或"利用"自己的乳房。

一、色情服务者的乳房

　　在近代中国都市社会中,提供色情服务的女性职业者不再仅仅是娼妓,跳舞场里的舞女、茶楼酒肆的女招待、向导社的女向导以及按摩院里的按摩女郎等新兴服务行业中的女性都加入到色情服务中来。前者可能更直接地被视为"出卖肉体者",而后者虽然是以陪舞、餐厅招待、导游等为名义上的职业,实际上仍是以身体之色相吸引消费者,其附带的卖淫服务分流了大量原属于娼妓的顾客。事实上,在近代都市中,她们之间的界限并不十分明确,当都市社会对女性身体的审美发生转变后,无论是传统的娼妓还是新兴的舞女、女招待们,拥有符合新审美的身材与相貌都是十分重要的。

(一)娼妓、舞女

娼妓　尽管在近代都市中提供色情服务的娼妓分为三六九等,豪华场所里的高等妓女以色、艺示人,性的服务可能比较含蓄,而各类下等妓女则赤裸裸地提供性服务。[①]不过,社会加诸她们身体上的性欲望并没有太大差别,近代色情杂志、小报一直热衷于品评妓女的身材与姿色。[②]清末民初社会对女性身体的审美仍然延续传统,故而"花榜"中的妓女身体标准仍是按照"幽娴贞静、妩媚生风"或"柔弱无骨"的传统审美。[③]但是在20世纪二三十年代,都市社会对女性身体审美从瘦弱到健美转变的初期,嫖客们也逐渐开始光顾那些过去曾被嫌弃的肥壮妓女,如天津的《风月画报》便发现,"丰肌擅胜,肉感所在,曲线称尊"的"大块头"姑娘,竟"成为时代天骄,艳名籍甚"。[④]该杂志为迎合嫖客的心思,竟挑选出十二位津门之中乳房丰满、大腿肥壮的妓女,供"消费者"挑选。

与晚清柔弱、平胸的妓女形象相比,1930年代的妓女形象大都如图6-7、图6-8所示,丰满肥壮。两图均是近代漫画家萧

---

①　可参见[美]贺萧著,韩敏中、盛宁译:《危险的愉悦:20世纪上海的娼妓问题与现代性》,南京:江苏人民出版社,2003年,第41~63页。

②　[美]叶凯蒂著,杨可译:《上海·爱:名妓、知识分子和娱乐文化(1850—1910)》,北京:生活·读书·新知三联书店,2012年,第226~253页。

③　同上,第235页。

④　肉迷:《健美钗选》,《风月画报》,第2卷第33期,1933年,第2页。

剑青所绘,图 6-7 为"韩庄"①里的妓女。她将身体侧对着客人,以显示出曲线丰满的身材。作者在将这幅画收入其画册时,在下面加了"论斤计价"四个字,特别点出了都市社会对女性身材丰满的审美诉求在妓女身上的体现。图 6-8 为《咸水妹》,咸水妹最初是对广东妓女的称呼。她们主要的生意对象是外国的水手们,所以穿着打扮特别洋化,西式的裙装领口开得很低,丰满的乳房特别凸显。

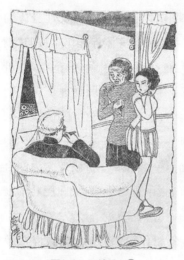 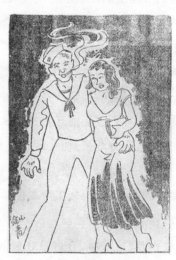

图 6-7 《韩庄》②　　　　　图 6-8 《咸水妹》③

无论是古代社会还是近代都市,娼妓在日常消费及服饰时

---

① 韩庄又称咸肉庄,与高级妓女的调情、举办各种饭局之类的交际不同,咸肉庄的妓女提供直接的性服务。

② 农人写文,萧剑青漫画:《海上色情录:韩庄》,《春色》,第 2 卷第 16 期,1936 年,第 3 页。

③ 农人写文,萧剑青漫画:《海上色情录:咸水妹》,《春色》,第 2 卷第 17 期,1936 年,第 3 页。

尚中的引领作用都受到研究者的认可。① 前文在述及晚近女性束胸的原因时，即已发现社会普遍将束胸的源头追溯到妓女，其他女性束胸不过是"贫学富，富学娼"的结果。而 1930 年代的放胸现象，也被一些观察者认为始于妓女。如一位作者写道，上海女子开始放胸，并不是男子提倡的结果，而是都市女性向西方妇女模仿而来，妓女的示范起到很大的作用：

> 今年上海的女子，初夏时，一穿单薄衣裳，忽然出现了许多不受束缚的大奶奶，但是这并不是男子们提倡的功劳，全是由女子们模仿而来。因为在上海地方，看见外国女子较多，衣服即渐渐欧化，而胸口瘪了进去，实在自觉难看，因此就模仿到底了。还有一层，最近上海的青楼中人，也突然废除束胸，双峰高峙的出堂差了。妓女们的打扮，本足以为妇女界流行的标准，所以妓界中一提倡，效力一定格外的快。②

尽管 1930 年代的妓女们开始制造丰满的身体形象，但是笔者认为对娼妓在近代都市乳房观念转变中所起的作用不应给予过高的评价。因为 1930 年代的都市摩登女性已经被新的群体取代，尤其是后文将提到的电影女明星群体，完全代替妓女成为都市社会审美、时尚的引领者，即便是舞女，在对摩登、时尚的运用上也超过了妓女。后者是随西方文明的传入而新兴的群体，象征着摩登与现代，更能引起尊西趋新的都市消费者的兴趣。

---

① 可参考［美］叶凯蒂著，杨可译：《上海·爱：名妓、知识分子和娱乐文化（1850—1910）》，北京：生活·读书·新知三联书店，2012 年。

② 尾：《大奶奶上市》，《机联会刊》，第 14 期，1930 年，第 32 页。

笔者认为此时采取丰胸的妓女们,更多地表现为对社会审美的迎合,而不再是时尚的引领者。

舞女 20 世纪二三十年代,跳舞场在上海兴起。都市中一些好摩登的年轻女性在专门教舞蹈的学校里学习了西洋舞蹈,其工作主要是陪买了门票的舞客跳舞。交际舞在西方被认为是一种正常的男女交际行为,但输入中国后,人们的认识从一开始就不是单纯的。如一位观察者便认为:"上海的跳舞场夺取了一部分妓院的顾客,这些顾客便是常带着一颗'嫖院'的心去逛跳舞场的。"①舞客们对舞女身体的情欲窥视就可想而知了。

这些被舞客搂着腰伴舞的舞女,时常被称为"货腰女郎",但随着乳房审美的流行,舞客们越来越关注舞女的乳房。他们怀着浓厚的兴趣关注着舞女们的乳房,给她们取各种有趣的名字,如一位作者提到"舞场里称舞女的乳部为电铃,一称沙利文面包,又称高峰"。② 1930 年代末《现世报》曾刊文介绍虞洽卿路上一位名叫董玲珠的舞女,并对其乳房大加夸赞:

> 乳房有两种分别,最明显是出嫁与未嫁。出嫁过的乳房是少弹性,质软,略下垂,未嫁过的乳房是坚实高耸成半椭形,董姝的乳,便是属于后者的,不过坚柔有致,此外另有一股芬芳的香味,暖烘烘,耐味无穷,这不是瞎说,董姝的乳不特健美而富有诱导,同时蕴藏无限的热力,这热力会使你陶醉。
>
> 好了,不多说了,此中艳福让读者自己用计去享受吧!③

---

① 使君:《上海舞女的生活》,《健康生活》,第 1 卷第 2 期,1934 年,第 67 页。

② 陆文达:《百宝箱》,《艺海周刊》,第 3 期,1939 年,第 12 页。

③ 风流客:《董玲珠的乳房》,《现世报》,第 80 期,1939 年,第 9 页。

这篇短文不仅介绍了舞女所在舞厅的位置，也点出了舞女的姓名。笔者猜测这可能是舞女拜托小报作者写的，正如过去妓女时常通过小报宣传自己一样。

图 6-9 中的舞客将手放在舞女乳房的边缘，配图文字"亮晶晶的马甲之内裹着一双令人陶醉的乳房，而这个跳舞的镜头，男人的手正抱在乳房之边缘……唔……"使得触摸乳房的调情意

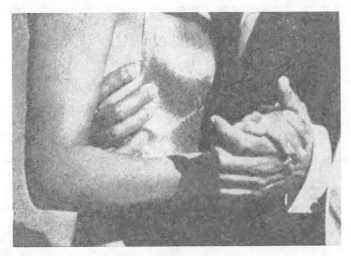

图 6-9　《舞女的乳房》①

味更加明显。舞女本身也被认为是放荡的，一位观者在街上碰见某舞场的两位舞女，便对其身体展开了一段色情的描述："眉舞眼飞的笑容，穿着短短的衣袖，露出雪白的粉臂，躲在旗袍里面是神秘粉腿，忽隐忽现的引诱着一切，而最触目的胸前的一对玉峰，隐约在里面抖动着，屁股在扭得令人欲醉，莺语吃吃的在街上走着。"高潮是，一位穿长衫的少年在舞女身边走过时，竟用

---

①　《摄影画报》，第 10 卷第 6 期，1934 年，第 17 页。

手按了一下其中一位的乳房,那位摩登舞女本打算回身去追骂,却被另一位止住了,观者猜测她可能讲了一个色情的笑话,因为两人竟都大笑起来。①

一些没有丰满乳房的舞女则会采取各种办法丰乳。据记载,一些舞女听闻练习"国术"(中国传统武术)可以达到丰乳目的,各舞厅竟自发组织起"国术研究班"。② 不过更多的是通过戴乳罩、装假乳的形式制造假象。《玲珑》杂志即曾记载一则舞女因为跳舞太过起劲而导致假乳脱落的糗事:

> 梁赛珍③的假乳,在上海老跳舞的朋友,谁都也知道的,不过从没有人去揭破她。因为既不能把她的外衣衬衣剥掉,拿出假乳来给人家瞧,而又不能直接去问她。所以赛珍终得安然地拥着胸前假乳,炫耀于客人面前,而使他们无可奈何。后有人抱着赛珍跳舞,抱得紧紧地,拼命把身子扭着,步子跨得大,转弯得小。扭来扭去,把赛珍扭得受住不了,连头也有些晕了。三次一跳,竟然起了效用,赛珍胸前的双峰,一大一小,一高一低,这时赛珍已筋疲力尽,乳走了样还不知道。幸而赛珊眼快,发觉出来,连忙告诉姊姊。赛珍红云满面,急从座位上起走,手掩着胸前,飞也似的跑出

---

① 蝶花:《舞女春神的骚动:捏一捏玉乳,反笑了起来》,《沪光》,第2期,1936年,第10页。

② 《舞女高耸二乳　肉感之风横行》,《影舞新闻》,第2卷第3期,1936年,第5页。

③ 梁赛珍,生卒年不详,上海知名的舞女,但也同时涉足电影界,不过因为养家需要钱,她一直没有放弃做舞女,她的胞妹梁赛珠、梁赛珊、梁赛瑚也均被她带入娱乐圈,被称为"梁家四姐妹"。

舞场,往厕所门里逃进去。众目睽睽,舞客的视线都集中在
赛珍胸前,吓得梁赛珍再也不敢跑出来了。①

舞女兼明星梁赛珍假乳脱落的故事被多次记载。舞客们纵然知
道是假,仍不影响他们对梁身体的消费。但也有舞女即使深知
社会的审美倾向也不愿意做改变,如"凯福舞厅"一位名叫林纳
的当红舞女,谈吐非常好,经常被一些常客夸赞。但是"她有最
大的缺陷,就是胸部太平坦而下垂",有人劝她装奶罩,但是她始
终没有去买,当被问及原因时,她回答道:"人家都知道我林纳胸
部平坦,一旦装高了,一定颇引起客人疑心,还以为给大家摸大
了。"②笔者猜测林舞女可能觉得自己已经很红,没必要再"装胸
作势",但是《星光》杂志的作者不这么认为,他觉得始终不肯装
胸罩的林纳,"未免天真得太可爱了",言下之意,舞客们喜欢的
就是丰满的乳房,对于真假并不是十分在意的。

(二)女招待、女向导

女招待　女招待也是近代都市服务业中新兴的职业者③,
都市中的茶馆、酒肆、饭店、咖啡馆、游艺场等为吸引客人,均雇
佣女招待。近代都市中的女招待至少在 1910 年代初即已出
现④,她们靠客人在店内的消费收取微薄的提成,然而很多客人

---

①　《梁赛珍假乳破绽》,《玲珑》,第 5 卷第 37 期,1935 年,第 3215~
3216 页。

②　《林纳不肯买奶罩》,《星光》,新 21 期,1946 年,第 3 页。

③　关于近代都市女招待的研究可参见许慧琦:《训政时期的北平女
招待(1928—1937)——关于都市消费与女性职业的探讨》,《"中央研究
院"近代史研究所集刊》,第 48 期,2005 年,第 47~95 页。

④　《酒馆有女招待出现》,《时报》,1913 年 6 月 2 日。

们的心思也并不在消费几角钱的茶资或点心费上，而是热衷于与女招待们调情，或者动手动脚，抚弄女招待们的身体。[1] 女性参与这些职业并不是男女平等发展的结果，而是都市消费者对女性身体消费的欲望体现及商家们对女性身体的利用。[2]

一位女招待谈到茶楼酒肆招用女招待的条件只有两个，"一个是色相的漂亮，一个是应酬周到"，两者缺一不可。[3] 在乳房丰满成为流行身体审美的情境下，女招待们也必须符合这种新身体审美，"色相漂亮"自然包括了乳房的丰满，她们不得不靠"乳房"吃饭。

图 6-10、图 6-11 两幅图分别是女招待工作的两种场景：茶室与咖啡馆。茶室较传统，因此客人大都是穿着中式的服装，女招待则穿着旗袍。图 6-10 中的女招待明明穿了旗袍外加一件工作用的围裙，画家还是点出了两个凸起的乳头，证明她没有穿乳罩。一名茶客将手伸向女招待的乳房，她并不反抗，反而作为回应转身摸向客人。客人调情被女招待视为日常。咖啡馆在近代算是高级的消费场所，来往的客人大都如图 6-11 所示，是穿西装的摩登先生，女侍则穿着半裸双乳的西式礼服，"裂衣而出的胸乳，浪浪荡荡如落水的葫芦"，[4] 其诱惑力是十分强大的。桌上倒着的酒瓶显示，客人时常禁不住女招待们的诱惑，不是消

---

[1]　何麟风：《一个女招待的自述》，《玲珑》，第 5 卷第 22 期，1935 年，第 1395 页。

[2]　杨雪珍：《女招待—活招牌》，《玲珑》，第 1 卷第 25 期，1931 年，第 899～901 页。

[3]　文芝：《一个女招待》，《新生周刊》，第 1 卷第 17 期，1934 年，第 334 页。

[4]　山中狂夫记录，萧剑青作画：《海上色情录：咖啡座》，《春色》，第 2 卷第 13 期，1936 年，第 3 页。

费便宜的咖啡,而是点了昂贵的洋酒,这样女招待们可以从中获得更多的提成。

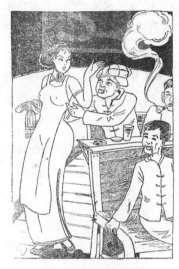

图 6-10　《玻璃杯》①

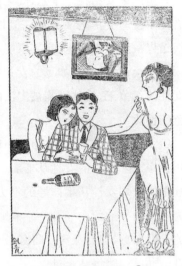

图 6-11　《咖啡座》②

　　丰满乳房吸引客人的诱惑力越来越被商家看重,几乎成为女招待们在这一行业立足的基本条件。1933 年,《北洋画报》上曾记载一位点心铺的女招待因为乳房"小一号"而被解雇的新闻。该女招待人称"小一号",报载:"小一号不会和客人言情,在她解雇以后,要另外请一个有色有情的人来使主顾满足,最后说小一号不通'人道',便以她的'乳房如豆'为证。"当时社会对妇女职业的认识是"女招待之必要条件,是要有色,有情,是要通

　　①　山中狂夫记录,萧剑青作画:《海上色情录:玻璃杯》,《春色》,第 2卷第 14 期,1936 年,第 3 页。
　　②　山中狂夫记录,萧剑青作画:《海上色情录:咖啡座》,《春色》,第 2卷第 13 期,1936 年,第 3 页。

'人道',要'乳房'不是'如豆'"。这篇报道的作者认为,从人格上立论,作女招待者果能"乳房如豆"、不善言情,则确可被人尊敬,"盖原来女招待之本意,既无四顾谈情说爱之必要,更无使记者先生检验乳房之义务也。但是穷苦无告之弱女子,欲在酒店饭馆谋一饭碗者,吾又知其不能不使其乳房不如豆矣!"[1]

不会调情、乳房如豆的女招待在大量拥有丰满乳房的摩登女性的竞争下,自然面临被淘汰的命运,但也佐证了她们职业的色情性质。

女向导 与舞女、女招待相比,女向导出现得略晚,是1930年代中期才兴起的女性从业者。早期的向导都是男性,但向导社很快发现女性从事向导的潜力,并快速推动女性替代男性成为都市向导业的主导者。原本她们的主要工作是陪外地来城市的人做导览,但是逐渐变得如妓女一般应招陪熟客或生客们闲逛、看电影、跳舞甚至过夜。[2]

向导陪客人外出,一般按时间收费,不过大多数女向导们的正规收入微薄,因为她们只能得到收入的三分之一左右,更多的部分属于向导社。她们有时挣的还不够糊口,更不用讲维持摩登形象的日常开支,因此,很有可能通过向客人提供性服务赚些额外的收入。据一位调查者的采访数据显示,女向导一月大概有60元的收入,其中一位女向导在解决完所有开支后竟然还能储蓄10元[3],这一收入中有多少来自自己身体的付出很难断

① 蜀云:《乳房与饭碗》,《北洋画报》,第18卷第899期,1933年2月25日。

② 紫罗兰:《向导女的生活(一)》,《妇女界》,第3卷第10、11期,1941年,第67~68页。

③ 张方南:《女向导员们的自述》,《中华》,第40期,1936年,第26页。

定。在都市的消费者们看来,女向导不过是"变相之肉耳"①,她们提供的服务不再仅仅是旅行陪伴,如图 6-12 所示,原本应负责导游的女向导却将外乡来的老先生带进旅社。画面中的这位女向导一身摩登打扮,旗袍上身的扣子全部解开,她指着自己丰满的胸部向老先生介绍道,"先生! 这是乳房,这是⋯⋯这是⋯⋯",②这位女向导在主动利用自己的乳房引诱对方,暗示了"向导女"提供性服务的事实。她对自身乳房的展示也证明都市社会对乳房审美与性关联的认识已经内化成一种身体意识。

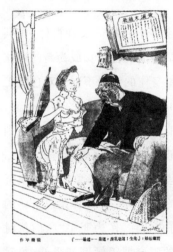

图 6-12　《向导姑娘》③

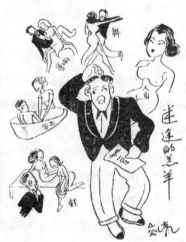

图 6-13　《迷途的羔羊》④

①　丁香:《晶楼日记:女向导》,《星华》,第 1 卷第 24 期,1936 年,第13 页。

②　张乐平:《向导姑娘》,《上海漫画》,创刊号,1936 年,第 34 页。

③　同上。

④　剑青:《迷途的羔羊》,转引自[美]贺萧著,韩敏中、盛宁译:《危险的愉悦:20 世纪上海的娼妓问题与现代性》,南京:江苏人民出版社,2003年,第 169 页。

本书在此并未将近代都市社会中所有从事色情工作的女性角色一一罗列,除了这里所描述的四种外,按摩女郎、洗浴小姐、脱衣舞表演女郎等都兼有性服务之实(图6-13),即便是没有直接的性交易,都市社会的异性消费者也几乎一致地将她们的身体视为审美与情色的担当者。尤其在乳房成为女性身体审美的焦点后,拥有丰满的乳房成为都市各种游艺场所的女性从业者的必备条件。

二、女明星的性感乳房

电影女明星是近代都市公共空间中独特的女性群体,尤其是进入1930年代以后,电影女明星逐渐代替妓女成为新的媒体宠儿。近代都市社会对女电影明星身体的消费不同于对色情工作者的消费,色情服务是近距离的,是一种赤裸裸的肉体交易,肉欲的满足是对色情工作者身体消费的最终目的。而女明星则是通过身体的展示来满足异性审视者的审美欲望与情欲想象,更多情况下,消费者获得的不过是她们的身体形象在电影银幕或画报杂志上的符号。女明星们的职业从一开始即是以身体的展示为主,如一篇讲述明星丰胸的文章称,作为明星"她们每时每刻都要把一身所有的美向她们的观众博得倾倒和爱好,每时每刻要向最新的时代冲刺的"。[①] 为了成名或者为了获得都市消费者持久的关注,她们不得不尽量将身体的曲线展示出来,甚至要做到尽可能地裸露。有一幅漫画便呈现出一个影院里,银幕上的裸体女性与亢奋的满座观众,在证明女性肉感身体的"叫

---

① 晨曦:《中国女明星的乳峰美》,《申报》,1933年4月1日,第27版。

座力"。① 近代都市消费者对享乐陶醉的企求达到顶点，"影片商之以明星出浴、大腿、乳头招徕，也正是投其所好，以求适合环境的反映"。② 同时，意识到裸露、肉感的经济效力，"许多导演先生的聪明，全都灌溉在这上面"。③

观众对演员的审美并不止于相貌。近代对于女明星的身体要求，除了面部的美丽外，性感的身材更是必要的。性感是近代都市文化中的新名词，最初用来形容美国好莱坞男女明星的健美、曲线身材，在 1930 年代的摄影杂志与电影杂志上十分常见。④ 富于性感的身体标准与前文的健美、曲线美论述大致相同，但更强调裸露带来的性刺激，而乳房的丰满高耸在这一新的身体条件中十分重要。如一位观影者所言："乳部的美，帮助剧本的展开，能直接发生无限剧力，这是必具的条件。所以我们在看电影时，少不得将注意一些关于表演者的乳部。"⑤乳房与剧情发展的联系是间接的，甚至将二者联系在一起都是牵强的，但是观者显然乐于在观影中欣赏女明星的丰乳。丰满高耸的乳房对女明星来说是不可或缺的。一篇有关电影明星身材标准的文章称，高耸的乳房与苗条的身材、肥胖的肉腿等并列，是成为女

---

① 张鸿飞：《肉感的叫座力》，《十日谈》，第 24 期，1934 年，第 14 页。

② 琼声：《回到自然》，《申报》，1934 年 4 月 4 日，第 20 版。

③ 江毓祺：《因为肉感香艳能够卖钱……》，《明星》，第 2 卷第 3 期，1935 年，第 10 页。

④ 《嘉宝的性感》，《摄影画报》，第 10 卷第 33 期，1934 年，第 15 页；《富裕性感的女星》，《妇人画报》，第 22 期，1934 年，第 34 页。

⑤ 反光板：《乳部美》，《开麦拉电影图画杂志》，第 1 卷第 5 期，1932 年，第 8 页。

明星不可缺少的条件。① 郑逸梅也曾在文章中提及他的导演朋友，"招请女演员，把乳房肥大与否，定为去取之标准"。② 近代女明星除才貌之外，也大都是乳房丰满高耸者。"彼影中女星什九皆美乳者流，盖艺也、貌也、臀也、乳也，四者并重，等量齐观，有不可或缺之概。"③

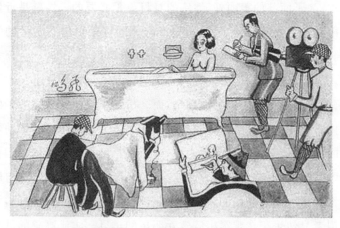

图 6-14 《女明星成名之路》④

① 史泽永:《女明星非有下列……不可》,《影戏生活》,第 1 卷第 23 期,1931 年,第 16 页。

② 郑逸梅:《女性健康与乳房》,《康健世界》,第 4 期,1936 年,第 233 页。

③ 纸帐铜餅室主:《乳之美》,《金钢钻月刊》,第 6 期,1934 年,第 4 页。

④ 张鹏(鸿)飞:《女明星成名之路》,《良友》,第 88 期,1934 年,第 32 页。画风很接近笔者在上一章引用的另一幅关注裸体的画作(第五章图 5-5),摄影师、小报记者、画家等都围绕着坐在浴缸里的裸体"女明星",漫画作者在告诉观者,要想成为有名的女明星,必须付出代价。

　　乳房高大的明星是备受推崇的，来自香港的女明星黎灼
灼①，因为主演《三个摩登女性》而出名。她健康、丰满的身材深
得媒体的追捧，"她体格的健康，臀部之肥大，中国女明星中无出
其右的，两颗乳房之高大即便是'大奶明星'李琳也望尘莫
及"。② 另一位舞女兼明星谭雪蓉"亦以美乳称，美的结晶影集
中，且有伊人解衣露胸之种种游戏，冶媚入骨、欲死欲仙。洵极
美术之能事者矣"。③

　　但是并不是人人生而大乳，女明星们固然知道"需要解放胸
部，以增加她们最新的曲线美，但是受了从前的过分压迫，已再
无收复失土的能力，即使立即解放，也再无弹簧性的所谓诱惑美
了"。④ 为了达到胸部美观，女明星各尽其能，据载："影星某，当
其在小妹妹时代，菽发初匀，徐隆渐起，乃翁欲完成其女之美乳
大计划，乃日夜抚之摩之，不辞劳瘁以为之。事虽乖于伦常，功
竟收于银幕，星光辉映，居然为不世出之人才。"⑤这里可能指的
是黎明晖⑥，相传她的乳房是其父亲黎锦晖人工搓大的。笔者
认为这种记载极不可靠。当时就有杂志调侃道，若这是事实，他
为什么不改造自己夫人的乳房呢。⑦ 这也显示出当时娱乐新闻

---

①　黎灼灼(1905—1990)，曾与阮玲玉、陈燕燕合演《三个摩登女性》等。

②　《明星韵事录：黎灼灼》，《青青电影》，第 3 卷第 3 期，1937 年，第 1 页。

③　纸帐铜鉼室主：《乳之美》，《金钢钻月刊》，第 6 期，1934 年，第 4 页。

④　晨曦：《中国女明星的乳峰美》，《申报》，1933 年 4 月 1 日，第 27 版。

⑤　纸帐铜鉼室主：《乳之美》，《金钢钻月刊》，第 6 期，1934 年，第 4 页。

⑥　黎明晖(1909—2003)，近代著名作曲家、明月歌舞团的创办人黎
锦晖的女儿，1925 年即进入电影圈，因在《不堪回首》中饰演一个天真烂漫
的配角，获得"小妹妹"的称号，由此也可断定"影星某"即暗指黎明晖。

⑦　张大帝：《从健美说到女明星的乳房》，《时代电影》，新年号，1937
年，第 1 页。

的报道几乎无下限。初入电影圈时黎明晖仅有十六七岁,自然乳房发育不丰,后来乳房的丰满应该视为身体自然发育的结果。但是更多的女明星显然已过身体的发育期,且有曾经束胸的经历,胸部即便解放也不可能再高耸了,为此很多女明星装橡皮质或棉花质的假乳以充门面,再后来则是佩戴胸罩。1930 年代各当红的女性都有戴假乳或胸罩的传闻,其中阮玲玉①的丰满乳房的真假即一直备受关注。

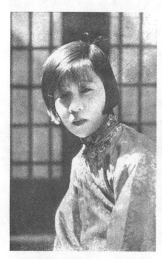
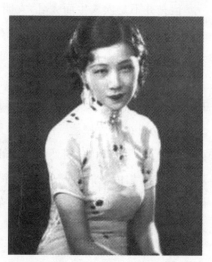

图 6-15　阮玲玉(1927)②　　　**图 6-16　阮玲玉(1930 年代初)**

　　图 6-15、图 6-16 是阮玲玉不同时期的照片,图 6-15 摄于 1927 年,是其进入电影圈的第二年,当时阮 17 岁,从其平胸略驼背的形象推测,当时的她极有可能还在束胸中。但是社会对

---

　　①　阮玲玉(1910—1935),祖籍广东,生于上海,1926 进入电影圈,曾主演《神女》《新女性》等。

　　②　《阮玲玉》,《图画时报》,第 344 期,1927 年,第 8 页。

乳房的审美在 1920 年代末发生了重大变化,进入 1930 年代后,阮氏的乳房即变得极为丰满,图 6-16 中她紧身旗袍内的乳罩纹理清晰可见。她的乳房形态从平坦到丰满的这一变化,前后判若两人,使得娱乐媒体一再怀疑其乳房的真假:

> 阮玲玉双乳饱绽别有妙致,或有疑其作伪者,于是阮玲玉乳的问题,好事者不惜以宝贵之光阴研究之、香艳之笔墨讨论之,连篇累牍,载诸报纸,以视国家大事毋多让焉。①

可见,阮玲玉作为 1930 年代初的当红电影明星,其身体备受关注,作者调侃称舆论媒体对阮之乳房的关注甚至要超过对国家大事的关注。郑逸梅也称阮玲玉之美及其能成为时代摩登的典型全靠佩戴义乳:"阮玲玉之美,一为双目之流盼,二为体态之苗条,且处处以笑靥向人,尤为可爱。而现代女性,以乳峰高耸为尚,否则饰伪以充之,所谓义乳者是也。阮亦视义乳为恩物,于是冈峦起伏,遂成为一代之摩登典型。"②媒体对阮玲玉的假乳有各种猜测。《时代电影》杂志称:"阮玲玉的乳房很大,却不是向外耸出而是向下垂落,就是俗语所谓'叉袋奶'。据说阮玲玉的两乳垂下去有半尺之多,一下垂,乳房的根据地便变成平若无物。阮玲玉的补救办法,便是用一件特质的器具,把

① 纸帐铜觯室主:《乳之美》,《金钢钻月刊》,第 6 期,1934 年,第 4 页。

② 郑逸梅:《逸梅丛谈·玉陨余话》,上海:上海校经山房书局,1935 年,第 202 页。

垂下的乳物托起来。"①这种毫无根据的猜测实际上是对女明星的诋毁,但是民国时期的娱乐记者却乐此不疲,完全不顾忌给女明星带来的伤害。

因为都市社会对乳房高耸的审美偏好,靠乳罩托起丰满胸部的阮玲玉在近代女电影明星中显然不是特例。例如:"以《失足恨》成名之谈瑛,喜弄姿作态,但胸次坦然,绝无山峦起伏之势,引为生平唯一缺憾,故于临上镜头时,辄为西贝之鸡头,上海影戏公司之化妆室中,有抟线搓絮之物,累累于架槛者,即谈瑛之乳饰也。"②在没有乳罩之前,谈瑛便以"抟线搓絮之物"填塞乳房。不过,也有娱乐报道称其戴的是奶罩。

进入 1930 年代以后,"好出风头的女明星们都用起了假奶——就是奶罩",但是最初这些奶罩的设计可能并不完善,或者原装进口的乳罩并不符合中国妇女的身材③,女明星们佩戴这种"充门面"的乳罩时,时常出现掉落或错位的尴尬场景,图6-17 便将女明星们因为乳罩掉落而出糗的瞬间用漫画呈现了出来。

1930 年代初,真正受媒体广泛关注的女明星是屈指可数

---

① 张大帝:《从健美说到女明星的乳房》,《时代电影》,新年号,1937年,第 1 页。

② 纸帐铜瓶室主:《乳之美》,《金钢钻月刊》,第 6 期,1934 年,第 4页。

③ 当时即有人发现这种现象,建议女性根据自己的身材制作合适的乳罩,见荫朗:《健美的小姐们怎样保护你们的双乳?》,《沙漠画报》,第 1卷第 20~22 期,1938 年,第 5 页。不过也有人认为女明星们闹出这些乳房的笑话,可能是因为用了"自制的国货"的缘故,"舶来品"是"不用害怕走路的时候忽然溜到旁的地方或走到背后去之类的"。见《摩登女郎羊毛做的假乳房是愉快的欺骗者》,《都会》,第 10 期,1939 年,第 174 页。

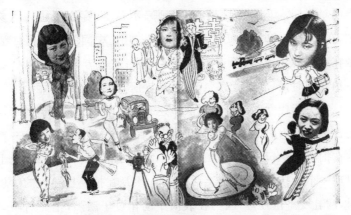

图 6-17　《女明星的奶罩形形色色》①

的,但是这一幅画中竟然综合了七位女明星戴乳罩的故事,可见当时乳罩在女明星间十分流行。右起第一位是王莹②,据称她在赶火车去北平的时候,因为匆忙乳罩掉了下来;右下方乳罩掉到腰间的是梁赛珍,她是明星同时也是舞女,前文已述其在舞场的这次遭遇;右边第三位是谈瑛③,她在××舞场时装表演时,奶罩"表演"到肩上去了;左起第一位是女明星徐来④,她在某公司行开幕礼时奶罩落了下来;左边第二位是叶秋心⑤,有一天,

---

①　《女明星的奶罩形形色色》,《青青电影》,第 2 卷第 9 期,1935 年,第 1 页。

②　王莹(1913—1974),安徽芜湖人,最初以演话剧出名,1932 年进入上海明星影片公司,曾主演《女性的呐喊》(沈西苓编导)、《铁板红泪录》(阳翰笙编剧)和《同仇》《自由神》《赛金花》(夏衍编剧)等。

③　谈瑛(1915—2001),上海人,1931 年开始从影,曾主演《失足恨》等。

④　徐来(1909—1973),上海人,毕业于黎锦晖主办的中华歌舞专科学校,后进入电影业,当时的报章杂志时常将其称为"标准美人"。

⑤　叶秋心(1913—1984),湖北汉口人,1931 年到上海,进入天一影片公司,曾与胡蝶等主演《孽海双鸳》等,被评为"模范美人"。

当明星公司汽车来接她拍戏时,她来不及了,穿衣服也许太匆忙,在上汽车的时候,奶罩落了下来;图片正中间的是顾梅君①,她在结婚的当天,奶罩也不当心落下来;左下方是袁美云②,她在拍戏的时候,乳罩竟完全掉落,被导演发现后还给了她。③

有关近代女明星乳罩的故事还有很多,在别的记载中,谈瑛还曾多次因为假乳闹过笑话。如《时代电影》的记载显示,一次她在拍电影《失足恨》时,拍到一半,胸前的乳峰仅剩一只,地上出现一个粉扑,一时传为笑话;④另一次是在拍吴村导演的《风》时,两乳变了位置。"因为在表演中动作过于激烈,拍完后两只乳房都挤到中间了,高高的一团,而两边反而是平平的,于是大家都知道她戴假乳房了。"⑤别的女明星也有大量类似的记载,如女明星张织云在拍电影《失恋》的时候,胸前的假乳脱落了,张织云一阵乱找,而衬托乳房的棉花早已被程步高藏了起来,并调侃她说:"你找奶奶吗?你的奶奶在我的手里呢!"⑥女明星们用作衬托乳房的工具不仅仅是乳罩,前文"抟线搓絮之物",这里的粉扑、棉花等都成了丰胸的工具。可能这些女明星们的乳房,仅

---

① 顾梅君(1915—1989),上海人,上海明星公司的演员,后随其导演丈夫徐欣夫赴台。

② 袁美云(1917—1999),浙江杭州人,1932 年加入天一影片公司,曾主演《小女伶》等。

③ 《女明星的奶罩形形色色》,《青青电影》,第 2 卷第 9 期,1935 年,第 1 页。

④ 张大帝:《从健美说到女明星的乳房》,《时代电影》,新年号,1937年,第 1 页。

⑤ 《谈瑛之假乳房》,《大观园》,第 1 卷第 4 期,1939 年,第 122 页。也见《女明星乳房的笑话》,《都会》,第 23 期,1940 年,第 19 页。

⑥ 《电影明星的乳房笑话》,《时代生活》,第 5 卷第 2 期,1937 年,第 1 页。

仅借用乳罩之力衬托仍不能达到丰满高耸的效果才会另加填塞之物，这可能也是她们频频出丑的原因之一。

有关近代女明星假奶、乳罩在公共场合错位、掉落的故事在不同时间、不同杂志上一再重复，彼此之间存在抄袭。在笔者看来，故事的真假都不再重要了，重点是女明星戴假乳房的笑话能够长期成为大小报刊的谈资，足见社会对女性乳房的关注程度，同时也反映了丰满、高耸的乳房审美在近代都市消费文化中逐渐形成，女明星才会通过佩戴简易的假乳来赢得观众的眼球。佩戴假乳造成乳房丰满美观的假象，尽管有失"天然的"美观，但近代都市中的异性审视者并不反对她们佩戴乳罩。这种假乳被称为"愉快的欺骗者"①，他们十分享受女明星们乳罩脱落的故事带给他们的乐趣。有作者称，近代女明星戴乳罩衬托乳房的行为如此普遍，以致"我们在银幕上再也找不到没有'乳峰美'的女明星了"。② 近代女明星们似乎并不是一直戴着乳罩，当时这一摩登的内衣还未普及成女性的日常装备，她们在上银幕前或有其他的工作时才佩戴，可能和这一内衣的设计尚不完善总是滑落有关，或者她们只需要在银幕上给观者造成丰乳的假象即可。《影剧画报》称电影明星陈娟娟③总是戴着乳罩演戏，私底下的胸部远不如荧幕上"高秀耸发"。④

---

① 《摩登女郎羊毛做的假乳房是愉快的欺骗者》，《都会》，第 10 期，1939 年，第 174 页。

② 晨曦：《中国女明星的乳峰美》，《申报》，1933 年 4 月 1 日，第 27 版。

③ 陈娟娟(1929—1976)，香港电影演员，曾因在上海出演蔡楚生的《迷途的羔羊》而负盛名。

④ 西门成：《女明星的秘密》，《影剧画报》，第 1 期，1948 年，第 8 页。

天然、肉感的乳峰在女演员身上是极受欢迎的,但后天的修饰也丝毫不被排斥。新的乳房审美观念将这种乳房状态视为现代的、摩登的,女明星被视为这种"摩登"的典型,不仅被都市异性观看者追捧,同时也是都市追求摩登的普通女性们的效仿对象。

小　结

近代国族及科学话语对哺乳的重视及都市消费文化对乳房审美与情色意义的消费,使得乳房成为近代女性身体的一个关键词。[①] 从都市报章媒体的乳房论述来看,女性乳房的哺乳功能与审美功能几乎同等重要,但是两种功能时常被割裂开来,都市中的男性审视者让不同的女性身份承担乳房的不同功能。在国族及科学话语的范畴中,都市中的新母亲、奶妈承担着乳房的哺乳功能,舆论特别强调她们身体的"生产"价值;而摩登太太、娼妓、舞女、模特、明星等的乳房则在都市消费文化的范畴中承担审美与情色的功能,突出强调的是其观赏价值与消费价值。

而都市中"新主妇"的乳房同时承担着哺乳与审美功能。对一些都市"新母亲"的哺乳记述表明,国族或科学的哺乳话语(尤

---

① 对"关键词"的考索,是近年来研究晚清民国观念史或思想史的一种方式。如过去对近代革命、民主、科学等的研究都可视为对"关键词"的研究,但是陈建华将"乳房"与"革命""科学"等概念性质的关键词区别开来,认为"乳房"是一种"软性关键词"。见陈建华:《"乳房":软性关键词》,《雕笼与火鸟》,上海:复旦大学出版社,2011年,第172~178页。

其是国族话语)将母亲的哺乳行为神圣化,遮盖了乳房拥有者授乳的各种辛苦。而都市现代母亲对切身哺乳经验的记述及在哺乳过程中面临传统与科学的哺乳指导表现出的主见,都显示出现代女性的主体性与自主性。当哺乳与审美的乳房功能发生冲突时,都市的"现代主妇"们可能会做出完全相反的选择,她们中的部分会坚守亲乳之职,另一些则会因为哺乳对审美的损害,而放弃哺乳。但是,为审美或取悦异性而矫饰身体受到普遍的批评,为了新生儿哺乳而保持乳房的健康则受到提倡,拒绝哺乳的女性会受到来自国族话语的严厉攻击。

自古以来,奶妈的乳房始终是乳房哺乳功能的极大彰显,她们的乳房体现为商品,以自己孩子健康的代价换取微薄的薪资。近代以来,因为新的医学认识,在成为奶妈之前,她们的身体需要接受各种科学医学的检验,尽管有些雇主并不严格执行报章上有关科学雇乳的建议,但是科学话语对奶妈疾病及乳汁的认识仍影响到雇乳者的选择。近代对奶妈的认识一直褒贬不一,但无论是同情者还是指责者,均反对雇乳。

在哺乳之外,一种新的"丰乳"审美观念确立后,都市摩登女性不仅摈弃了用以缠胸的小马甲,还以"假奶"或乳罩装饰胸部,以使胸部看起来更加丰满高耸。对女性乳房的审美与消费是近代都市消费文化中一个重要的组成部分。本应是哺乳者的母亲若追求乳房的美观会受到严厉的指责,但是对于乳房审美与情色功能的担当者——娼妓、舞女、女电影明星等而言,追求乳房的美观是她们的"专利",她们丰满与裸露的乳房满足了都市男性的消费欲望与情欲想象。面对乳房审美的转变,色情工作者为了"生意"的关系,在对自身乳房的修饰时会刻意迎合异性的审美需求,但多数情况下,其选择还是符合自我内在标准的,尽管这一标准可能是社会建构的结果。

　　总括而言,近代社会对女性乳房的要求始终有双重标准:家庭主妇们的乳房最重要的功能应当是哺乳,国族话语一再强调她们的身体承担生育责任;而娼妓、舞女、女明星们的身体则是大众审美的客体,在都市消费文化中,她们的身体不再是驯服的生产工具而是供消费的对象。在近代都市中,由男性主导的审美观念的变化,影响了女性看待自身乳房的观念和态度,但是近代都市中的"新女性"并不甘做被规训的对象,无论是哺乳体验的自我表达还是拒绝哺乳的尝试,抑或是寻求乳房美观的努力,都在显示出其自主性与能动性。

第七章 结论与反思

近代中国知识分子对女性身体的关注是其性别关注中最重要的议题之一。近代中国妇女的历史贯穿着反缠足运动、剪发运动、"天乳运动"等对女性身体的改造，甚至女性胳膊、大腿的裸露与否都曾引起广泛的关注与讨论。这在一定程度上与晚近以来社会中普遍的亡国焦虑有很大关系，而这种焦虑最重要的衍生思想之一就是让女性身体承担政治责任。对女性身体关注的增多也与近代女性身体位置的变更有关。近代中国女性由家内走向家外，身体的活动范围发生了很大的变化，尤其是都市中的女性更是从过去家庭的私领域走向社会公共空间，逐渐成为公共窥视的猎物。有学者认为，与传统社会相比，近代中国以女性为中心的议题之所以纷繁复杂，和女性在社会公共空间中变得处处可见有关，这使得"社会大众有更多机会以各种角度诠释女性"。[①] 近代社会对女性乳房的聚焦也发生在这种背景之下。

晚近以来的中国，各种思想杂陈。科学思想、国族主义、消

---

① 游鉴明：《超越性别身体：近代华东地区的女子体育（1895—1937）》，北京：北京大学出版社，2012年，第274页。

费主义等在新的乳房观念形塑中起着重要的作用。本章试图总结近代中国女性乳房观念的形成过程与原因,反思近代妇女"解放"的问题,即近代中国女性的身体在多大程度上"被解放"了。

一、近代乳房观的形塑

(一)科学的乳房

随着西医科学的传入,近代社会对乳房的认识开始围绕科学展开。首先,近代西医解剖学对乳腺的认识改变了传统社会对乳汁形成的认识,过去对于"乳汁形成于脾胃","摄于冲任二脉"及妇人血液"上为乳汁,下为月水"的循环认识,逐渐被"乳腺分泌乳汁"的科学认识取代。其次,西医解剖学的传入也改变了传统中国对乳房内部结构的认识,过去将乳房内部结构与身体内脏中的肝、胃或者脾相联系的认识逐渐被乳房是与生殖系统相关联的认识取代,这种认识使得女性的乳房越来越被视为性器官。再次,西医外科手术的介入,逐渐改变了传统中医有关乳房疾病的治疗方式。传统中医以"通气解郁"为目的的外敷、内服的药物治疗方式在面对严重的乳房疾病时,时常是无效的。而近代大量西医手术成功治愈乳癌的记载,使得西医在治疗乳房疾病上的有效性获得越来越多的认可。最后,科学的哺乳指导逐渐改变了近代都市妇女的哺乳方式,近代西医生物学对卫生、营养等的认识,一再强调生母亲乳的意义。科学的哺乳时间建议也从小儿健康的角度一再强调婴儿乳养须按时、准时。在科学的哺乳指导下,产后母亲的乳房,越来越受卫生观念的影响和科学时间的规管,这些科学乳房认识与哺乳建议不仅将女性的"母职"身份科学化了,也将女性的乳房科学化了。

此外,科学的医疗话语在近代中国女性身体解放中扮演着十分重要的角色,具有忧患意识的近代知识分子一再地自比济世良医,开出各自治愈国家的药方,而女性是他们眼中最严重的患者。在以国家名义反束胸的话语中,近代知识分子不仅从医疗的视角认为束胸是一种戕害身体的恶习,更从科学的乳房认识出发,证明束胸对生育与哺乳的危害。

(二)政治的乳房

近代女性乳房的政治意涵体现在两个方面:一是国族话语对女性乳房的规训,二是国家权力对女性乳房形态的干预。

近代女子的束胸行为与当时社会普遍追求的强国强种目标相背离,因此报刊舆论普遍从国族主义的角度出发反对女子束胸。

在舆论界的倡导下,国民政府曾三次颁行查禁束胸的禁令,试图以国家行政力量干预女性束胸问题。第一次是1927年由广东省政府民政厅长朱家骅提议。他在提案中将女子束胸与缠足相比较,认为束胸是弱国弱种的陋俗,并将查禁束胸上升至践行孙中山民族主义精神的高度。1928年、1929年南京国民政府两次颁行查禁束胸的禁令。这些政府颁行的查禁束胸法令,始终从国族主义出发,将女性乳房与国家民族的将来紧密联系在一起。

从国家民族角度判断女性乳房的功能与价值的话语,使原本家庭中的"母育子",转换为"国民之母"对"小国民"的哺乳。传统伦理道德对母职的要求被国族话语取代,女性具备哺乳功能的乳房成为近代中国达到强国强种目标过程中的一种"工具",也使原本仅在医疗、哺乳、审美等领域被论述的乳房具有了政治的意义。

（三）商业的乳房

在健康与曲线的审美观念影响下,近代都市社会对女性身体的审美有了完全不同于传统社会的认识。在肉感与曲线丰满的身体审美形成的过程中,对乳房的审美认识凸显出来,乳房不仅代替小脚成为新的女性身体审美的关键,传统娇小、玲珑的乳房审美也被高耸、丰满的审美取代。

同时,受消费主义的影响,近代都市社会将女性身体的审美与消费相结合,女性身体逐渐被商品化。这体现在两方面:一是用以售卖的裸体绘画或摄影作品。女性丰满的乳房被近代裸体艺术一再呈现,这些裸体艺术品不仅广泛刊登在近代各类画报杂志上,本身也作为商品售卖。拥有丰满乳房的女性身体符号不仅刺激都市异性的消费欲望,同时也满足了他们对于女性身体的情欲想象。二是报章杂志上刊登的各类商品广告。近代商业广告一再借用女性身体形象进行广告宣传,1920—1930 年代逐渐发展为裸体图像的使用。与女性身体完全无关的香烟、医药等产品与乳房意象相勾连,消费者在消费相应产品的同时也消费着女性的乳房图像。

在近代女性乳房商业化的范畴中,女性本身既是商品也是消费者。作为消费者的女性消费着一切与乳房有关的副产品——胸罩、药物、甚至丰胸手术,这些由外国公司、医生提供的各种丰乳服务使她们的乳房从一种不自然的状态(束胸)进入另一种不自然的状态(丰胸)。这种包装后的乳房又呈现为商品,供异性消费者消费。原本与哺乳、国族主义密切联系的乳房,越来越受制于消费文化。

在近代都市新乳房观念形成的过程中,国族的、科学的与消费主义的思想观念在更多情况下表现为一种"合谋"。我们今天对于女性乳房的基本认识,事实上是近代国家的行政力量、性别权力、民族主义、科学主义及消费主义意识形态等共同塑造的结果。

二、被"解放"的女性身体

"解放"是整个近代中国妇女史上最重要的关键词。学界一直将近代女性身体的改造、婚姻制度的变革及女子教育等问题放在妇女解放的脉络中进行研究。而"身体的解放"在近代妇女解放中一直占据十分重要的地位。但是笔者认为,女性身体的状态从束到放、身体的位置从家庭走进都市公共空间,只能解释为表面的解放,因为近代从父权礼教体系中"解放"出来的女性,并未获得处置身体的自主权,而是落入了国族与男权的陷阱之中。

(一)国族话语

国族作为一个想象的共同体,从它进入中国的语境开始,便代表着绝对正确,任何人都有义务和责任为国族的复兴付出。在这种思想下,身体成为民族复兴的基本要素,因此,身兼生育与哺乳的女性身体受到更多的关注。

在普遍的国家话语之下,妇女问题从来不仅仅是妇女本身的问题,如陆费逵所言:"妇女问题,非仅妇女之问题,亦男子之问题也。儿童恃母教,成人赖妻助;母而不贤,儿多夭愚,妻而不良,附骨之疽。"[①]在这种话语中,女性并不能以独立的存在体现其价值,儿童需要母教,丈夫需要妻子做内助,对"母职"与"妻

---

① 编者:《非仅妇女之问题》,《生活》,第 4 卷第 12 期,1929 年,第 119 页。

职"的强调将女性推向"贤妻良母"的角色。尽管国族话语将女性身体与国族命运相联系,但是女性身体仍然更多地被限制在家内。只不过他们将话语进行了转换,即女性不必直接参政,齐家即是治国的方式:"欲参国政必先能主持家政,盖齐家为治国之本,能于家庭之间妇职母教——克尽,是亦为政矣。"①也就是女性对国家的贡献是间接的,通过新标准的妻职、母职实现对国家的贡献。被尊为"国民之母"的女性,实际上被限制了更加"有所作为"的可能。

在解放束胸的过程中,乳房的哺乳功能对于国家民族的重要性被一再地放大,无论以何种理由拒绝哺乳的女性都会受到"害国害种"的谴责。近代国族话语与国家权力对女性身体的改造,仅能在表层的意义上理解为"解放",因为处置身体的权力仍旧不在女性自身。近代对女性身体的解释与处置权从传统的家庭或礼教转移到国家手中后,女性根本无法在理论上驳斥国家所代表的至高无上与绝对正确性,在一定程度上只能听由国家权力或国族话语的摆布。

(二)男权陷阱

在国族陷阱之外,近代女性身体的解放同时还落入了男权陷阱之中。面对国势衰微,近代男性知识分子似乎从未试图让女性与男性共同承担国族复兴的责任,而是通过对女性的操纵实现其"改良"或"革命"的目标。

一般而言,他们从女性身体与男性之间的差异出发,否定女性具备可以和男性共同承担国族复兴责任的能力。如《妇女杂志》上曾刊载一篇号称日本医学博士的文章,该文认为"女子位

---

① 照古:《新女诫》,《申报》,1921年9月3日,第20版。

于长成之男子与小儿之间"，"女性全身体自其大小、形状及其他构造上观之，女子实比男子为小儿性，此为人类学者公认之事实，即女权论者亦不能反对之也"。虽然作者表示这不能说明女性比男性差，"不过示男子与女子在人类学上全然不同而已。此种差异即女子之所以成身体之美，所以动男子之心，而为男女和合之楔，且所以示哺育小儿天职者也"。① 这种对男女两性身体差异的论述，最终将女性身体的价值归结在两点上：一是审美，满足男性的审美欲望，即"成身体之美，动男子之心"；二是生育，即"哺育小儿之天职"。

除却身体构造的差异外，该医学博士还认为女性之脑与男子也有差异。"脑之重量男女之间相差甚著，女子之脑小于男子"②，虽然脑之大小并不能完全判定智力、精神之优劣，但将女性之脑小于男性视为小儿性，并且认为"女子之道德自情（心）而来，男子之道德自脑而来"，③那么，女子自然更适合献身于家政，而男子则适合家外的工作。实际上是认为女性本身没有与男性并肩的资格。所以，他在结论处写道："要之，良妻贤母主义，基因于男女之根本的差异，在乎使发挥其所长而为才地适宜之分配，必如是斯足以提高男女之身体的能率，而增进社会之幸福。反之，极端之男女同权说，实一种思想之游戏，而为蔑视男女间根本的差异之空论。其结果足以来社会之不幸，招国家之

---

①　速水猛原著，君实译：《自医学观之良妻贤母主义》，《妇女杂志》，第 5 卷第 7 期，1919 年，社说第 5～6 页。

②　同上，社说第 4 页。

③　君实：《自医学观之良妻贤母主义（续）》，《妇女杂志》，第 5 卷第 8 期，1919 年，社说第 5～6 页。

衰亡,可断言也。"①

　　基于以上判断,由于身体与智力上均弱于男性,有关女性身体、行为或思想的对错、进步或落后的判断标准便始终掌握在男性手中。在近代中国妇女解放过程中,男性的社会威权从未削弱。对妇女的各种解放措施与话语不过是男性知识分子因应其政治需求所做的改变。近代几乎所有的妇女解放运动,都是由男性知识分子发起的,被"解放"的女性在妇女解放运动中不过是应和者。事实上,当时已有人发现了这种妇女解放的男性特质,"妇女解放之说甚嚣尘上,男女同校也,社交公开也,废婢妾也,禁娼妓也,参政也,剪发也",解放中的各种问题都是"士夫倡诸前,妇女和诸后"。② 整个近代社会对女性身体的再造始终是男性主导的国家社会革命的附属品,女性解放最终落入男权陷阱。

　　近代都市男性在通过政治话语操纵女性身体之外,也操纵着对女性身体的审美话语。在反缠足运动中,女性并不一定因为国族的需求而解放双足,但是天足的观念首先在男性群体中形成,女性自愿放足更多的可能是出于婚姻的考虑。近代女性从束胸到放胸再到丰胸的过程,同样受制于异性审美。被解放的都市摩登女性对国家话语的乳房哺乳可能完全置之不理,但是对于都市消费主义有关乳房审美的塑造却趋之若鹜。一是因为女性乳房的审美标准依然在男性手中;二是报章杂志中女性因乳房不丰满而遭受丈夫嫌弃或影响事业的例子都在提醒女性

---

　　① 君实:《自医学观之良妻贤母主义(续)》,《妇女杂志》,第5卷第8期,1919年,社说第10页。

　　② 伍自培:《我之妇女解放谈》,《妇女杂志》,第6卷第9号,1920年,常识第12页。

在自身乳房的审美上应加强对男性观念的迎合。正如当时的丰胸广告所言,"乳房萎瘪,臀部瘦削"的女子,"不但因姿态的丑陋,不为人所重视,即在夫妇之间的性生活上,尤易引起丈夫的憎恶心,结果其命运必非常悲惨"。①"一个女性而没有高耸的乳峰在胸前起伏生姿,那她纵有西子王嫱之美,亦至多被称上一声'病态美人',不为时代男子所重,自无福做新家庭的主妇,更不必仰望做富家阔太太。"②这些言论将女性乳房的丰满与其社会地位的变化结合起来。在男性看来,女性需要通过婚姻改变社会地位,正如过去脚缠得足够小便有了嫁入富贵之家的机会一样,女性佩戴丰胸乳罩或接受丰胸手术也更多是为了迎合男性的审美而修饰身体。由此可见,获得解放后的女性身体仍然未能摆脱作为男性审美客体的命运,或者说掌握话语权的男性仍能在很大程度上决定女性审美型身体的形态。

　　指出近代女性在身体解放中面临的困境,目的并不在完全否定近代妇女解放运动的贡献与意义,而是尝试展现历史的复杂性,尤其是对女性身体解放中男权的认识,有助于我们进一步反思中国近代都市中的性别权力关系。同时也应注意到,女性身体尽管深受国家权力、性别权力及消费主义意识形态的左右,但是在新的乳房观念形成过程中,无论是哺乳体验还是审美观念,现代都市新女性都一直尝试积极参与并建构自己的乳房观念。尤其是在审美与情色的乳房建构中,男性观者一直试图将女性身体"物化"为可供观赏的艺术品或是可供消费的商品,但

---

　　①　姚崇培:《乳峰是幸福的主宰者》,《申报》,1939 年 7 月 14 日,第 12 版。

　　②　姚崇培:《乳峰操纵着你的命运》,《申报》,1939 年 12 月 21 日,第 8 版。

是都市现代女性并未完全甘做"沉默的肉体",她们可能会屈从于、甚至迎合男性的眼光,但她们对丰乳产品的消费与利用在一定程度上也符合了自我内在的审美,表现出一定的自主性与能动性。

综上所述,近代以来的中国思想沓杂,女性身体在不同思想与话语体系中呈现出不同的状态。但长期以来,学界对近代女性身体的研究,大都囿于"女性身体"与"民族国家"的解释循环,而历史的丰富性告诉我们,近代发生在女性身体上的故事并不止于此。本书对近代女性乳房观念的历史所做的勾稽考察,可以看出近代社会对女性身体的干预力量不仅仅来自民族国家。

近代舆论对女性乳房功能展开的讨论,针对不同的女性主体树立不同的标准,实际上是将女性"母"与"女"的两种身份割裂开来。其中女性为"母"的角色始终受"贤妻良母"或"国民之母"的话语左右,前者强调的是女性在家庭中的价值,而后者从生育功能的角度肯定其对国家民族的贡献。与传统社会相比,女性"母职"身体的价值仍然体现在生育与哺乳上,只是在近代,这种身体价值被上升到国家的高度。但女性为"女"的角色则在完全不同的论述语境中进行,近代都市中对"女"的讨论更多受消费主义左右,其身体不断被消费主义吸收与再造。这种女性身体价值不体现在"生产"上,而是都市消费欲望的体现。

在近代有关女性乳房的改造中,国族主义对身体的规训始终被放在第一位,即便是部分女性逃过了国族主义的监视,但最终也难免落入男性欲望的窠臼。在国族主义不起作用的角落,女性身体并不见得就获得了解放,男权话语与消费主义依然左右着女性身体的存在形态或女性看待自我的态度。

在科学主义、国族主义及消费主义的影响下,近代都市社会对女性乳房的认识在医疗、哺乳、审美等层面都发生了诸多变化。女性乳房形态从束到放的转变，一定程度上使女性身体获得了舒适与自在。但是对乳房形态从"小"到"大"的审美急剧转变，"天乳运动"中"天"字的自然、天然之意被"大"字取代。在丰满、高耸的乳房审美观念之下，女性双乳在解除束胸的小马甲后随即被胸罩束缚，丰胸手术更以极端的方式迎合新的乳房审美观念，女性以身殉美的故事还在继续。

参考文献

一、近代报纸期刊

(一)综合性报刊

《申报》《益世报》《大公报》《时报》《中国丛报》《民国日报》《时务报》《新上海》《电影月报》《电影日报》《大观园》《晨报副镌》《文华》《艺友》《电影周刊》《明星》《东方杂志》《时事月报》《宇宙风》《常识周刊》《生活周刊》《玲珑》《幻洲》《文化月刊》《光芒》《现代父母》《真光》《青春电影》《时代电影》《甜心》《兴华》《快乐家庭》《现象》《现世报》《时代生活》《同德年刊》《幸福杂志》《科学世界》《紫罗兰》《家庭杂志》《家庭良友》《新青年》《通问报》《家庭》《蕙兰》《时兆月报》《新文化》《新中华》《大常识》《语丝》《性杂志》《星光》《现世报》《香艳杂志》《新教育》《青年界》《春之花》《都会》《民众旬刊》《南北》《民众生活》《影舞新闻》《新生周刊》《金钢钻月刊》《礼拜六》《沪光》《春色》《星华》《机联会刊》《十日谈》《朝花》《影戏生活》

(二)画报、漫画杂志

《申报图画》《点石斋画报》《上海画报》《中国摄影学会画报》

《大众画报》《图画周刊》《京报图画周刊》《小说画报》《图画世界》《三六九画报》《一四七画报》《摄影画报》《北洋画报》《中国漫画》《良友画报》《图画晨报》《时报号外画报》《上海图画新闻》《世界画报》《珠江星期画报》《歌星画报》《图画新报》《图画时报》《漫画界》《银画》《艺文画报》《沙漠画报》《立言画刊》《健美画刊》《独立漫画》《开麦拉电影图画杂志》《电影漫画》《漫画漫话》《上海漫画》《东方漫画》《时代漫画》《中国漫画》《图画报》《联合画报》《北京漫画》《风月画报》

(三)女性期刊

《中国新女界杂志》《妇女时报》《妇女杂志(上海)》《妇女杂志(北京)》《妇女周刊》《新妇女(上海)》《女子世界》《新女性》《今代妇女》《妇女界》《妇女共鸣》《女朋友》《妇女生活》《女子月刊》《妇人画报》《主妇之友》《上海妇女》《青年与妇女》《女铎》《女声》《女星》《女报》《妇女旬刊》《浙江妇女》

(四)医学刊物

《中西医学报》《中华医学杂志》《现代中医杂志》《民众医报》《大众医刊》《医界春秋》《中国卫生杂志》《康健杂志》《妇婴卫生》《大众医学》《生命与健康》《妇女医学杂志》《新医与社会汇刊》《医事公论》《长寿周刊》《健康生活》《社会医药》《社会医报》《医药学》《卫生杂志》《卫生月刊》《卫生报》《医事公报》《家庭医药》《医学周刊集》《天津特别市卫生局月刊》《新医》《通俗医事月刊》《新医人》《医学杂志》

(五)政府公报

《国民政府公报》《行政院公报》《内政公报》《首都市政公报》《广州市政府市政公报》《广东民政公报》《广东省政府公报》《福

357

建省政府公报》《江西省政府公报》《卫生公报》《湖南省政府公报》《湖北省政府公报》《江苏省政府公报》《天津市教育局教育公报》《贵州省政府公报》《教育部公报》《陕西省政府公报》《辽宁教育公报》《浙江民政月刊》《安徽省政府公报》《安徽教育行政周刊》《青岛市政府市政公报》《北平市政府市政公报》《上海市政府市政公报》《浙江余姚县政府公报》《南京市政府公报》《河北省政府公报》《山东省政府公报》《浙江省政府公报》《甘肃省政府公报》《湖北教育厅公报》《云南省政府公报》《四川省政府公报》《河南省政府公报》《广西省政府公报》

二、古籍与近代著作

(一)古籍

俞仁良译注:《礼记通译》,上海:上海辞书出版社,2010 年。

王云五编:《礼记今注今译》,北京:新世界出版社,2011 年。

[汉]司马迁:《史记》,北京:中华书局,1982 年。

[汉]戴德撰,卢辩注:《大戴礼记》,北京:中华书局,1985 年。

[汉]郑玄:《四库家藏·仪礼疏》,济南:山东画报出版社,2004 年。

[汉]卫宏:《汉官旧仪》,[清]孙星衍等辑,周天游点校:《汉官六种》,北京:中华书局,1990 年。

[汉]张仲景:《金匮要略方论》,北京:中医古籍出版社,2010 年。

[晋]葛洪:《抱朴子内外篇》,《丛书集成初编》,北京:中华书局,1985 年。

[南北朝]庾信撰,[清]倪璠注,许逸民校点:《庾子山集注》,

北京：中华书局,1980年。

[隋]巢元方,黄作阵点校：《诸病源候论》,沈阳：辽宁科学技术出版社,1997年。

[唐]温庭筠、[五代]韦庄撰,阮文捷校点：《温韦词》,上海：上海古籍出版社,1989年。

[唐]王焘：《外台秘要》,北京：中国医药科技出版社,2011年。

[唐]孙思邈：《备急千金要方》,蔡铁如主编：《中华医书集成》,北京：中医古籍出版社,1997年。

[唐]孙思邈撰,刘清国等主校：《千金方》,北京：中国中医药出版社,1998年。

[唐]孙思邈：《千金翼方》,太原：山西科学技术出版社,2010年。

[唐]孙思邈：《千金宝要》,上海：上海科学技术出版社,2003年。

[宋]佚名：《小儿卫生总微论方》,金沛霖主编：《四库全书子部精要》,天津：天津古籍出版社,1997年。

[宋]李昉：《太平御览》,《景印文渊阁四库全书》,台北：台湾商务印书馆,2008年。

[宋]刘昉撰,幼幼新书点校组点校,马继兴、余瀛鳌、于文忠审定：《幼幼新书》,北京：人民卫生出版社,1987年。

[宋]祝穆：《古今事文类聚》,《景印文渊阁四库全书》,台北：台湾商务印书馆,1986年。

[宋]欧阳修编撰：《新唐书》,北京：中华书局,1975年。

[宋]张俞旄：《骊山记》,刘斧编撰：《青琐高议》,西安：三秦出版社,2004年。

[宋]晁说之:《晁氏客语》,长沙:岳麓书社,2005年。

[宋]程颢:《程氏家训》,程鹰、张红均编:《二程故里志》,开封:河南大学出版社,1992年。

[宋]佚名辑,段光周等校释:《苏沈内翰良方校释》,成都:四川科学技术出版社,1989年。

[金]成无已:《伤寒明理论》,叶成炳、王明杰主编:《伤寒明理论阐释》,成都:四川科学技术出版社,1988年。

[元]孔齐撰,庄敏、顾新点校:《至正直记》,上海:上海古籍出版社,1987年。

[元]郑太和:《郑氏规范》,北京:中华书局,1985年。

[元]郭居敬文,许介川书法,[清]王素绘画:《二十四孝书画》,福州:福建美术出版社,2004年。

周振甫主编:《唐诗宋词元曲全集》,合肥:黄山书社,1999年。

[明]郭勋辑:《雍熙乐府》,《续修四库全书》,上海:上海古籍出版社,1996年。

[明]陈懿典:《陈学士先生初集》,《四库禁毁书丛刊》,北京:北京出版社,1998年。

[明]杨守勤:《宁澹斋全集》,《四库禁毁书丛刊》,北京:北京出版社,1998年。

[明]郭之奇:《宛在堂文集》,《四库未收书辑刊》,北京:北京出版社,2000年。

[明]吕坤:《吕坤全集》,北京:中华书局,2008年。

[明]焦竑:《焦氏澹园续集》,《续修四库全书》,上海:上海古籍出版社,1995年。

[明]吴宽:《家藏集》,《文渊阁四库全书》,上海:上海古籍出

版社,1991 年。

[明]姚夔:《姚文敏公遗稿》,《四库全书存目丛书》,济南:齐鲁书社,1997 年。

[明]王肯堂:《证治准绳》,《四库医学丛书》,上海:上海古籍出版社,1991 年。

[明]李时珍:《本草纲目》,长春:吉林大学出版社,2009 年。

[明]陈实功著,吴少祯、许建平点校:《外科正宗》,北京:中国中医药出版社,2002 年。

[明]缪希雍:《神农本草经疏》,北京:中国中医药出版社,1997 年。

[明]葆光道人:《秘传眼科龙木论》,北京:人民卫生出版社,1958 年。

[明]万全:《万氏女科》,《续修四库全书》,上海:上海古籍出版社,1995 年。

[明]万全:《万氏家传育婴》,《续修四库全书》,上海:上海古籍出版社,1996 年。

[清]周广业:《循陔纂闻》,《续修四库全书》,上海:上海古籍出版社,1996 年。

[清]嵇曾筠:《(雍正)浙江通志》,《文渊阁四库全书》,上海:上海古籍出版社,2003 年。

[清]李元度著,易孟醇校点:《国朝先正事略》,长沙:岳麓书社,1991 年。

[清]张宗法:《三农纪》,《续修四库全书》,上海:上海古籍出版社,1995 年。

[清]曹庭栋:《老老恒言》,长沙:岳麓书社,2005 年。

[清]吴谦编撰:《御纂医宗金鉴》,《文渊阁四库全书》,上海:

上海古籍出版社,2003年。

[清]萧埙:《女科经纶》,北京:中国中医药出版社,2007年。

[清]曹寅编:《全唐诗》,北京:中华书局,1960年。

[清]虫天子编:《香艳全书》,北京:人民文学出版社,1992年。

（二）近代著作

包天笑:《衣食住行的百年变迁》,香港:大华出版社,1974年。

包天笑:《钏影楼回忆录》,香港:大华出版社,1971年。

冰心:《冰心自传》,南京:江苏文艺出版社,1995年。

柴小梵:《梵天庐丛录》,太原:山西古籍出版社,1999年。

陈东原:《中国妇女生活史》,上海:上海书店,1928年。

陈少梅:《陈少梅二十四孝图》,天津:天津人民美术出版社,2005年。

陈滋编:《人体解剖学》,上海:新会学社,1909年。

丁玲:《丁玲自述》,郑州:大象出版社,2006年。

董竹君:《我的一个世纪》,北京:生活·读书·新知三联书店,2008年。

郭沫若:《女神》,北京:人民文学出版社,2000年。

郭箴一:《中国妇女问题》,上海:商务印书馆,1937年。

合信:《妇婴新说》,上海:上海仁济医院,1858年。

合信:《全体新论》,上海:上海墨海书馆,1851年。

金一:《女界钟》,上海:爱国女校,1903年。

康有为著,汤志钧编:《康有为政论集》,北京:中华书局,1981年。

柯为良:《全体阐微》,福州:圣教医馆,1881年。

李伯元:《文明小史》,香港:今代图书公司,1958 年。

梁启超著,刘东、翟奎凤选编:《梁启超文存》,南京:江苏人民出版社,2012 年。

梁实秋:《梁实秋文集》,厦门:鹭江出版社,2002 年。

林泽苍:《闺秀影集》,上海:摄影画报馆,1930 年。

刘王立明:《中国妇女运动》,上海:商务印书馆,1934 年。

鲁迅:《而已集》,上海:北新书局,1929 年。

毛彦文著,罗久芳、罗久荣注:《往事》,北京:商务印书馆,2012 年。

茅盾:《子夜》,上海:开明书店,1933 年。

屠诗聘:《上海春秋》,香港:中国图书编译馆,1968 年。

王书奴:《中国娼妓史》,上海:商务印书馆,1934 年。

吴趼人:《我佛山人短篇小说集》,广州:花城出版社,1986 年。

吴友如:《吴友如画宝》,上海:上海书店出版社,2002 年。

萧红:《萧红自传》,南京:江苏文艺出版社,1996 年。

严复:《严复集》,北京:中华书局,1986 年。

杨步伟:《杂记赵家》,北京:中国文联出版社,1999 年。

叶浅予:《漫画大观》,上海:中国美术刊行社,1931 年。

于青、静思编:《苏青小说选》,合肥:安徽文艺出版社,1995 年。

郁达夫:《她是一个弱女子·迷羊》,北京:人民文学出版社,2009 年。

郁达夫:《郁达夫早期作品选》,广州:花城出版社,1982 年。

张竞生:《张竞生文集》,广州:广州出版社,2008 年。

张君劢等:《科学与人生观》,上海:上海亚东图书馆,

1923 年。

赵凤喈:《中国妇女在法律上之地位》,上海:商务印书馆,1927 年。

郑逸梅:《逸梅丛谈》,上海:校经山房书局,1935 年。

郑逸梅:《郑逸梅选集》,哈尔滨:黑龙江人民出版社,1991—2001 年。

郑逸梅著,顾明道编:《羽翠鳞红集》,上海:益新书社,1929 年。

周瘦鹃:《老上海三十年见闻录》,上海:大东书局,1928 年。

周瘦鹃:《香艳丛话》,上海:中华图书馆,1924 年。

周作人:《上下身:性学、儿童、妇女》,长沙:湖南文艺出版社,1998 年。

周作人著,舒芜编录:《女性的发现:知堂妇女论类抄》,北京:文化艺术出版社,1990 年。

三、今人研究成果

(一)著作

毕克官:《中国漫画史》,北京:文化艺术出版社,1986 年。

毕淑敏:《拯救乳房》,重庆:重庆出版社,2009 年。

陈建华:《革命形式:矛盾早期小说的现代性展开》,上海:复旦大学出版社,2007 年。

陈平原:《左图右史与西学东渐:晚清画报研究》,香港:三联书店,2008 年。

党芳莉:《性别、广告、文化:跨文化传播视野下女星广告的多维度考察》,西安:陕西人民出版社,2010 年。

邓明、高艳编著:《老月份牌年画:最后一瞥》,上海:上海画报出版社,2003年。

邓明主编:《上海百年掠影:1840s—1940s》,上海:上海人民美术出版社,1992年。

邓小南、王政、游鉴明主编:《中国妇女史读本》,北京:北京大学出版社,2011年。

杜芳琴:《发现妇女的历史》,天津:天津社科院出版社,1996年。

杜芳琴:《妇女学与妇女史的本土探索》,天津:天津人民出版社,2002年。

杜芳琴:《妇女与社会性别研究在中国(1987—2003)》,天津:天津人民出版社,2003年。

杜芳琴:《女性观念的衍变》,郑州:河南人民出版社,1988年。

傅大为:《亚细亚的新身体:性别医疗与近代台湾》,台北:群学出版社,2005年。

广东妇女运动历史资料编辑委员会编:《广东妇女运动历史资料》(1~8册),广州:广东省档案馆,1983—1992年。

郭建英绘,陈子善编:《摩登上海:30年代的洋场百景》,桂林:广西师范大学出版社,2001年。

韩红星:《一报一天堂:〈北洋画报〉广告研究》,厦门:厦门大学出版社,2012年。

侯艳兴:《上海女性自杀问题研究(1927—1937)》,上海:上海辞书出版社,2009年。

胡朴安:《中华全国风俗志》,上海:上海科学技术文献出版社,2011年。

华梅:《人类服饰文化学》,天津:天津人民出版社,1995年。

黄海鸣:《从"身体"到"城市"的阅读》,台北:台北市立美术馆,2000年。

黄鹤:《被扭曲的身体:意大利文艺复兴时期女性形象的规训与形塑》,北京:中国社会科学出版社,2011年。

黄金麟:《历史、身体、国家:近代中国的身体形成(1895—1937)》,北京:新星出版社,2006年。

黄克武、张哲嘉主编:《公与私:近代中国个体与群体之重建》,台北:"中央研究院"近代史研究所,2000年。

黄强:《衣仪百年:近百年中国服饰风尚变迁》,北京:文化艺术出版社,2008年。

黄强:《中国内衣史》,北京:中国纺织出版社,2008年。

黄兴涛:《"她"字的文化史:女性新代名词的发明与认同研究》,福州:福建教育出版社,2009年。

姜进、李德英主编:《近代中国城市与大众文化》,北京:新星出版社,2008年。

姜进:《娱悦大众:民国上海女性文化解读》,上海:上海辞书出版社,2010年。

姜进主编:《都市文化中的现代中国》,上海:华东师范大学出版社,2007年。

姜纬堂、刘宁元主编:《北京妇女报刊考:1905—1949》,北京:光明日报出版社,1990年。

蒋建国:《消费意象与都市空间——广州报刊广告研究(1827—1919)》,广州:暨南大学出版社,2008年。

蒋剑英:《性别面具:在遮蔽与彰显之间——论中国明清和英国文艺复兴戏剧中的易性换装》,桂林:广西师范大学出版社,2007年。

金观涛、刘青峰：《观念史研究：中国现代重要政治术语的形成》，北京：法律出版社，2009 年。

康正果：《身体和情欲》，上海：上海文艺出版社，2001 年。

柯茂林编著：《你所不知道的乳房》，广州：广东旅游出版社，2008 年。

孔令芝：《从〈玲珑〉杂志看一九三〇年代上海现代女性形象的塑造》，台北：稻香出版社，2011 年。

李家瑞编：《北平风俗类征》，北京：北京出版社，2010 年。

李廷之：《中国服饰大辞典》，太原：山西人民出版社，1992 年。

李小江：《历史、史学与性别》，南京：江苏人民出版社，2002 年。

李小江：《女性主义：文化冲突与身份认同》，南京：江苏人民出版社，2000 年。

李小江：《性沟》，北京：生活·读书·新知三联书店，1989 年。

李小江主编：《性别与中国》，北京：生活·读书·新知三联书店，1994 年。

李晓红：《民国时期上海知识女性与大众传媒》，上海：学林出版社，2008 年。

李银河：《解读福柯〈性史〉》，济南：山东人民出版社，2001 年。

李银河主编：《妇女：漫长的革命——当代西方女权主义理论精选》，北京：中国妇女出版社，2007 年。

李贞德、梁其姿主编：《妇女与社会》，北京：中国大百科全书出版社，2005 年。

李贞德：《女人的中国医疗史：汉唐之间的健康照顾与性别》，台北：三民书局，2008 年。

李贞德主编：《性别、身体与医疗》，北京：中华书局，2012 年。

王政、陈雁编：《百年中国女权思潮研究》，上海：复旦大学出版社，2005 年。

梁景和：《近代中国陋俗文化嬗变研究》，北京：首都师范大学出版社，1998 年。

梁其姿：《面对疾病：传统中国社会的医疗观念与组织》，北京：中国人民大学出版社，2012 年。

廖宜方：《唐代的母子关系》，台北：稻乡出版社，2009 年。

林家治：《民国商业美术史》，上海：上海人民美术出版社，2008 年。

林维红：《性别视角：生活与身体》，北京：社会科学文献出版社，2009 年。

林维红：《中国妇女史初探——问题的起源与近代特色》，台北：知音出版社，1991 年。

刘达临：《世界性文化图考》，北京：中国友谊出版社，2000 年。

刘达临：《性与中国文化》，北京：人民日报出版社，1999 年。

刘达临：《中国情色文化史》，北京：人民日报出版社，2004 年。

刘达临编著：《中国性史图鉴》，长春：时代文艺出版社，2003 年。

刘巨才：《中国近代妇女解放史》，北京：北方妇女儿童出版社，1989 年。

刘瑞宽:《中国美术的现代化:美术期刊与美展活动的分析(1911—1937)》,北京:生活·读书·新知三联书店,2008年。

吕美颐、郑永福:《中国妇女运动(1848—1921)》,郑州:河南人民出版社,1990年。

马路编:《内衣之内:女性内衣文化史》,北京:北方妇女儿童出版社,2005年。

孟悦、戴锦华:《浮出历史地表》,北京:中国人民大学出版社,2004年。

皮国立:《近代中医的身体观与思想转型:唐宗海与中西医汇通时代》,北京:生活·读书·新知三联书店,2008年。

蒲慕洲主编:《生活与文化》,北京:中国大百科全书出版社,2005年。

沈从文:《中国古代服饰研究》,上海:上海书店出版社,2005年。

史梅定:《追忆:近代上海图史》,上海:上海古籍出版社,1996年。

宋家麟编:《老月份牌》,上海:上海画报出版社,1997年。

素素:《浮世绘影——老月份牌中的上海生活》,香港:三联书店,2000年。

唐建光主编:《解禁:中国风尚百年》,北京:金城出版社,2011年。

唐振常主编:《近代上海繁华录》,北京:商务印书馆国际有限公司,1993年。

苏红军、柏棣主编:《西方后学语境中的女权主义》,桂林:广西师范大学出版社,2006年。

汪民安、陈永国编:《后身体:文化、权力和生命政治学》,长春:吉林人民出版社,2003年。

汪民安:《身体、空间与后现代性》,南京:江苏人民出版社,2006年。

汪民安:《身体的文化政治学》,开封:河南大学出版社,2004年。

王墨林:《都市剧场与身体》,台北:稻乡出版社,1990年。

王儒年:《欲望的想象:1920—1930年代〈申报〉广告的文化史研究》,上海:上海人民出版社,2007年。

王跃:《变迁中的心态:五四时期社会心理变迁》,长沙:湖南教育出版社,2000年。

巫仁恕:《奢侈的女人:明清时期江南的消费文化》,台北:三民书局,2005年。

吴昊、卓伯棠:《都会摩登——月份牌:1910—1930s》,香港:三联书店,1994年。

吴昊:《中国妇女服饰与身体革命(1911—1935)》,北京:东方出版中心,2008年。

西西:《哀悼乳房》,桂林:广西师范大学出版社,2010年。

夏晓虹:《晚清女性与近代中国》,北京:北京大学出版社,2004年。

夏晓虹:《晚清文人妇女观》,北京:作家出版社,1995年。

熊秉真、吕妙芬主编:《礼教与情欲:前近代中国文化中的后/现代性》,台北:"中央研究院"近代史研究所,1999年。

熊秉真:《幼幼:传统中国的襁褓之道》,台北:联经出版事业公司,1995年。

熊秉真:《欲掩弥彰:中国历史文化中的私与情》,台北:汉学研究中心,2003年。

许慧琦:《"娜拉"在中国:新女性形象的塑造及其演变:1900s—1930s》,台北:政治大学历史系,2003年。

杨念群:《再造病人:中西医冲突下的空间政治(1832—1985)》,北京:中国人民大学出版社,2006年。

杨兴梅:《身体之争:近代中国反缠足的历程》,北京:社会科学文献出版社,2012年。

姚平主编:《当代西方汉学研究集萃·妇女史卷》,上海:上海古籍出版社,2012年。

游鉴明:《超越性别身体:近代华东地区的女子体育(1895—1937)》,北京:北京大学出版社,2012年。

余凤高:《疾病阅读史》,上海:复旦大学出版社,2010年。

余新忠、杜丽红主编:《医疗、社会与文化读本》,北京:北京大学出版社,2013年。

余新忠主编:《清以来的疾病、医疗和卫生:以社会文化史为视角的探索》,北京:生活·读书·新知三联书店,2009年。

张春田:《五四前后的女性解放话语》,台北:新锐文创,2013年。

张伟:《沪读旧影》,上海:上海辞书出版社,2002年。

张锡昌:《美女月份牌》,上海:上海锦绣文章出版社,2008年。

张尧均:《隐喻的身体:梅洛·庞蒂身体现象学研究》,中国美术学院出版社,2006年。

张玉法、李又宁主编:《近代中国女权运动史料(1842—1911)》,台北:龙文出版股份有限公司,1995年。

张玉法、李又宁主编:《中国妇女史论文集》,台北:台湾商务印书馆,1981年、1988年。

赵琛:《中国广告史》,北京:高等教育出版社,2008年。

郑工:《演进与运动:中国美术的现代化(1875—1976)》,南宁:广西美术出版社,2001年。

郑立君:《场景与图像:20世纪的中国招贴艺术》,重庆:重庆大学出版社,2007年。

郑为:《中国绘画史》,上海:上海古籍出版社,2005年。

郑雅如:《情感与制度:魏晋时代的母子关系》,台北:台湾大学出版中心,2001年。

郑永福、吕美颐:《近代中国妇女生活》,郑州:河南人民出版社,1993年。

中华全国妇女联合会妇女运动研究室编:《五四时期妇女问题文选》,北京:生活·读书·新知三联书店,1981年。

周春燕:《女体与国族——强国强种与近代中国的妇女卫生(1895—1949)》,台北:政治大学历史系,2010年。

周慧玲:《表演中国:女明星表演文化与视觉政治》,台北:麦田出版社,2004年。

周叙琪:《一九一〇～一九二〇年代都会新妇女生活风貌——以〈妇女杂志〉为分析实例》,台北:台湾大学出版中心,1996年。

《文史精华》编辑部编:《近代中国娼妓史料》,石家庄:河北人民出版社,1997年。

卢淑樱:《母乳与牛奶:近代中国母亲角色的重塑(1895—1937)》,上海:华东师范大学出版社,2020年。

(二)译著

[法]阿兰·科尔班主编,杨剑译:《身体的历史·从法国大革命到第一次世界大战》,上海:华东师范大学出版社,2013年。

［法］安克强著，袁燮铭译：《上海妓女：19—20 世纪中国的卖淫与性》，上海：上海古籍出版社，2004 年。

［法］古斯塔夫·勒庞著，陈天群译：《乌合之众：大众心理研究》，南昌：江西人民出版社，2010 年。

［法］米歇尔·福柯著，刘北成、杨远婴译：《疯癫与文明》，北京：生活·读书·新知三联书店，2012 年。

［法］米歇尔·福柯著，刘北成、杨远婴译：《规训与惩罚》，北京：生活·读书·新知三联书店，2012 年。

［法］米歇尔·福柯著，畲碧平译：《性经验史》，上海：上海人民出版社，2005 年。

［法］皮埃尔·布尔迪厄著，蒋梓骅译：《实践感》，南京：译林出版社，2003 年。

［法］乔治·维加埃罗主编，张并、赵济鸿译：《身体的历史·从文艺复兴到启蒙运动》，上海：华东师范大学出版社，2013 年。

［法］让-克鲁德·考夫曼著，谢强、马月译：《女人的身体男人的目光》，北京：社会科学文献出版社，2001 年。

［法］让-雅克·库尔第纳主编，孙圣英等译：《身体的历史·目光的转变：20 世纪》，上海：华东师范大学出版社，2013 年。

［荷］高罗佩著，李零、郭晓惠等译：《中国古代房内考：中国古代的性与社会》，上海：上海人民出版社，1990 年。

［美］威廉·弗莱明、玛丽·马瑞安著，宋协立译：《艺术与观念》，北京：北京大学出版社，2008 年。

［美］艾米莉·洪尼格著，韩慈译：《姐妹们与陌生人：上海棉纱厂女工（1919—1949）》，南京：江苏人民出版社，2011 年。

［美］白馥兰著，邓京力、江湄译：《技术与性别：晚期帝制中国的权力经纬》，南京：江苏人民出版社，2010 年。

[美]费侠莉著,甄橙译:《繁盛之阴:中国医学史中的性(960—1665)》,南京:江苏人民出版社,2006年。

[美]高彦颐著,苗延威译:《缠足:金莲崇拜盛极而衰的演变》,南京:江苏人民出版社,2009年。

[美]贺萧著,韩敏中、盛宁译:《危险的愉悦:20世纪上海的娼妓问题与现代性》,南京:江苏人民出版社,2003年。

[美]简·盖洛普著,杨莉馨译:《通过身体思考》,南京:江苏人民出版社,2005年。

[美]凯特·米利特著,宋文伟译:《性政治》,南京:江苏人民出版社,2000年。

[美]柯律格著,黄晓鹃译:《明代的图像与视觉性》,北京:北京大学出版社,2011年。

[美]李欧梵著,毛尖译:《上海摩登:一种新都市文化在中国(1930—1945)》,北京:人民文学出版社,2010年。

[美]刘禾著,宋伟杰译:《跨语际实践:文学、民族文化与被译介的现代性》,北京:生活·读书·新知三联书店,2002年。

[美]刘剑梅:《革命与爱情:二十世纪中国小说史中的女性身体与主题重述》,上海:上海三联书店,2009年。

[美]罗芙芸著,向磊译:《卫生的现代性——中国通商口岸卫生与疾病的含义》,南京:江苏人民出版社,2007年。

[美]罗伊·波特编著,张大庆等译:《剑桥医学史》,长春:吉林人民出版社,2000年。

[美]马莉莲·亚隆著,何颖怡译:《乳房的历史》,北京:华龄出版社,2003年。

[美]史书美著,何恬译:《现代的诱惑:书写半殖民地中国的现代主义(1917—1937)》,南京:江苏人民出版社,2007年。

[美]苏珊·桑塔格著,程巍译:《疾病的隐喻》,上海:上海译文出版社,2003年。

[美]托马斯·拉克尔著,赵万鹏译:《身体与性属:从古希腊到弗洛伊德的性制作》,沈阳:春风文艺出版社,1999年。

[美]肖恩·斯威尼、伊恩·霍德主编,贾俐译:《身体》,北京:华夏出版社,2006年。

[美]叶凯蒂著,杨可译:《上海·爱:名妓、知识分子和娱乐文化(1850—1910)》,北京:生活·读书·新知三联书店,2012年。

[美]叶文心著,冯夏根等译:《民国时期大学校园文化》,北京:中国人民大学出版社,2012年。

[美]叶文心著,王琴、刘润堂译:《上海繁华:都会经济伦理与近代中国》,台北:时报文化出版企业股份有限公司,2010年。

[美]伊沛霞著,胡志宏译:《内闱:宋代妇女的婚姻和生活》,南京:江苏人民出版社,2006年。

[美]约翰·奥尼尔著,张旭春译:《身体形态:现代社会的五种身体》,沈阳:春风文艺出版社,1999年。

[美]约翰·伯纳姆著,颜宜葳译:《什么是医学史》,北京:北京大学出版社,2010年。

[美]周蕾著,蔡青松译:《妇女与中国现代性:西方与东方之间的阅读政治》,上海:上海三联书店,2008年。

[日]菅原健介著,周翔译:《内衣"外穿"主义:别说你懂内衣》,长春:吉林文史出版社,2013年。

[日]栗山茂久著,陈信宏、张轩辞译:《身体的语言:古希腊医学和中医之比较》,上海:上海书店出版社,2009年。

[英]彼得·伯克著,刘君译:《意大利文艺复兴时期的文化

与社会》,北京:东方出版社,2007年。

[英]彼得·伯克著,杨豫译:《图像证史》,北京:北京大学出版社,2008年。

[英]布莱恩·特纳著,马新良、赵国新译:《身体与社会》,沈阳:春风文艺出版社,2000年。

[英]克莱尔·汉森著,章梅芳译:《怀孕文化史:医学和文化(1750—2000)》,北京:北京大学出版社,2010年。

[英]克里斯·希林著,李康译:《身体与社会理论》,北京:北京大学出版社,2010年。

[英]约翰·伯格著,戴行钺译:《观看之道》,桂林:广西师范大学出版社,2005年。

(三)学位论文

白蔚:《传媒中的中国女性与现代性》,上海大学博士学位论文,2006年。

博玫:《〈紫罗兰〉(1925—1930)的"时尚叙事"》,复旦大学博士学位论文,2004年。

程亚丽:《从晚清到五四:女性身体的现代想象、建构与叙事》,山东师范大学博士学位论文,2006年。

褚艳红:《变动中的女性研究视角:20世纪60年代以来的美国中国妇女史研究》,华东师范大学博士学位论文,2011年。

段炜:《晚清至五四时期女性身体观念考》,华中师范大学博士学位论文,2007年。

何芳:《清末学堂中的身体规训》,华东师范大学博士学位论文,2009年。

何楠:《〈玲珑〉杂志中的30年代都市女性生活》,吉林大学博士学位论文,2010年。

胡懿勋：《中国古代人物画女性与儿童图像谱系研究》，东南大学博士学位论文，2005年。

黄晓华：《身体的解放与规训——中国现代文学身体意识论》，武汉大学博士学位论文，2005年。

姜易慧：《胸罩、乳房、身体——不断重构的女性主体》，台湾师范大学硕士学位论文，2006年。

金润秀：《〈妇女杂志〉(1920—1925)的"新女性"形象研究》，复旦大学博士学位论文，2012年。

柯惠玲：《性别与政治：近代中国革命运动中的妇女(1900s—1920s)》，(台湾)政治大学博士学位论文，2004年。

刘方：《〈妇女杂志〉女性观研究》，吉林大学博士学位论文，2012年。

楼嘉军：《上海城市娱乐研究(1930—1939)》，华东师范大学大学博士学位论文，2004年。

卢淑樱：《母乳与牛奶：近代中国婴儿哺育与母亲角色的重塑，1900—1937》，香港中文大学博士学位论文，2009年。

秦小宁：《性别视角下的中国女性内衣文化现象分析》，陕西师范大学硕士学位论文，2011年。

孙有霞：《中国古代内衣文化探源》，苏州大学硕士学位论文，2007年。

谭思齐：《从束乳到挺胸——内衣穿着的社会学研究》，台湾大学硕士学位论文，2003年。

肖泳：《女性的发现——论1919—1949年现代女性叙事三主题》，浙江大学博士学位论文，2006年。

余芳珍：《消闲阅读习惯在近代中国：〈良友画报〉出版体与图画想象空间之扩展》，(台湾)政治大学硕士学位论文，

2003 年。

袁家菊:《20 世纪三十年代四川舆论对"摩登女"的认知及官方干预其装束的努力》,四川大学硕士学位论文,2006 年。

曾繁花:《晚清女性身体问题研究——基于若干报刊的考察》,暨南大学博士学位论文,2011 年。

张屏瑾:《上海新感觉:中国现代文学史中的"新感觉"的发生与发展研究(1928—1936)》,华东师范大学博士学位论文,2007 年。

张晓军:《近代国人对西方体育认识的嬗变(1840—1937)》,吉林大学博士学位论文,2010 年。

张艳婉:《儒家身心观研究》,湖南师范大学博士学位论文,2012 年。

赵方杜:《身体规训:中国现代性进程中的国家权力与身体——以川北剑县为例》,南开大学博士学位论文,2010 年。

赵静:《从古代胸衣看中西审美文化的差异》,天津师范大学硕士学位论文,2009 年。

赵卫东:《妇女身体:作为"性"符码的生产和消费——以文字文本和图像文本两类文本为例》,首都师范大学博士学位论文,2012 年。

朱丹琼:《科学个案研究与中国科学观的发展》,西北大学博士学位论文,2005 年。

(四)论文

曹南屏:《图像的"文化转向"——新文化史视域中的图像研究》,复旦大学历史学系、复旦大学中外现代化进程研究中心编:《近代中国研究集刊 4·新文化史与中国近代史研究专号》,上海:上海古籍出版社,2009 年。

陈建华:《"乳房"的都市与革命乌托邦狂想——茅盾早期小说视像语言》,王晓明主编:《二十世纪中国文学史论》,上海:东方出版中心,2005年。

陈平原:《从左图右史到图文互动——图文书的崛起及其前景》,《学术界》,2004年第3期。

邓菲:《图像与思想的互动——谈跨学科研究中的图像艺术》,《复旦学报(社会科学版)》,2012年第1期。

邓如冰:《晚清女性服饰改革:女性身体与国家、细节和时尚——从废缠足谈起》,《妇女研究论丛》,2006年第5期。

杜丽红:《西方身体史研究述评》,《史学理论研究》,2009年第3期。

高郁雅:《从〈良友画报〉封面女郎看近代上海的"摩登狗儿"(Modern Girl)》,《国史馆馆刊》,1999年第26期。

贺萧:《研究领域内乾坤:女性、中国、历史与"之后又如何"问题》,《近代中国妇女史研究》,第13期,2005年。

洪郁如:《旗袍·洋装》,《近代中国妇女史研究》,第17期,2009年。

侯杰、胡伟:《剃发·蓄发·剪发:清代辫发的身体政治史研究》,《学术月刊》,2005年第10期。

侯杰、姜海龙:《身体史研究刍议》,《文史哲》,2005年第2期。

黄克武:《从申报医药广告看民初上海的医疗文化与社会生活,1912~1926》,《"中央研究院"近代史研究所集刊》,第17期下册,1988年。

江勇振:《男人是"人"、女人只是"他者":〈妇女杂志〉的性别论述》,《近代中国妇女史研究》,第12期,2004年。

靳士英:《疾病史研究 60 年》,《中华医史杂志》,1996 年第 3 期。

静云:《孙中山的妇女解放思想及其实践》,《近代史研究》,1987 年第 2 期。

康正果:《面对乳房》,《书城》,1999 年第 7 期。

柯惠铃:《隳礼之教:清末画报的妇女图像——以 1900 年后出版的画报为主的讨论》,《南开学报(哲学社会科学版)》,2013 年第 3 期。

孔淑真:《中国古代妇产科学发展简史》,《中华医史杂志》,1982 年第 1 期。

雷祥麟:《卫生为何不是保卫生命?民国时期另类的卫生、自我与疾病》,《台湾社会研究季刊》,第 54 期,2004 年。

李克强:《〈玲珑〉杂志建构的摩登女性形象》,《二十一世纪》,第 60 期,2000 年。

李培德:《月份牌广告画与近代中国的烟草业竞争(1920s—1930s)》,台湾《新史学》,2012 年第 3 期。

李贞德:《〈医心方〉论“妇人诸病所由”及相关问题》,《清华学报》,2004 年第 2 期。

李贞德:《从医疗史到身体文化的研究——从“健与美的历史”研讨会谈起》,台湾《新史学》,1999 年第 4 期。

李贞德:《中国妇女史研究中的医疗照顾问题》,《四川大学学报(哲学社会科学版)》,2005 年第 2 期。

连玲玲:《“追求独立”或“崇尚摩登”?近代上海的女店职员的出现及其形象塑造》,《近代中国妇女史研究》,第 14 期,2006 年。

连玲玲:《情爱上海:名妓、文人与娱乐文化》,《近代中国妇女史研究》,第 15 期,2007 年。

连玲玲:《典范抑或危机?"日常生活"在中国近代史研究的应用及其问题》,台湾《新史学》,2006 年第 4 期。

梁其姿:《心态历史》,《史学评论》,1984 年第 7 期。

刘巨才:《维新派关于妇女问题的理论与实践》,《近代史研究》,1984 年第 2 期。

刘正刚、曾繁花:《解放乳房的艰难:民国时期"天乳运动"探析》,《妇女研究论丛》,2010 年第 5 期。

刘宗灵:《身体之史:历史的再认识——近年来国内外身体史研究综述》,复旦大学历史学系、复旦大学中外现代化进程研究中心编:《近代中国研究集刊 4·新文化史与中国近代史研究专号》,上海:上海古籍出版社,2009 年。

卢毅:《乳房的"有""无"之用——试论乳房对主体精神世界的建构功能》,《社会心理学研究》,2012 年第 9～10 期。

罗久荣:《近代中国女性自传书写的爱情、婚姻与政治》,《近代中国妇女史研究》,第 15 期,2007 年。

罗志田:《新旧之间:近代中国的多个世界及"失语"群体》,《四川大学学报(哲学社会科学版)》,1999 年第 6 期。

梅志:《我第一次生孩子时的几件事——怀念鲁迅先生给予的帮助》,《家庭》,1992 年第 3 期。

苗延威:《从视觉科技看清末缠足》,《"中央研究院"近代史研究所集刊》,第 55 期,2007 年。

苗延威:《未知的诱惑:缠足史研究的典范转移》,《近代中国妇女史研究》,第 14 期,2006 年。

秦方:《晚清女学的视觉呈现——以天津画报为中心的考察》,《近代史研究》,2013 年第 1 期。

桑兵:《近代中国女性史研究散论》,《近代史研究》,1996 年第 3 期。

田涛:《清末民初在华基督教医疗卫生事业及其专业化》,《近代史研究》,1995 年第 5 期。

王笛:《图像与想象:都市历史的视觉重构》,《学术月刊》,2013 年第 4 期。

吴方正:《裸的理由:二十世纪初期中国人体写生问题的讨论》,蒲慕洲主编:《生活与文化》,北京:中国大百科全书出版社,2005 年。

肖郎、王鸣:《近代中国科学观发展轨迹探析——以清末民初 science 概念内涵的演化为中心》,《浙江大学学报(人文社会科学版)》,2013 年第 6 期。

谢泳:《回眸"如意袋":Condom 中国传播小史》,《中国文化》,2009 年第 1 期。

熊秉真:《传统中国的哺乳之道》,《"中央研究院"近代史研究所集刊》,第 21 期,1992 年。

熊秉真:《闺情婉约:明清仕女天地中的母与女》,熊秉真、余安邦合编:《情欲明清——遂欲篇》,台北:麦田出版社,2004 年。

许慧琦:《梁启超与胡适的女性论述及其比较初探》,《清华学报》,1997 年第 4 期。

许慧琦:《训政时期的北平女招待(1928—1937)——关于都市消费与女性职业的探讨》,《"中央研究院"近代史研究所集刊》,第 48 期,2005 年。

杨彬彬:《由曾懿(1852—1927)的个案看晚清"疾病的隐喻"与才女身份》,《近代中国妇女史研究》,第 16 期,2008 年。

杨念群:《如何从医疗史的角度理解现代政治》,《中国社会历史评论》,2007 年第 8 期。

杨瑞松:《身体、国家与侠——浅论近代中国民族主义的身体观和英雄崇拜》,《中国文哲研究通讯》,2000 年第 3 期。

杨瑞松:《想象民族耻辱:近代中国思想文化史上的"东亚病夫"》,《政治大学历史学报》,第 23 期,2005 年 5 月。

杨兴梅:《被忽视的历史:近代缠足女性对于放足的服饰困惑与选择》,《社会科学研究》,2005 年第 2 期。

杨兴梅:《缠足的野蛮化:博览会刺激下的观念转变》,《四川大学学报(哲学社会科学版)》,2012 年第 6 期。

杨兴梅:《观念与社会:女子小脚的美丑与近代中国的两个世界》,《近代史研究》,2000 年第 4 期。

杨兴梅:《晚清关于缠足影响国家富强的争论》,《四川大学学报(哲学社会科学版)》,2010 年第 2 期。

杨兴梅:《小脚美丑与男权女权》,《读书》,1999 年第 10 期。

姚霏:《从图像看晚清上海女性与城市空间——兼论图像学在历史研究中的运用》,《上海师范大学学报(哲学社会科学版)》,2012 年第 4 期。

姚霏:《近代女子剪发运动初探(1903—1927):以身体为视角的分析》,《史林》,2009 年第 2 期。

姚霏:《中国女性的身体形塑研究(1870—1950)——以"身体的近代化"为中心》,《甘肃社会科学》,2012 年第 3 期。

余新忠:《20 世纪明清疾病史研究述论》,《中国史研究动态》,2002 年第 10 期。

余新忠:《关注生命——海峡两岸兴起疾病医疗史研究》,《中国经济史研究》,2001 年第 3 期。

余新忠:《中国疾病、医疗史探索的过去、现实与可能》,《历史研究》，2003 年第 4 期。

张宁：《脑为一身之主：从"艾罗补脑汁"看近代中国身体观的变化》，《"中央研究院"近代史研究所集刊》，第 74 期，2011 年。

张秀丽：《近代中国科学主义思潮的泛化及原因探析》，《福建论坛（社科教育版）》，2011 年第 12 期。

张英进：《娼妓文化、都市想象与中国电影》，《当代》，1999 年第 1 期。

张英进：《公共性，隐私性，现代性：中国早期画报对女性身体的表现与消费》，陶东风、周宪主编：《文化研究（第 6 辑）》，桂林：广西师范大学出版社，2006 年。

张英进：《三部无声片中上海现代女性的构形》，《二十一世纪》，1997 年第 8 期。

张哲嘉：《〈妇女杂志〉中的"医事卫生顾问"》，《近代中国妇女史研究》，第 12 期，2004 年。

张仲民：《晚清中国身体的商业建构——以艾罗补脑汁为中心》，杨念群主编：《新史学》，第 5 卷，北京：中华书局，2011 年。

郑培凯：《天地正义仅见于妇女：明清的情色意识与贞淫问题》，《当代（台湾）》，1987 年第 17 期。

周春燕：《胸哺与瓶哺：近代中国哺乳观念的变迁（1900—1949）》，《近代中国妇女史研究》，第 18 期，2010 年。

周慧玲：《女演员、写实主义、"新女性"论述——晚清到五四时期中国现代剧场中的性别表演》，《近代中国妇女史研究》，第 4 期，1996 年。

朱华：《近代中国科学救国思潮研究综述》，《史学月刊》，2006 年第 3 期。

朱华:《论留学生与近代科学救国思潮的形成》,《北方论丛》,2008 年第 6 期。

祝平一:《塑身美容、广告与台湾九〇年代的身体文化》,卢建荣主编:《文化与权力——台湾新文化史》,台北:麦田出版社,2001 年。

[美]安雅兰:《裸体画论争及现代中国美术史的建构》,上海书画出版社编:《海派绘画研究文集》,上海:上海书画出版社,2001 年。

[美]费侠莉著,蒋竹山译:《再现与感知——身体史研究的两种取向》,台湾《新史学》,1999 年第 4 期。

[美]韩依薇著,刘贤译:《病态的身体——林华的医学绘画》,杨念群主编:《新史学(第 1 卷)》,北京:中华书局,2007 年。

[美]史书美:《一九三九年的上海女性——从后殖民论述的角度看中国现代女性之"现代性"》,《联合文学》,1994 年第 7 期。

[日]铃木则子著,黄秀敏译:《镜中美女——从江户时代的化妆书看美容意识的变迁》,台湾《新史学》,2000 年第 2 期。

四、外文文献

(一)学位论文

Angelina Yanyan Chin, *Bound to Emancipate:Management of Lower-class Women in 1920s and 1930s Urban South China*, Ph.D. Dissertation, University of California, Santa Cruz, 2006.

Leary Charles L., *Sexual Modernism in China: Zhang Jingseng and the 1920s Urban Culture*, Ph. D. Dissertation, University of California Irvine, 2001.

Lien Ling-ling, *Searching for the "New Womanhood": Career Women in Shanghai, 1912—1945*, Ph.D. Dissertation, University of California Irvine, 2001.

Poon Shuk Wah, *Refashioning Popular Religion: Common People and the State in Republican Guangzhou, 1911—1937*, Ph.D. Dissertation, The Hong Kong University of Science and Technology, 2001.

Stevens, Sarah Elizabeth, *Making Female Sexuality in Republican China: Women's Bodies in the Discourses of Hygiene, Education, and Literature*, Ph.D. Dissertation, Indiana University, 2001.

（二）著作

Barbara Duden, *Women Beneath the Skin: A Doctor's Patients in Eighteenth Century Germany*, Cambridge, MA: Harvard University Press, 1991.

Emily Martin, *The Woman in the Body: A Cultural Analysis of Reproduction*, Boston, MA: Beacon Press, 1987.

Ellen Widmer, *The Beauty and the Book: Women and Fiction in Nineteenth-Century China*, Cambridge, MA: Harvard University Asia Center, 2006.

Frank Dikotter, *Sex, Culture and Modernity in China: Medical Science and the Construction of Sexual Identities in the Early Republican Period*, Honolulu, Hawaii: University of Hawaii Press, 1995.

Gail Kern Paster, *The Body Embarrassed: Drama and the Disciplines of Shame in Early Modern England*, Ithaca: Cornell University Press, 1993.

Gail Kern Paster, *Humoring the Body: Emotions and the Shakespearean Stage*, Berkeley, CA: University of Chicago Press, 2004.

Joan Kelly, *Women, History, and Theory: The Essays of Joan Kelly (Women in Culture and Society Series)*, Berkeley, CA: University Of Chicago Press, 1986.

Jonathan Sawday, *The Body Emblazoned: Dissection and the Human Body in Renaissance Culture*, New York: Routledge, 1995.

Leung, Angela Ki Che, *Medicine for Women in Imperial China*, Boston: Brill Academic Pub., 2006.

Paul J. Bailey, *Women and Gender in Twentieth-Century China*, Basingstoke: Palgrave Macmillan, 2012.

Thomas Laqueur, *Making Sex: Body and Gender from the Greeks to Freud*, Cambridge, MA: Harvard University Press, 1992.

Weipin Tsai, *Reading Shenbao: Nationalism, Consumerism and Individuality in China 1919—37*, Basingstoke: Palgrave Macmillan, 2010.

YiLi Wu, *Reproducing Women: Medicine Metaphor, and Childbirth in Late Imperial China*, Berkeley, CA: University of California Press, 2010.

后　记

　　这本小书是在我的博士论文基础上修改而成的。2014 年通过答辩后，由于自己的疏懒，修订时断时续，历时八年，至今才拿出成稿。一路成长至今，时时得贵人相助，我想借拙著出版之际对他们表示衷心感谢。

　　首先要感谢恩师黄顺力教授多年来的悉心教导。2008 年，我从河南大学历史文化学院本科毕业，进入厦门大学历史系，师从黄老师攻读硕士学位。三年后，我继续跟随老师攻读博士学位。黄老师将我引入学术的大门，让我感受到严谨而开放的学风。博士论文从确定选题到资料搜集、从初稿写作到反复修改，每一个阶段都凝聚着老师的心血！更要感谢师母叶赛梅女士在硕博六年间给予我的无限关怀与照顾，总能让我体会到家人的温暖！

　　我要特别感谢已故马玉臣老师在我求学的最关键阶段给予无私的帮助，才让我得以渡过难关！同时，要感谢习培俊老师的提携与帮助。在厦大六年，习老师在学习和生活上一直对我关怀备至。

　　我要感谢连心豪老师和张侃老师。他们分别是我爱人硕士和博士阶段的导师，因为这层关系，我也能时常得到两位老师的亲自指导,从他们那里,我获得了学术之路上的重要启发和帮助。

我还要感谢大学十年以来求学路上的各位同窗好友。大学四年与室友焕莉、艳丽、阿莲的友谊是我终生的宝贵财富。硕士三年屡遭困境,室友亚楠、小枫、张萍给予我极大的帮助与安慰。与涂丹、小仝、小朱的情谊也将伴我终生,我们是生活、学术、人生无所不谈的朋友。2013年秋,为了写作博士论文,我赴北京、天津查资料,老同学乔松林、刘栋、徐枫和耿磊均给了我莫大的帮助。当时他们分别在人大、北师大、南开读博士,感谢他们带领我进入各自高校图书馆、档案室,不仅扩大了我的眼界,也让我搜集到论文所需的大量一手资料。学生阶段,日子一向过得捉襟见肘,是北京的刘栋、赵晶和天津的徐枫为我提供住处,使我在查资料的月余间节省了大量的开支。

我更要感谢我亲爱的父母。三十多年前,我以第三个女儿的身份降生在贫困的乡村小屋,盼孙急切的祖父母辈从我出生的那一刻起便积极地帮忙选择领养家庭。但是父母最终力排众议选择亲自抚养这个生来就十分瘦弱的女儿,还因我幼时体弱多病而给予更多的关爱。由于早年家境困难,父母都没有机会好好读书,但对知识的认同与向往使他们对子女成才寄予厚望。尽管如此,父母却从来不像我同龄的大多数家长一样,试图让孩子完成自己的梦想而严加管教,他们深知自己的女儿天性愚笨,从来没有计较过我的成绩。大学毕业后,我接着读硕士、博士研究生,亲友中晚我四五年读大学的孩子都已经开始上班、赚钱养家了,父母也从未向我施加过任何压力,而是保持一贯的鼓励与支持。

同样要感谢我的姐姐弟弟们。自小由于我的笨拙与偷懒,两位姐姐与弟弟分担了更多的家务与农活;在我漫长的求学道路上他们更是提供了大量的经济与精神支持。

要特别感谢我的爱人杨换宇。时光飞逝,我们已相知相伴十八载,他的温和、善良以及对生活与学术始终保持饱满热情的心态时常感染着我!本书赖以完成的资料有相当一部分是他在广州、香港帮助查得的。在我写作中,他也始终愿意担任第一读者,时时提出宝贵的意见。近两年来,他开始在育儿中担当主力,使我有了更多的时间重拾学术研究的乐趣!

也要感谢我的一双小儿女,他们的健康与可爱让我觉得八年的光阴并未完全虚度,两次哺乳经验也让我对自己的研究对象有了更多的体悟。

2014 年入职南昌大学以来,我在教学与科研上的点滴成长都离不开学院领导的关照与同事们的帮助,在此谨致谢忱。感谢我的博士后导师卢忠萍教授在工作与生活中无微不至的关怀,也感谢南昌大学马克思主义学院与南昌大学江西大学生思想政治教育研究中心为本书的出版提供经费资助。

论著的最终出版要特别感谢编辑也是我的师妹韩轲轲女士。由于性别、身体议题颇为敏感,师妹多方沟通,本书才获得正式出版的机会,全书前后校改多次,是她的耐心与细心才使得这本小书越来越完善!

最后,书中参阅了大量的文献资料,在此对诸位前辈深表感谢,若有引用不当处,敬请批评指正!受本人专业能力限制,书中难免有舛误、不足之处,恳请方家不吝赐教!

2022 年 12 月